总主编 卢传坚 陈 延

中医补土理论菁华临床阐发

肺 癌

主 编 李柳宁

副主编 柴小姝 张力文

主 审 刘伟胜

编 委（按姓氏汉语拼音排序）

　　　　柴小姝　陈志坚　邓雅沛

　　　　何春霞　洪宏喜　李柳宁

　　　　刘 柏　任晓琳　田万朋

　　　　徐婉琳　张力文

科学出版社

北 京

内 容 简 介

本书是"中医补土理论菁华临床阐发"丛书分册之一。全书内容主要介绍了补土理论应用于肺癌诊疗的源流，并详细阐释了与补土理论密切相关的病因病机、治疗思路、治疗方案，体现了补土理论在肺癌诊治中的重要指导作用。全书的编写以广东省中医院肿瘤科近十年来的肺癌病例为切入点，通过"以案说理"的方式，将补土理论的特点展现出来，医案内容真实详尽，并对疾病病因病机及治疗方案进行了详细的剖析。特点是体现了医案的思辨过程，提炼出了补土思想指导临床同一类型病证诊疗的切入点，从而为肺癌的治疗提供了同类病证的思路和方法，对临床医师的医疗实践具有指导意义。理论性强，实用性高。

本书适用于从事肿瘤诊治临床工作者及从事相关流派传承工作者阅读使用。

图书在版编目（CIP）数据

肺癌 / 李柳宁主编. —北京：科学出版社，2022.9
（中医补土理论菁华临床阐发 / 卢传坚，陈延总主编）
ISBN 978-7-03-073266-8

Ⅰ.①肺… Ⅱ.①李… Ⅲ.①肺癌−中医治疗法 Ⅳ.①R273.42

中国版本图书馆 CIP 数据核字（2022）第 174153 号

责任编辑：郭海燕　白会想 / 责任校对：杨　赛
责任印制：赵　博 / 封面设计：蓝正设计

科学出版社 出版
北京东黄城根北街 16 号
邮政编码：100717
http://www.sciencep.com
北京虎彩文化传播有限公司印刷
科学出版社发行　各地新华书店经销
*
2022 年 9 月第　一　版　　开本：720×1000　1/16
2024 年 3 月第二次印刷　　印张：14 3/4
字数：297 000
定价：88.00 元
（如有印装质量问题，我社负责调换）

总　序

　　"传承精华，守正创新"是习近平总书记对中医药工作作出的重要指示，为中医药传承、创新、发展指明了方向，中医药事业的发展迎来了前所未有的机遇。值此之际，由广东省中医院岭南补土学术流派学术带头人卢传坚教授策划并担任总主编的"中医补土理论菁华临床阐发"丛书也即将出版面世。这套丛书集结了我院多个学科众多专家学者的力量，是近百名编委共同努力的心血结晶，也是这些年来我院大力发展中医学术流派研究的成果之一。

　　2013 年，为了响应国家中医药管理局"大力建设学术流派"的号召，也为了进一步提升中医理论及临床诊疗水平，广东省中医院组建了"岭南补土流派工作室"。该工作室自建立以来，除了在理论及临床研究方面的不懈努力外，也着力于推动补土理论的学术交流，举行各种案例分享及学术探讨活动，有力推动补土学术理论在各学科的应用。经过这些年的发展，多个学科在补土理论的临床应用方面已经有所收获，凝练出了各自的专科特色。为了更好地总结和提炼这些理论精华，岭南补土流派工作室发起"中医补土理论菁华临床阐发"丛书写作计划，得到了各学科团队的热烈响应。在经过了将近两年的准备及反复修改核对后，这套总稿超百万字的丛书终于成稿。

　　翻开书稿，书中有编委们精心整理的理论、丰富的临床案例，突出了我院流派研究理论与实践相结合的特点；在书稿的架构上，由岭南补土流派工作室撰写的"中医补土理论菁华临床阐发"丛书有《补土菁华总论》一册，其他分册遍及多个临床学科，目前已交稿的包括《内分泌科》《耳鼻喉科》《肝病科》《肿瘤科》《乳腺科》《肾病科》《消化科》《皮肤科》《眼科》《呼吸科》共十个专科分册，组成了丛书专科系列。另有《异常子宫出血》《子宫内膜异位症》《湿疹》《克罗恩病》《肺癌》共五个专病分册，组成了丛书专病系列。虽然不同专科、疾病的具体治疗方案各有特色，但所应用的理论都源于补土，这正是中医"异病同治"的鲜明体现。

　　同时，多学科应用、突出优势病种也切合了学术流派的发展特点。纵观古代流派名家，虽各有所长，但基本不分科，只要灵活运用，在不同疾病的治疗中均能得心应手。因此，流派学术思想的应用，一方面，应该在多个领域中"遍地开花"，不断拓宽其应用范围，此为"横向发展"；另一方面，对于理论应用适用性强的病种还应重点发掘，优化其治疗方案，此为"纵向发展"。流派学术理论的应用既要使其有一定的普及性，更要突出其独特的治疗优势，使得流派理论的应用既能保持其特色，又能得到进一步的推广，这正是本套丛书的鲜明特点。

在这套丛书各分册的编委名单中，既有年龄与我相近的老专家作为学术顾问，同时也有不少年轻医生参与了本套丛书的编写，这充分体现了中医学术的传承以及老一辈专家对年轻一代的提携。我相信，编写的过程既是对老专家临床经验的总结提炼，也是后辈们深入学习的一次机会。书籍是中医传承过程中重要的思想载体，希望这套丛书不仅是一份标志性的成果，更是一个起点，能够吸引更多的中医人到中医流派理论学习中去，更好地发挥中医的治疗优势。

是以为序！

国医大师、广州中医药大学首席教授

2020 年 4 月于广州

前　言

补土理论在中医学术历史的源流中占有重要地位，中医学对于"土"的论述，多以脾胃而言，《素问·太阴阳明论》言："脾者，土也，治中央，常以四时长四脏，各十八日寄治，不得独主于时也。脾脏者，常著胃土之精也，土者生万物而发天地……"《四圣心源·脉法解》言："土者，四维之中气也，脾以阴土而含阳气，故脾阳左升，则化肝木，胃以阳土而胎阴气，故胃阴右降，则化肺金，金降于北，凉气化寒，是谓肾水，木升于南，温气化热，是谓心火，肺肝心肾，四象攸分，实则脾胃之左右升降变化者也。"脾胃处中焦，有升清降浊、运化推动的功能，脾胃为后天之本，气血生化之源。中土健运，则百病不侵，若中土虚弱，无以抵御邪气，则诸症蜂起，然他病日久，也会累及中土。中气一运，则全身气机得以运转，中气左旋则木火左升，中气右转则金水右降，转者由上而下，旋者由下而上，中气如轴，四维为轮，木火左升，必右降以交金水，金水右降，必右升以交木火。故治疗从"补土"入手，为历代医家所重视。

肺癌长期位居我国恶性肿瘤发病和死亡排行榜的首位。2015年中国恶性肿瘤流行情况分析显示：2015年，我国新发肺癌78.7万例，发病率为57.26/10万；我国因肺癌死亡的人数为63.1万例，死亡率为45.87/10万。

通过对文献的整理，本书系统深入挖掘历代医家对补土理论应用于肺癌的认识和论述，深入探讨了肺癌的病因病机、治疗思路、治疗方案，体现补土理论在肺癌诊治中的重要的指导作用，并以肺癌医案为切入点，通过"以案说理"的方式，将补土理论的特点展现出来。全书共纳入了肺癌术后、肺癌术后放化疗后、肺癌晚期化疗后、肺癌晚期放疗后、肺癌并脑转移、肺癌并骨转移、肺癌并胸腔积液、肺癌并上腔静脉综合征、肺癌晚期应用靶向药物后、肺癌晚期案例十个补土理论肺癌运用方面的内容，目的在于阐释补土思想。每个医案包括了主诉、现病史、辅助检查、中医诊断、中医证型、西医诊断、治法、中药处方、按语等。本书内容是基于广东省中医院肿瘤科近十年来的病例，内容真实详尽，在按语部分，对医案的病因病机及治疗方案进行了详细的剖析，也是本书内容的关键点和难点。我们根据医案的思辨过程，提炼出补土思想指导临床同一类型病证诊疗的切入点，从而为临床肺癌的治疗提供同类病证的思路和方法。

本书编委主要由广东省中医院肿瘤科的主任和骨干组成，他们大多是全国名老中医药专家学术继承人，有着丰富的临床诊疗经验和扎实的中医理论功底。本书获得国家重点研发计划项目——基于"道术结合"思路与多元融合方法的名老中医经验传承创新研究（项目编号：2018YFC1704100）和东部地区名老中医学术观点、特色诊疗方法和重大疾病防治经验研究（课题编号：2018YFC1704102）的资助，同时还得到国家中医药管理局资助的刘伟胜全国名老中医药专家传承工作室的各位同道的大力支持，在此一并表示衷心感谢！本书撰写历时近一年，经过反复修改、论证和校对，凝聚着团队辛勤的汗水。衷心希望本书能给从事肿瘤临床诊治的医师提供一些治疗思路和想法。

李柳宁

2022 年 6 月 9 日于广州

目　录

第一章　肺癌中医概述 ……………………………………………………… 1

　第 1 节　古代医家对肺癌的认识 ………………………………………… 1

　第 2 节　历代补土医家对肺癌的论述 …………………………………… 6

第二章　补土理论与肺癌 ………………………………………………… 34

　第 1 节　肺癌的病因病机 ……………………………………………… 34

　第 2 节　治疗思路 ……………………………………………………… 38

　第 3 节　治疗方案 ……………………………………………………… 42

第三章　补土理论肺癌运用案例 ………………………………………… 70

　第 1 节　治疗肺癌术后案例 …………………………………………… 70

　第 2 节　治疗肺癌术后放化疗后案例 ………………………………… 86

　第 3 节　治疗肺癌晚期化疗后案例 …………………………………… 107

　第 4 节　治疗肺癌晚期放疗后案例 …………………………………… 129

　第 5 节　治疗肺癌并脑转移案例 ……………………………………… 132

　第 6 节　治疗肺癌并骨转移案例 ……………………………………… 148

　第 7 节　治疗肺癌并胸腔积液案例 …………………………………… 162

　第 8 节　治疗肺癌并上腔静脉综合征案例 …………………………… 172

　第 9 节　治疗肺癌晚期应用靶向药物后案例 ………………………… 178

　第 10 节　治疗肺癌晚期案例 ………………………………………… 205

第一章　肺癌中医概述

第1节　古代医家对肺癌的认识

肺癌发病及死亡均占我国恶性肿瘤的第一位，严重危害人们的身体健康及生命。其临床表现取决于肿瘤的部位、大小、分型及并发症。早期无症状或症状不明显，到中、晚期才出现症状，一般可见咳嗽、咳痰、咯血、胸闷、胸痛、气急、发热、消瘦等症状。

古代中医文献中没有肺癌这个病名，但有不少类似肺脏肿瘤的记载，肺癌可归属于中医学的肺积、肺岩、肺胀、息贲、肺疽、痞癖、痰饮、咳嗽、咯血、胸痛、喘证、发热、虚劳等范畴。如《素问·奇病论》曰："病胁下满气上逆……病名曰息积，此不妨于食。"《灵枢·邪气脏腑病形》曰："肺脉急甚为癫疾；微急为肺寒热，怠惰，咳唾血，引腰背胸。"《素问·玉机真脏论》曰："大骨枯槁，大肉陷下，胸中气满，喘息不便，内痛引肩项。"《难经·五十六难》称："肺之积，名曰息贲，在右胁下，覆大如杯，久不愈，令人洒淅寒热，喘咳，发肺壅。"《济生方》论述："息贲之状，在右胁下，大如覆杯，喘息奔溢，是为肺积。"《诸病源候论校注·癖结候》曰："此由饮水聚停不散，复因饮食相搏……，或胀痛，或喘息，短气，故云癖结。"《东医宝鉴·痈疽》曰："痈疽发于内者，当审脏腑，如中府隐隐而痛者，肺疽也。"以上这些描述与肺癌的主要临床表现有类似之处。

一、肺癌的病因病机

中医学认为，肺为娇脏，主一身之气，有卫外功能。六淫邪毒等外侵，或先天禀赋不足，素体虚弱，卫外无力，外邪乘虚而入，或七情内伤、暴饮暴食、劳逸过度等损伤脏腑气血功能，均可致肺病。肺病则气机升降失调，宣肃失司，水道不通，脉络瘀阻，痰瘀毒结而成积块，发为肺癌。

（一）邪毒内侵，肺络受损

中医学认为，肺为娇脏，六淫之邪、四时不正之气、烟毒秽气及外来毒热等，侵袭肺脏，羁留不去，均可损伤肺络，致瘀血阻络，日久形成积块。《灵枢·刺节真邪》有云："虚邪之入于身也深，寒与热相搏，久留而内著……邪气居其间而不反，发为瘤。"《素问·咳论》曰："皮毛者肺之合也。皮毛先受邪气，邪气以从其合也。其寒饮食入胃，从肺脉上至于肺，则肺寒，肺寒则外内合，邪因而客之，则为肺咳。"肺主气，司呼吸，肺主气功能正常，则卫气固护于外，腠理致密，邪气不能侵害人体，但若肺气虚而卫外功能下降，腠理疏松，皮毛受邪，使得外邪入侵，入里传变，久而发为肺癌。《济生方》云："忧伤喜怒之气，人之所不能无者，过则伤乎五脏。逆于四时，传克不行，乃留结而为五积。"又云："积者，生于五脏之阴气也……此由阴阳不和，脏腑虚弱，风邪搏之，所以为积为聚也。"《素问·阴阳应象大论》言："积阳为天，积阴为地。阴静阳躁，阳生阴长，阳杀阴藏。阳化气，阴成形。"阳气主升、主动，具有发散、温煦、推动的化气功能；阴气主降、主静，具有下降、凝聚、收敛形成实质的功能。"阴成形"讲述了阴气形成实体，形成积聚的情况。《普济方》曰："夫虚劳癥瘕者，皆由久寒积滞。"《诸病源候论·癖结候》曰："此由饮水聚停不散，复因饮食相搏，致使结积在于胁下，时有弦亘起，或胀痛，或喘息，短气，故云癖结。"《诸病源候论·癥瘕候》所言："癥瘕者，皆由寒温不调，饮食不化，与脏气相搏所生也。"《儒门事亲·五积六聚治同郁断》曰："积之成也，或因暴怒喜悲思恐之气，或伤酸甘辛咸之食，或停温凉热寒之饮，或受风暑燥寒火湿之邪。"《诸病源候论·积聚痃结候》谓："积聚痃结者，是五脏六腑之气已积聚于内，重因饮食不节，寒温不调，邪气重沓，牢痼磐结者也。"外感六淫、内伤七情、饮食不节等均可导致肺气受损，肺主气功能失调，气机失司，酿生痰瘀，痰热瘀壅结，酿生癌毒，胶结成块，而成肺癌。

（二）正气虚损，脏腑失调

七情内伤、饮食不节、劳倦过度、久病体弱及年老体衰等均可损伤脏腑功能，导致脏腑阴阳失调，尤以肺、脾、肾三脏为主；脏腑功能虚弱，致气血生化乏源，气虚血弱，无力抗邪；邪气乘虚而入，留滞不去，阻于胸中，又致水湿内停，聚而生痰，痰阻肺络，痰瘀胶结，从而形成肿块。正气虚损，是肺癌发病的基础，是肿瘤发生的内因。正如《医宗必读》所言："积之成也，正气不足，而后邪气踞之。"《活法机要》曰："壮人无积，虚人则有之。脾胃怯弱，气血两衰，四时有感，皆能成积。"《景岳全书·积聚》曰："脾肾不足及虚弱失调之人，多有积聚之病。"以上说明肿瘤发病与肺、脾、肾三脏密切相关。《外证医案汇编》云："正气虚则成岩。"《杂病源流犀烛·积聚癥瘕痃癖痞源流》曰："邪积胸中，阻塞气道，气不宣通，为痰，为食，为血，皆得与正相搏，邪既胜，正不得而制之，遂结成形而有块。"《普济方》曰："虚劳之人，阴阳虚损，血气涩滞，不能宣通……故成积聚之病也。"《诸病源候论·积聚病诸候》云："积聚者，由阴阳不和，脏腑虚弱，受于风邪，搏于脏腑之气所为也。"《诸病源候论·虚劳积聚候》谓："积聚者，脏腑之病也，积者，脏病也，阴气所生也；聚者，腑病也，阳气所成也。虚劳之人，阴阳伤损，血虚凝涩，不能宣通经络，故积聚于内也。"均说明肿瘤的发生与正气亏虚密切相关。肺癌晚期，患者出现气血阴阳虚损情况，属"虚劳"范畴，如《素问·玉机真脏论》云："大骨枯槁，大肉陷下，胸中气满，喘息不便，内痛引肩项，身热，脱肉破䐃……"所描述症状与肺癌晚期症状相似，属于中医学"虚劳"范畴。《诸病源候论·虚劳咳嗽候》中有云："虚劳而咳嗽者，脏腑气衰，邪伤于肺故也。久不已，令人胸背微痛，或惊悸烦满，或喘息上气，或咳逆唾血，此皆脏腑之咳也，然肺主于气，气之所行，通荣脏腑，故咳嗽俱入肺也。"这说明其病机为脏腑气衰，邪伤于肺。以上诸位医家之论述均说明肺癌的发生与正气虚损密切相关。

（三）痰瘀毒结，形成积块

肺癌是因脏腑虚弱，气血亏虚，邪毒外侵或内生，导致肺气郁闭，宣降失司，聚结成痰，痰凝气滞，郁阻脉络，致痰、瘀、毒等，留滞于肺，久羁不去，凝聚而成，形成积块。《灵枢·百病始生》曰："温气不行，凝血蕴里而不散，津液涩渗，著而不去，而积皆成矣。"《丹溪心法》曰："人上中下有结块者，多属痰。"又曰："痰挟瘀血，遂成窠囊。"强调痰浊瘀血互相搏结，从而导致积聚、癥瘕、结块等诸病症的发生。《医宗粹言》指出"若素有郁痰所积，后因伤血，故血随蓄滞与痰相聚，名曰痰挟瘀血"。《血证论》载"血病不离水"，"须知痰水之壅由瘀血使然，但去瘀血则痰水自消"。《杂病源流犀烛·积聚癥瘕痃癖痞源流》所提到的"邪积胸中，阻塞气道，气不宣通，为痰，为食，为血，皆得与正相搏，邪既胜，正不得而制之，遂结成形而有块"，则说明了肺中积块的产生与正气亏虚，邪气内侵，气机不畅，痰血搏结有关，可见肺癌是一个全身属虚，局部属实的疾病。在肺癌的发病机制中，痰浊、瘀血既是邪毒袭肺、肺失宣降、脏腑功能失调的病理产物，又是导致正气亏虚、癌毒交结成块的致病因素。因而，在肺癌的发病过程中，痰瘀毒结贯穿疾病的始终。

二、肺癌的治疗

古代文献中记载，在肺癌的发病发展过程中，正邪之气是动态变化的，治疗上提出了分期论治的原则，如《医学心悟·积聚》曰："治积聚者，当按初、中、末之三法焉。邪气初客，积聚未坚，宜直消之，而后和之。若积聚日久，邪盛正虚，法从中治，须以补泻相兼为用。若块消及半，便从末治，即住攻击之药，但和中养胃，导达经脉，俾荣卫流通而块自消矣。更有虚人患积者，必先补其虚，理其脾，增其饮食，然后用药攻其积，斯为善治，此先后攻补之法也。"《医宗必读》曰："初者，病邪初起，正气尚强，邪气尚浅，则任受攻；中者，受病渐久，邪气较深，正气较弱，任受且攻且补；末者，病魔经久，邪气侵凌，正气消残，则任受补。"说明肺癌初期，肿瘤尚小，正气充足，古人治疗多以攻伐之法为主。《景岳全书》云："治积之要，在知攻补之宜，而攻补之宜，当于孰缓孰急中辨之，凡积聚未久，而元气未损者，治不宜缓。盖缓之别养成其势，反以难制，此其所急在积，速攻可也。"说明在肺癌初期，疾病未久，应速攻其疾，以免养成其势，反以难制。《证治要诀·论证治》曰："肺积在右胁下，大如复杯，气逆背痛，或少气喜忘，目瞑肤寒，皮中时痛，如虫缘针刺，久则咳喘，名曰息贲，宜大七气汤加桑白皮、半夏、杏仁各半钱。"由于正气虚损是肺癌发病的基础，因此在治疗中认识到，应辨清病证之虚实，不可一味攻伐，正如《活法机要·养正邪自除》所云："壮人无积，虚人则有之。脾胃怯弱，气血两衰，四时有感，皆能成积，若遽以磨坚破结之药治之，疾似去而人已衰矣。"说明在肿瘤治疗过程中当攻补兼施，在攻邪同时需要兼顾扶正，否则"疾似去而人已衰"，扶正尤为重要。《景岳全书·积聚》云："凡脾肾不足及虚弱失调之人，多有积聚之病。"可见，肿瘤的发生本于脾肾不足，正气亏虚，人体虚弱，若再遭一味攻伐，脾肾更亏，故配合中药的目的在于恢复正气，攻补兼施，攻邪不伤正，扶正不留邪。《医宗金鉴·治诸积大法》指出"形虚病盛先扶正，形证俱实去病急，大积大聚衰其半，须知养正积自除"。

　　在肿瘤治疗过程中扶正甚为重要，如何"扶正"、"养正"、"补益"，改善正气虚损状态是肿瘤治疗中的关键。脾胃为后天之本，气血生化之源。《素问·太阴阳明论》言："脾者土也，治中央，常以四时长四脏，各十八日寄治，不得独主于时也。脾脏者，常著胃土之精也，土者生万物而法天地，故上下至头足，不得主时也。"脾胃具有坤土之德，为后天之本，气血生化之源。《素问·经脉别论》言："食气入胃，散精于肝，淫气于筋，食气入胃，浊气归心，淫精于脉。饮入于胃，游溢精气，上输于脾，脾气散精，上归于肺，通调水道，下输膀胱，水精四布，五经并行。"全面概括了脾胃对水谷精微的腐熟运化及水液的输布气化功能。可见人体所需的精微物质源于脾胃，经过脾胃的运化输布到达周身。《脾胃论》曰："夫饮食入胃，阳气上行，津液与气，入于心，贯于肺，充实皮毛，散于百脉。脾禀气于胃，而浇灌四旁，营养气血者也。"《兰室秘藏》曰："脾为血气阴阳之根蒂。"脾胃的主要生理功能是：胃主受纳及腐熟水谷，脾主运化水谷精微。脾胃功能强健，才能化生出充足的营养物质，以供应五脏六腑、四肢百骸。故在扶正的过程中，补益脾胃，恢复脾胃运化功能，尤为关键。

　　《素问·六微旨大论》言："出入废则神机化灭，升降息则气立孤危。故非出入，则无以生长壮老已；非升降，则无以生长化收藏。是以升降出入，无器不有。"《丹溪心法·破滞气》云："人以气为主，一息不运则机缄穷，一毫不续则穿壤判。阴阳之所以升降者，气也；血脉之所以流行者，亦气也；荣卫之所以运转者，此气也；五脏六腑之所以相养相生者，亦此气也。"正气虚衰，气机不行，导致痰饮瘀血等病理因素的产生，久而发为肺癌。因而恢复气机的正常升降，祛除痰饮瘀血等病理产物，也是治疗肺癌的关键。脾气主升，胃气主降。脾升则精气方能输布，胃降则糟粕得以下行。清阳上升，浊阴下降须依靠脾胃的运化功能。升降出入，气机通畅，才能使得脏腑功能得以运行正常。

　　李杲认为，"人以胃气为本"。其长于温补脾胃之法，世称"补土派"。"补土派"是中医学术流派中重要的组成部分之一，其学术思想萌芽于古代哲学，肇始于《黄帝内经》（简称《内经》），发展于仲景，鼎盛于东垣，及至明清，其理论已融入了众医家思想。"土"的概念古而有之，"补"属于中医治疗"八法"之一，单纯从字面上解释，"补土"仅仅是一个中医治法的概念，而"补土派"是将"补土"与学术流派结合论述，是以李东垣的学术理论为基础，以调整脾胃功能为方法，以恢复机体健康为目的的学术流派。补土派之"补"，乃扶助脾胃完成其生理功能，这个"补"是调理的意思，而非简单的补益；"土"，言其脾胃气机升降出入之象，而非其脏，"补土派"之"补土"意为恢复中土之气化功能，以推动四维之转动，包括升清阳、除阴火等，不是一个简单的补脾概念。故运用补土理论遣方用药，并非单纯运用温补之药，而是补中有攻，寓攻于补，一些用药看似寒凉，实则法度森严，不离补土理论宗旨。

脾胃位于中焦，通过经络与其他脏腑互相联系，互相影响。脾胃不仅司纳化升降功能，且可联系诸脏，畅达六腑，通行经络，非独肠胃消化之功能也。所以内伤、外感和其他脏腑疾病都可以影响到脾胃功能，而脾胃病变同样可以导致他脏功能失调，其他脏腑疾病同样可以从脾胃论治。脾胃和肺关系密切：一方面，脾胃为肺之母脏，肺主气而脾益气，肺所主之气来源于脾。脾胃水谷所化的精气，首先充养肺。当脾胃虚弱的时候，会影响到肺，肺气不足也大多与脾有关，脾为肺之母脏，脾虚可影响到肺，导致肺虚。另一方面，肺虚也可影响到脾，有许多肺虚患者，其虚的原因，固然与脾虚分不开，但在肺虚以后，则更易引起脾虚，比如肺癌患者，其致病初期往往为正虚邪实，而在肺癌发展过程中，则脾气更虚，会出现少气懒言、倦怠乏力、肌肉消瘦症状。这种情况在五行学说中称作子能令母虚，也就是子盗母气，根据这个理论，于是产生了虚则补其母的补土生金法。在肺癌治疗过程中，扶正补虚，补益脾胃，恢复脾胃运化功能，调畅气机，恢复气机升降出入运动，是肺癌治疗的关键点。"补土派"的学术思想，在肺癌的治疗过程中，既可以帮助恢复脾胃运化功能，补益气血，改善正虚之本，又可以帮助恢复气机之升降出入，以利于祛除痰浊瘀血等病邪，清除邪实之标。因而在临床肺癌治疗过程中，遵循了大量的补土理论，时常应用各种"补土"的方法，起到良好的临床效果。

三、肺癌的预后

肺癌的预后不良，古代医籍中有所记载。《素问·玉机真脏论》云："大骨枯槁，大肉陷下，胸中气满，喘息不便，内痛引肩项，身热，脱肉破䐃，真脏见，十月之内死。"描述症状与肺癌晚期症状相似，并指出预后不良。《金匮要略》言："夫吐血咳逆上气，其脉数而有热，不得卧者，死。"《景岳全书·虚损》曰："劳嗽，声哑，声不能出或喘息气促者，此肺脏败也，必死。"这与肺癌晚期的临床表现相同，明确指出预后差。《中藏经·论脏腑虚实生死》中曰："肺脉来，毛而微曰不及，不及则令人喘呼而咳，上气见血，下闻病音。虚则寒生咳息，利下，少气力多悲感。又肺病久咳而见血，身热而短气，脉当涩，今反浮大，色当白，今及赤者，火克金，十死不治。"《脉经·咳脉》言："咳脱形发热，脉小坚急者，肌瘦下脱形，热不去者，死。"以上描述均为肺癌晚期表现的症状。现代医学对于晚期肺癌也没有治愈的方法，只能通过各种治疗延缓疾病发展，减轻症状，改善生活质量。如肺癌早期发现通过手术治疗，尚有治愈机会，但需要预防复发、转移情况的出现。

第2节　历代补土医家对肺癌的论述

一、《内经》中补土理论的雏形

脾胃为后天之本，气血生化之源，气机升降之枢，中医有关脾胃的基本理论均源于《内经》，后世医家对于"补土"理论的形成及发展都建立在《内经》的基础之上。

（一）生理特点

土居中央，脏腑以脾胃为核心。《素问·太阴阳明论》言："脾者土也，治中央，常以四时长四脏，各十八日寄治，不得独主于时也。脾脏者，常著胃土之精也，土者生万物而法天地，故上下至头足，不得主时也。"从五行分属方位看，东、南、西、北分主于四脏，脾土居中。脾胃具坤土之德，其独特的生理位置及功能决定了土在藏象中的"中轴"作用。从春、夏、秋、冬四时看，以肝、心、肺、肾为主，春升，夏长，秋收，冬藏，在季节的更迭中，无不以土的斡旋功能使得他脏得以顺利行使功能，土旺四季，土在中央，脏腑以脾胃为核心。《灵枢·五味》言："胃者，五脏六腑之海也，水谷皆入于胃，五脏六腑皆禀气于胃。"五脏之气生于脾胃，皆以胃气为本。《素问·玉机真脏论》言："脾脉者，土也，孤脏以灌四傍者也。"孤脏，指土为万物之母，以其位尊独而称"孤脏"，又指脾脏居中央而不主时，寄旺于四季，以其主水谷之化源，滋润濡养肝、心、肺、肾而谓之"孤脏"。《素问·经脉别论》言："食气入胃，散精于肝，淫气于筋；食气入胃，浊气归心，淫精于脉。脉气流经，经气归于肺。"《素问·玉机真脏论》曰："五脏者，皆禀气于胃。胃者，五脏之本也。"《素问·刺法论》中言"脾为谏议之官，知周出焉"、"胃为仓廪之官，五味出焉"，"仓廪"意为全身营养的根本，其具体含义可以概括为气血之源，气机之枢；而"谏议之官"的职责则是纠正君主的错误，使其心智神明，可以正确地行使各自功能。

中土为气机升降的枢纽。《素问·六微旨大论》言："出入废则神机化灭，升降息则气立孤危。故非出入，则无以生长壮老已；非升降，则无以生长化收藏。是以升降出入，无器不有。"又言："气之升降，天地之更用也……升已而降，降者谓天；降已而升，升者谓地。天气下降，气流于地，地气上升，升者谓地。天气下降，气流于地，地气上升，气腾于天，故高下相召，升降相因，而变作矣。"《素问·阴阳应象大论》云："阳化气，阴成形"、"清阳出上窍，浊阴出下窍"、"清气在下，则生飧泄；浊气在上，则生䐜胀"。气机升降学说从动态变化上阐述了人体的结构与功能、物质和能量之间的关系，是机体生理活动、病理变化的基本表现形式。清阳之升在于脾，浊阴之降在于胃，脾胃同居中焦，脾升胃降，相反相成，相互协调，才能使水谷精微输布全身，饮食糟粕排泄体外。脾胃不仅转输水谷精微，亦是脏腑气机升降之枢纽。《素问·经脉别论》中提到："饮入于胃，游溢精气，上输于脾。脾气散精，上归于肺，通调水道，下输膀胱。"这段话论述了饮食、津液在人体内的代谢途径，涉及胃、脾、肺、三焦、膀胱及肾等脏腑，而中土则是整个过程的枢机，饮食需要经过胃的受纳腐熟，脾进行分清泌浊，水谷清气需上升至肺，再经过肺的宣发肃降布散至周身。中土是脏腑气机升降的枢纽，协调气机平衡而维持五脏功能。协调心肺，生化气血，布散全身；协调心肾，上下交通，水火既济；协调肝肺，左升右降，畅行气机。如《素问·刺禁论》曰："肝生于左，肺藏于右，心部于表，肾治于里，脾为之使，胃为之市。""使"指五脏佐使，脾胃纳化水谷，为五脏提供物质基础。此外，"使"和"市"指畅通无阻之意，引申为"转枢"，说明五脏气机的升降出入，肝升肺降，心肾水火之济，均有赖于脾胃的转枢协调。

（二）养生保健

《内经》的开篇《素问·上古天真论》论述了养生长寿的方法，"食饮有节，起居有常，不妄作劳，故能形与神俱，而尽终其天年，度百岁乃去"、"恬惔虚无，真气从之，精神内守，病安从来"强调了有节制的饮食起居、调畅情志，对于养生防病的重要性。中土为化生气血之源，《素问·上古天真论》言"女子五七，阳明脉衰，面始焦，发始堕"，阳明脉衰，说明脾胃衰弱是导致衰老的重要因素，通过顾护中土来养生保健显得尤为重要。

《灵枢·五味》言："谷始入于胃，其精微者，先出于胃之两焦，以溉五脏，别出两行，营卫之道。"《素问·痹论》云："饮食自倍，肠胃乃伤。"《素问·生气通天论》言："高粱之变，足生大丁，受如持虚。"《素问·脏气法时论》言："五谷为养，五果为助，五畜为益，五叶为充，气味合而服之，以补益精气。"讲述了饮食产生的水谷精微是人体生理功能得以正常运行的物质基础，但是不恰当的饮食会导致人体受损，疾病产生。故合理适度的饮食是远离病邪的重要条件之一，对于饮食的禁忌，《灵枢·五味》言"脾病者，宜食粳米饭，牛肉枣葵""脾病禁酸"。《灵枢·九针论》言："病在肉，无食甘。"均示饮食调养中土的重要性。

《素问·上古天真论》曰："虚邪贼风，避之有时，恬惔虚无，真气从之，精神内守，病安从来。"《素问·五常政大论》曰："夫经络以通，血气以从，复其不足，与众齐同，养之和之，静以待时。"《素问·调经论》言："五脏之道，皆出于经隧，以行血气，血气不和，百病乃变化而生。"气血充和，则精神和调。《灵枢·刺节真邪》言："真气者，所受于天，与谷气并而充身也。"养生防病旨在提高人体的正气，防御外邪入侵。人体的正气分为先天之气和后天之气。先天之气取决于与生俱来之体质因素，故调理后天之气、以后天养先天则成为起居养生的重要内容。《素问·阴阳应象大论》与《素问·五运行大论》均提及"思伤脾"，过度思虑则会耗伤气血，加重中土羸弱，故《素问·上古天真论》说"美其食，任其服，乐其俗，高下不相慕"是养生长寿的必要前提。《素问·举痛论》曰"劳则气耗"，此处"劳"为形体过度劳累，避免劳役过度也是养生长寿的重要条件，而适度劳动对养生保健并无害处。

《内经》中有许多关于养生保健的记载，合理适度的饮食、调畅情志、避免外邪侵袭、适度劳役、调理后天之气都是养生保健需要注意的因素。只有这样，脾胃运化功能才能正常，气血充盛，脏腑和调，气机运行顺畅，百病不生。肺癌的预防也应遵循以上事宜，方能正气充足，抵御外邪，痰、瘀、毒等病理产物无以产生，也就不会形成肺癌了。

（三）病因病机

对于肿瘤的发生，《素问·刺法论》言"正气存内，邪不可干"。《素问·评热病论》中云："邪之所凑，其气必虚。"《灵枢·百病始生》曰："温气不行，凝血蕴里而不散，津液涩渗，著而不去，而积皆成矣。"《灵枢·刺节真邪》有云："虚邪之入于身也深，寒与热相搏，久留而内著……邪气居其间而不反，发为瘤。"《素问·阴阳应象大论》言："积阳为天，积阴为地。阴静阳躁，阳生阴长，阳杀阴藏，阳化气，阴成形。"阳气主升、主动，具有发散、温煦、推动的化气功能；阴气主降、主静，具有下降、凝聚、收敛的形成实质的功能。"阴成形"讲述了阴气形成实体，形成积聚的情况。在肿瘤形成过程中，与正气亏虚、外邪侵袭、气血凝滞、痰饮瘀血等病理产物形成、阴阳失调密切相关。《素问·上古天真论》言："以酒为浆，以妄为常，醉以入房，以欲竭其精，以耗散其真，不知持满，不时御神，务快其心，逆于生乐，起居无节，故半百而衰也。"《素问·至真要大论》言："风气大来，木之胜也，土湿受邪，脾病生焉。"湿邪为中土受侮的主要因素。《素问·咳论》曰："皮毛者肺之合也。皮毛先受邪气，邪气以从其合也。其寒饮食入胃，从肺脉上至于肺，则肺寒，肺寒则外内合，邪因而客之，则为肺咳。"《素问·痹论》云："饮食自倍，肠胃乃伤。"过食肥厚、嗜烟酒冷饮，蕴积胃肠，郁而化为痰湿，或淋雨涉水、坐卧湿地，或起居无节，逆于享乐，皆会损伤脾胃。脾胃受损不能运化，气血不足，气机升降失常，导致肺气郁闭，聚结成痰，痰凝气滞，郁阻脉络，致痰、瘀、毒等留滞于肺，久羁不去，凝聚而成，形成积块，发为肺癌。肺、脾二脏关系密切，在病理情况下也会互相影响。

（四）疾病症状

《素问·玉机真脏论》曰："大骨枯槁，大肉陷下，胸中气满，喘息不便，内痛引肩项。"《素问·太阴阳明论》云："四肢皆禀气于胃，而不得至经，必因于脾乃得禀也。今脾病不能为胃行其津液，四肢不得禀水谷气，气日以衰，脉道不利，筋骨肌肉皆无气以生，故不用焉。"《素问·痿论》言："脾主身之肌肉。"临床中肺癌晚期患者形体消瘦、肌肉萎软，可从中土角度切入治疗。脾与胃以膜相连，又影响着其他脏腑的功能活动，故脾胃虚损，会延及其他脏腑。但临证诊疗过程中，仍应抓住疾病的主要矛盾点，有所侧重。《素问·奇病论》曰："病胁下满气上逆……病名曰息积，此不妨于食。"《灵枢·邪气脏腑病形》曰："肺脉急甚为癫疾；微急为肺寒热，怠惰，咳唾血，引腰背胸。"《素问·咳论》曰："肺咳之状，咳而喘息有音，甚则唾血。"又曰："脾咳之状，咳则右胁下痛，阴阴引肩背，甚则不可以动，动则咳剧。"这些描述都与肺癌的症状非常相似。《素问·六节藏象论》言："脾胃大肠小肠三焦膀胱者，仓廪之本，营之居也，名曰器，能化糟粕，转味而入出者也，其华在唇四白，其充在肌，其味甘，其色黄，此至阴之类，通于土气。"中土进一步延伸可涉及多个脏腑，在临床有一些复杂的疾病症状，均可从中土论治。《素问·平人气象论》言："平人之常气禀于胃，人无胃气曰逆，逆者死。""胃气"是生命活动之本，在肺癌患者诊脉过程中，需要注意患者有无胃气，有胃气的脉为平脉，绝无胃气的脉为死脉，提示预后差。

（五）治疗

《内经》中对于疾病治疗提出了基本的治疗原则，如《素问·至真要大论》曰"夫百病之生也，皆生于风寒暑湿燥火，以之化之变也"。《内经》提出"盛者泻之，虚则补之"、"有余折之，不足补之"、"寒者热之，热者寒之"、"坚者削之"、"劳者温之，结者散之，留者攻之"、"损者温之"的治疗法则。《灵枢·邪客》言："补其不足，泻其有余，调其虚实，以通其道，而去其邪。"《素问·至真要大论》曰："调气之方，必别阴阳，定其中外，各守其乡。内者内治，外者外治，微者调之，其次平之，盛者夺之，汗之下之，寒热温凉，衰之以属，随其攸利，谨道如法，万举万全，气血正平，长有天命。"对于各种疾病的治疗均可以遵循此原则，肺癌的治疗也是如此。后世医家在此基础上进行发挥，形成了各家学说，"补土派"就是在《内经》的理论基础上形成的主张调理脾胃功能，恢复脾胃气机升降出入，恢复中土之气化功能的一个学术流派。

《素问·经脉别论》言："食气入胃，散精于肝，淫气于筋，食气入胃，浊气归心，淫精于脉。饮入于胃，游溢精气，上输于脾，脾气散精，上归于肺，通调水道，下输膀胱，水精四布，五经并行。"全面概括了脾胃对水谷精微的腐熟运化及水液的输布气化功能。可见人体所需的精微物质源于脾胃，经过脾胃的运化输布到达周身。脾胃为后天之本，气血生化之源。肺与脾关系密切，调肺运脾可强身之气。《灵枢·决气》云："上焦开发，宣五谷味，熏肤、充身、泽毛，若雾露之溉，是谓气。"《灵枢·营卫生会》云："中焦亦并胃中，出上焦之后，此所受气者，泌糟粕，蒸津液，化其精微，上注于肺脉乃化而为血，以奉生身，莫贵于此，故独得行于经隧，命曰营气。"机体气的生成，主要依赖肺的呼吸和脾的运化功能，肺所吸入的清气和脾胃所运化的水谷之气，是组成气的重要物质基础。因此，肺之呼吸功能与脾之运化功能是否正常，与气的盛衰密切相关。肺为"气之本"，主一身之气，朝百脉，助脾输送精微到全身，水精四布、五经并行。《灵枢·邪客》曰："五谷入于胃也，其糟粕津液宗气，分为三隧。故宗气积于胸中，出于喉咙，以贯心脉，而行呼吸焉。营气者，泌其津液，注之于脉，化以为血，以荣四末，内注五脏六腑，以应刻数焉。节气者，出其悍气之慓疾，而先行于四末分肉皮肤之间，而不休者也。"脾胃主受纳运化，生成水谷精微，为肺的生理活动提供物质基础，即"培土生金"之意。

肺癌发病的根本在于正气亏虚，而后痰饮、瘀血、癌毒等病理产物凝聚。因而治疗的根本在于改善虚损状况，根据"虚则补之"、"不足补之"的原则，补益正气，顾护脾胃之气，恢复脾胃运化功能是治疗的关键。脾胃运化功能恢复，水谷精微才可以上输于肺，肺气充足，则宣发肃降功能恢复，患者疾病方可改善。

《内经》是"补土派"学术理论发展的雏形阶段，尚无后世的众多"补土"之法及"补土"之方剂，但为"补土派"学术理论提供了坚实的基础。

二、《伤寒杂病论》补土理论

《内经》将脾胃归属于五行中的"土"，土居中央，认为土为万物生长的根本。汉代张仲景，勤修博采，结合临床实践，著《伤寒杂病论》，将扶助胃气、顾护脾胃贯穿其诊治疾病之始终。该书反映了张仲景重视脾胃的学术思想，对后世形成了较大的影响，至今仍有着现实的指导意义。

（一）养生防病，重视脾胃

早在《内经》中就提出"未病先防"、"治未病"的理论，仲景在《金匮要略》中发展了这一思想，提出"上工治未病"、"夫治未病者，见肝之病，知肝传脾，当先实脾"的观点，即指在未病之前，要慎于养生，以免病邪侵入人体引起疾病。而且在疾病的发展过程中也应注重疾病的传变，治其未病之脏腑，防止疾病之传变。《金匮要略·脏腑经络先后病脉证》云："若人能养慎，不令邪风干忤经络，适中经络，未流传脏腑，即医治之，四肢才觉重滞，即导引、吐纳、针灸、膏摩，勿令九窍闭塞；更能无犯王法、禽兽灾伤，房室勿令竭乏，服食节其冷、热、苦、酸、辛、甘，不遗形体有衰，病则无由入其腠理。"指出：要养生保健，慎养形气，不使病邪侵犯经络，若六淫之邪外袭，当病邪未深入之时立即医治，勿令病邪深入；不要触犯国家法律，不触恶禽猛兽，避免灾害损伤皮肉筋骨；房室有节制，避免耗伤精血，饮食有节制，五味适度，则身体健康，不使身体衰弱，正气内存，病邪无法入其腠理，则不能致病。提出了养生防病的基本要素，其中，把饮食"节其冷、热、苦、酸、辛、甘"作为养生防病的重要措施之一。疾病的发生发展与脾胃功能的盛衰关系极为密切，仲景提出了"四季脾旺不受邪，即勿补之"这一预防为主的思想。脾胃为后天之本，气血生化之源。脾胃强健，正气充足，则气血充盛，抗邪有力，外邪无以入侵，则能减少疾病的发生。重视脾胃，首先要注意调理饮食，因脾胃为仓廪之官、水谷之海，共同主持饮食物的受纳腐熟运化。饮食能生气血，亦最易伤脾胃。如饮食不节，过食冷、热、苦、酸、辛、甘，则会损伤脾胃，进而伤及五脏，导致百病丛生。脾胃运化失职，气血化源不足，正气亏虚，如再出现痰饮、瘀血、癌毒凝结，形成积块，结聚于肺，则会形成肺癌。因此重视脾胃无疑是养生保健的重要措施。

（二）立法处方，顾护脾胃

仲景立法处方，注重顾护脾胃，在临床实践中，时时查验脾胃之气的盛衰，在治疗中兼顾之，不忘顾护脾胃。

1. 清热和胃法

郁热内扰胸膈，胃气不和，出现"心烦腹满，卧起不安"、"烦热"、"心中懊恼"、"虚烦不得眠"等症，以栀子豉汤、栀子甘草豉汤、栀子生姜豉汤、枳实栀子豉汤、栀子厚朴汤、栀子干姜汤等治之。诸方中栀子苦寒清胸膈郁热，香豉解郁宣透、和降胃气，清宣共用，以清胃热、除躁烦。实热壅滞胃肠，胃气上逆，"食已即吐者"，以大黄甘草汤泻热祛实，使实热去，腑气通，胃气和，则呕吐自止。热与湿结，湿热内停，蕴蒸脾胃，影响肝胆，而出现黄疸，"寒热不食，食则头眩，心胸不安"，"身黄如橘子色，小便不利，腹微满者"，茵陈蒿汤清泻湿热，热退邪去，脾胃得安。久病体弱或吐下后胃虚有热，气逆不降"哕逆者"，方用橘皮竹茹汤理气降逆，益胃清热。热邪去除，脾胃之升降出入方可恢复。

2. 清热存津法

感受四时病邪所引起的急性热病，或因表邪随经入里，热伤胃津，或由少阳邪气不解，入里伤津，又或阳明病下之过早，热伤津液，以及热病后胃津损伤，虚热内扰而致津伤胃燥者，仲景以白虎加人参汤、竹叶石膏汤诸方治之，以石膏、知母、竹叶寒凉以清泻胃热，人参、甘草、粳米补益中焦，顾护脾胃以存津液。既泻邪热，又护胃津，即为清热存津法，既祛胃经之热邪又不伤胃之正气。《伤寒论》中以寒凉立法，清泻胃热，护胃以存津，复水谷之海、人体之本的功能。

3. 攻下和胃法

邪犯脾胃，燥屎内结，或宿食停滞，阻滞胃肠，势必影响脾胃气机升降，导致腑气不通，于此非攻逐不去。根据燥屎内结程度的不同，轻则与调胃承气汤；稍重"若腹大满不通者，可与小承气汤，微和胃气，勿令至大泄下"；更甚"腹满不减，减不足言，当需下之"，则以大承气汤峻下腑实。如表证未解兼见阳明腑证，治用厚朴七物汤解表攻下；若"痛而闭者"，主以厚朴三物汤行气攻下。少阳阳明合病，"按之心下满痛者，此为实也，当下之，宜大柴胡汤"。若见胃中有热，脾阴不足，而致小便频数，大便干结，或见脘腹胀满疼痛，此即脾约证，治宜麻子仁丸润下缓通。大承气汤、小承气汤、调胃承气汤、麻子仁丸、厚朴七物汤、厚朴三物汤、大柴胡汤，以大黄、芒硝、枳壳、厚朴之属配伍，以苦寒泻下通降，使腑实去、胃气通，气机宣畅，脾胃功能即可恢复。

结胸热实和下焦瘀热亦以寒凉清降之。对水热互结于胸膈的结胸证，《伤寒论》中指出"下之则和"，用大陷胸汤攻下里热结实以泻胸中水热凝结。对血热互结于下的"太阳病蓄血证"，《伤寒论》中指出"当下之"，桃核承气汤、抵当汤、抵当丸三方攻下逐瘀，此三方苦寒清降、攻下逐瘀。有形实邪之结滞，燥屎、宿食、水热或瘀热，仲景以苦寒泻下、攻下逐瘀、通降胃腑之法，使邪实去、胃气通，脾胃气机升降之功恢复。体现了仲景针对邪实，重视胃腑之通降功能，重视气机之升降的诊治特点。

4. 甘温建中法

"伤寒，阳脉涩，阴脉弦，法当腹中急痛。先与小建中汤，不差者小柴胡汤主之。"此论少阳病兼夹里虚的证治。里虚者先治其里，因而宜用小建中汤以温养中气。《金匮要略》言："虚劳里急，诸不足，黄芪建中汤主之。"对于中焦虚寒之虚劳里急证，症见腹中时时拘急疼痛，喜温喜按，少气懒言等，当给予黄芪建中汤，就是在小建中汤内加黄芪，以增强益气建中之力，阳生阴长，诸虚不足之症自除。"呕不能饮食，腹中寒，上冲皮起，出见有头足，上下痛而不可触近，大建中汤主之。"而对于中阳衰弱，阴寒内盛之脘腹剧痛证，当予以大建中汤以温中补虚，降逆止痛。《金匮要略》描述的悸、衄、腹中痛、梦失精、手足烦热、咽干口燥之虚劳里急，皆阴阳不相维系之见症也。《金匮要略心典》谓："欲求阴阳之和者，必于中气，求中气之立者，必以建中也。"宜用小建中汤或黄芪建中汤之类甘温之剂以恢复脾胃的运化功能，则气血自生，升降自调，而偏寒偏热的症状自然消失。仲景建立中气的观点，对后世补脾方剂产生了深远的影响，如四君子汤、参苓白术散等，都是建中法的推广延伸。

5. 补火生土法

仲景指出："自利不渴者，属太阴，以其脏有寒故也，当温之，宜服四逆辈。"

对下元虚衰，肾阳不足，火不生土，致脾阳虚者，以温肾阳而复脾阳，即补火生土。四逆汤、茯苓四逆汤、通脉四逆汤、四逆加人参汤以干姜、炙甘草、人参温补脾阳，重在加入附子一枚以温补肾阳，目的在于补火生土以复脾阳。而治脾胃虚寒腹满痛之附子粳米汤，以粳米、甘草、大枣建中阳，附子补火助脾，补火以生土，复脾胃健运之功。

6. 寒温并用法

寒热错杂于中，脾胃不和，气机升降失常，仲景以寒温并用、寒热同调之法，辛开苦降、升清降浊，以恢复脾胃升降功能。方用半夏泻心汤、生姜泻心汤、甘草泻心汤、干姜黄芩黄连人参汤、乌梅丸等，组方多以黄芩、黄连、干姜等寒热药并用以治之。如"呕而肠鸣，心下痞者，半夏泻心汤主之"。热邪上冲，胃失和降则呕，脾失健运，气机不畅则肠鸣，寒热错杂，气机升降失司则痞满，方以半夏泻心汤辛开苦降，升清降浊，和胃降逆，则寒热协调，气机升降恢复正常而病愈。

7. 肺脾同治法

脾胃居中州，灌溉四旁，脾胃病变可影响五脏，五脏病变也可影响脾胃。脾为肺母，脾胃与肺的经络联属是肺、脾之间生理病理相关的原因，肺、脾之间复杂的生理联系为肺系疾病从脾胃论治提供了理论基础。在临床实践中，脾胃病变往往可以短气、咳喘、胸胁支满等肺部症状为主要临床表现，而肺系疾病也可出现纳差、乏力、呕吐、消瘦等脾胃症状。肺、脾同治是肺系病变常用的治疗方法，在肺系疾病治疗过程中应时刻顾护脾胃，既可助药力以祛邪，又可使生机不息。

对于寒饮内停之证，《金匮要略·痰饮咳嗽病脉证并治》曰："冲气即低，而反更咳，胸满者，用桂苓五味甘草汤去桂加干姜、细辛，以治其咳满。"体现仲景"病痰饮者，当以温药和之"的思想。方中以干姜为主，既温肺散寒以化饮，又温运脾阳以化湿；细辛温肺散寒，助干姜治其已聚之饮，茯苓健脾渗湿，以杜其生痰之源，共为辅药；佐以五味子收敛肺气以止咳，并配以细辛一散一收，散不伤正，收不留邪，且防细辛耗散伤肺，使以甘草和中，调和诸药。《金匮要略·痰饮咳嗽病脉证并治》曰："支饮不得息，葶苈大枣泻肺汤主之。"方中葶苈子苦寒，能开泻肺气，泻水逐痰，恐其猛泻而伤正气，佐以大枣之甘温安中而缓和药性，使泻不伤正。

对于肺气虚寒之证，《金匮要略·肺痿肺痈咳嗽上气病脉证治》曰："肺痿吐涎沫不咳者，其人不渴，必遗尿，小便数，所以然者，以上虚不能制下故也，此为肺中冷，必眩，多涎唾，甘草干姜汤以温之。"干姜甘草汤补虚散寒，培土生金，方中炙甘草甘温补中益气，益肺胃之气，干姜辛温复脾肺之阳，二药辛甘合化，重在温中焦之阳以暖肺，乃培土生金之意，被后世医家视为治疗肺气虚寒咳嗽喘证之祖方。

对于肺阴不足、肺燥津枯之证，《金匮要略·肺痿肺痈咳嗽上气病脉证治》曰："火逆上气，咽喉不利，止逆下气，麦门冬汤主之。"肺脏喜润恶燥，若火气热灼肺胃，以致土、金无液以濡，则发为肺痿。证见咳逆，咽喉干燥，舌红而干，少苔，脉虚数或细数。仲景以麦门冬汤滋阴清热，方中重用麦冬滋肺胃之阴以清虚热，人参、甘草、粳米、大枣养胃益气，肺胃同治；胃津充沛，则火自敛，金不受灼，则喘嗽自平。

对于肺气亏损之证，《金匮要略·血痹虚劳病脉证并治》言："虚劳里急，诸不足，黄芪建中汤主之。"方后又云："于小建中汤内加黄芪一两半……及疗肺虚损不足。"肺为诸气之主，脾为生气之源。肺脾气虚，则一身之气皆衰。本方培肺脾之气，中土健，化源足，则肺金自复。黄芪建中汤中黄芪双补肺、脾，固卫气，肥腠理，则全身诸络脉之空虚自得以实。此外，《金匮要略·肺痿肺痈咳嗽上气病脉证治》附方中，载炙甘草汤治"肺痿涎唾多，心中温温液液者"。此证因心脾损伤，进而肺金无由以生，终致肺焦叶萎。仲景制炙甘草汤，本以补益心脾为意，广而用之，施于肺痿治疗中，实乃培土生金和补火生土而生金之补益法，为间接补益肺气之法。

张仲景虽然没有提到肺癌病名，但很多描述的症状与肺癌相似，比如悬饮、支饮、肺胀等，在《伤寒论》中均有详细描述，现代医家可以根据患者的临床症状进行辨证分析，辨别其病因病机，予以相应的处方用药，仲景为后世医家治疗肺癌提供了用药参考。《伤寒论》中很多处方都被广泛应用，如葶苈大枣泻肺汤、小建中汤、苓桂术甘汤等，仲景顾护脾胃、肺脾同治的学术思想为肺癌的临床治疗奠定了坚实的理论基础。

（三）善用甘药，养护脾胃

《素问·宣明五气论》言"甘入脾"，《素问·脏气法时论》云"脾欲缓，急食甘以缓之……甘补之"，说明甘味药入脾经，有益气健中、补养脾胃之功效。仲景组方用药时尤善用甘味药养护脾胃。甘味药入脾而补脾、护脾，合酸味酸甘化阴，合辛味辛甘化阳。小建中汤是《伤寒论》中的一个代表方剂，是由甘酸辛多味合一而成的一首著名方剂。甘味药中，以甘草、大枣、蜂蜜、饴糖为甘味之最。仲景在组方时，常以甘草、大枣、蜂蜜顾护脾胃，使病去而不伤脾胃。如攻逐水饮之十枣汤，在芫花、大戟、甘遂攻逐水饮的同时，以大枣缓急解毒而护中；芫花、大戟、甘遂三药峻猛有毒，易伤正气，配以大枣缓和诸药毒性，益气护胃，减少药后反应。肺癌患者经常合并胸腔积液，十枣汤是治疗胸腔积液的常用方剂，在应用过程中，注意邪正兼顾，祛邪而不伤正。

（四）注重饮食，调养脾胃

服用汤药时的饮食情况会对药效及脾胃功能产生一定影响，如服药后食用生冷、助湿生热之品，饥饱失常，纵食过度等，不仅会损伤脾胃功能，影响药效，疾病痊愈后也容易复发。如桂枝汤"禁生冷、粘滑、肉面、五辛、酒酪臭恶等物"、"服已须臾，啜热稀粥一升余以助药力"。服药后饮热稀粥可以养护脾胃，增强药物疗效。而大病初愈，阴精阳气一时难复，胃气亦虚，但余邪未尽，如调养不慎，疾病易复发。仲景在预防疾病复发时，以调养脾胃为主，令脾胃之气渐充，水谷精微得以运化布散至全身，使五脏气血得养，正气渐复而完全康复，并预防疾病复发。十枣汤"得快下利后，糜粥自养"，说明在服用十枣汤病邪去除后，需要喝糜粥，以调补脾胃、补养正气，意在促进康复，使下不伤正，防止泻后正气损伤而变生他病。体现了仲景病瘥防复，调养脾胃的学术思想。仲景重视脾胃的观点，贯穿于其理法方药的全过程。不仅用药注重脾胃功能的保护，而且服药后饮食也从保胃气出发，时时养护脾胃功能。我们现代的医生在治疗疾病的过程中，若能做到诊病不忘脾胃，治疗顾护脾胃，病后调理脾胃，无疑会大大提高临床疗效。在肺癌的治疗过程中，保护脾胃功能也至关重要，比如肺癌术后患者，需要积极调理脾胃功能，扶助正气，可以服用具有健脾养胃作用的食物，促进术后恢复，预防肿瘤复发转移。

三、宋金元时期补土理论关于肺癌的论述

（一）李东垣的《脾胃论》与肺癌

金元时期是补土理论的重要发展阶段，关于肺癌的论述也受到此学术思想的影响。其中，补土派李东垣脾胃论的提出达到了补土理论的顶峰。李东垣，名杲，字明之，号"东垣老人"，金元医家，真定（今河北保定）人，是金元四大家之一，李东垣提出脾胃的盛衰在发病中起到重要作用，成为脾胃派的创始人。李东垣出生在金元战乱时期，民不聊生，食不果腹，多伤及脾胃，他根据当时的社会环境分析患者不同的特点，继承了他的老师易水学派的张洁古重视脾胃的思想，以治疗脾胃为重点，在当时的社会条件下给中医理论注入了新鲜血液，创立了脾胃学说，给当时的医学带来了重大的影响。

在李东垣的学术思想中，虽然没有明确提出针对肺癌的病因分析及理法方药，但其学术思想，列出脾与元气及其余四脏的关系，提示了肺系疾病（包括肺癌）应注重金与土的关系，培土生金当是治疗肺系疾病的根本原则，并提出了潜降阴火、甘温除大热的治疗观点，创立了"补中益气汤"、"调中益气汤"、"升阳除湿防风汤"、"当归补血汤"等著名方剂。

1. 《脾胃论》基础与肺癌的病因病机

李东垣十分强调脾胃对人体的重要作用。《脾胃论》开篇曰："历观诸篇而参考之，则元气之充足，皆由脾胃之气无所伤，而后能滋养元气……脾胃之气既伤，

而元气亦不能充，而诸病之所由生也。"强调元气是人体生存的根本，人体的元气强弱，以脾胃之气为本。同时又指出："夫元气、谷气、荣气、清气、卫气、生发诸阳上升之气，此数者，皆饮食入胃上行，胃气之异名，其实一也。"说明元气虽来源于先天，又依赖于后天水谷之气的不断补充，这样才能保持元气的不断充盛，生命不息。五行中脾属土，肺属金，土能生金，所以脾与肺之间的关系是母与子的关系。脾主运化水谷精微，元气依赖水谷精微之养，水谷精微必赖脾胃功能的健全，肺主气，司呼吸，可吸入清气。所谓"肺为主气之枢，脾为生气之源"，即指水谷精微之气与清气可以生成宗气并积于胸中，宗气走息道助肺呼吸，贯心脉助心行血。人出生之后，先天之气来源已终止，气的来源则在于后天脾胃。因此，脾胃之气充盛，化生有源，则元气随之得到补充亦充盛；如脾胃气衰，则元气得不到充养而随之衰退。

李东垣提出的"脾胃为元气之本"观点，实际突出了《内经》脏腑学说以脾胃为核心的思想。由于人之初先成脾，经阳升阴降运动，逐步而形成五脏。脾是脏腑气机升降的枢纽，协调气机平衡而维持五脏功能。协调心肺，生化气血，布散全身；协调肝肺，左升右降，畅行气机。肺属金，主通调水道，《内经》云，肺主通调水道，敷布水液，故谓"肺主行水"；脾主运化津液，《素问·厥论》曰"脾主为胃行其津液者也"。脾又主统血，《金匮要略编注》曰"五脏六腑之血，全赖脾气统摄"。"先天之精"依赖"后天之精"不断充养。在水液代谢方面，脾主运化，为水液升降出入的枢纽，肺主宣发肃降、通调水道。肺为"气之本"，主一身之气，朝百脉，为脾输送精微到全身，水精四布、五经并行。水液经过脾胃的吸收运化，再由脾上输于肺，肺再通过宣发将津液输布于全身，多余的水液再通过肺的肃降和脾的传输，向下到达肾和膀胱排出体外，有升有降，周而复始，人体才能维持动态平衡，脾、肺的共同作用维持着水液代谢的平衡。

关于肺癌的论述，《难经·五十六难》即有描述，"肺之积，名曰息贲，在右胁下，覆大如杯。久不愈，令人洒淅寒热，喘咳，发肺壅"。发展至金元时期，医家基于对肺癌临床症状的认识，进一步洞察到肺癌的病因病机为人体正气亏虚，机体抵御外邪能力下降，正气虚弱卫外无能，易受邪气侵袭。而补土理论更认为正气虚弱责之脾胃虚弱，《活法机要》云："壮人无积，虚人则有之。脾胃怯弱，气血两衰，四时有感，皆能成积。"宋代严用和《济生方》中提到，"积者，生于五脏六腑之阴气也……此由阴阳不和，脏腑虚弱，风邪搏之，所以为积……"、"忧思喜怒之气，人之所不能无者，过则伤乎五脏。逆于四时，传克不行，乃留结而为五积"；金代张从正《儒门事亲·五积六聚治从郁断》曰"积之成也，或因暴怒喜悲思恐之气，或伤酸苦甘辛咸之食，或停温凉热寒之饮，或受风暑燥寒火湿之邪"。因此，在治法方面，张元素又指出："故治积者，当先养正则积自除。譬如满坐皆君子，纵有一小人，亦无容地而去，但令其真气实，胃气实，积自消矣。"由于脾气虚衰，水湿不运，湿浊内生，化痰成饮，痰饮聚集于肺，日久痰湿瘀滞生而成积。脾气虚衰，运化失司，水谷精微化源不足，导致肺气不足，土不生金，正虚疾病乃至，因此扶正尤其补益脾胃是治疗肺癌的重要方法。李东垣诊治内伤虚损病证，多从脾胃入手，强调以调治脾土为中心。东垣言"善治病者，惟在调理脾胃"，疾病的发生与治疗转归，关键在脾胃；胃气充实则血脉润流，筋脉完实，身体健康。

2. 《脾胃论》治阴火的学术观点

《内经》说"有胃气则生，无胃气则死"，李东垣《脾胃论》的核心是"脾胃内伤，百病由生"，这两者的论点十分相似，都非常强调胃气的作用。李东垣将内科疾病系统地分为外感和内伤两大类，这对临床上的诊断和治疗有很重要的指导意义。对于内伤疾病，他认为以脾胃内伤最为常见，其原因有三：一为饮食不节；二为劳役过度；三为精神刺激。此外，脾胃属土居中，与其他四脏关系密切，四脏受邪或劳损内伤，都会伤及脾胃。因此，在治疗方面，各脏器的疾病也都可以通过脾胃来调和濡养。李东垣提倡按四时的规律，对实性的病邪采取汗、吐、下的不同治法，不主张过于使用温热峻补的药物；强调运用辨证论治的原则，虚者补之，实者泻之，与当时金元四大家之一张从正的攻中求补、攻中兼补的方法相一致。

李东垣将脾胃内伤虚损基础上所产生的一种火热邪气称为"阴火"，其实质是指内伤脾胃致脾胃气虚所产生的火热邪气。他在《脾胃论·饮食劳倦所伤始为热中论》中提到："若饮食失节，寒温不适，则脾胃乃伤。喜、怒、忧、恐，损耗元气。既脾胃气衰，元气不足，而心火独盛，心火者阴火也。"其中明确指出饮食不节、寒温不适和情志失调等因素内伤脾胃，导致脾胃虚弱不能滋养元气，元气不足而产生的心火属于"阴火"。"阴火"的最大特点是"与元气不两立"。元气起源于先天父母，而又依赖后天脾胃的滋养。若脾胃虚弱，元气不足，元气愈虚，"阴火"愈炽；"阴火"蚀气，则元气愈虚，形成"阴火"与元气一胜一负的恶性循环。故李东垣在《脾胃论·饮食劳倦所伤始为热中论》中曰："火与元气不两立，一胜则一负。"又因脾胃为五脏之本，气血生化之源，气机升降之枢，故脾胃内伤，元气失充易衰，导致全身脏腑功能紊乱，体内病理产物痰湿瘀血停滞等变化，并因此产生各种火热症状，即所谓"阴火"证。究其病机，无外乎：脾胃内伤，元气虚衰，君火失约；或脾胃虚损，升降失司，气郁化火；或脾胃气虚，下流于肾，相火离位妄动上乘脾胃；或脾胃损伤，七情不安，凝滞生火；或脾胃虚弱，阳气不升，伏留化火；或脾胃内伤，谷气下流，湿火相合；或脾胃虚弱，血虚津枯，内燥化火；等等。与一般所论素体阴津亏少或热病伤阴所致阴虚火旺者不同，李东垣所论津涸血亏所生之"阴火"，形成的根本原因是脾胃内伤，元气虚衰。"阴火"证多关乎心肾，因心为君主，相火代行其令，故阴火之源又求诸于肾。同时，"阴火"的产生又常与饮食壅滞、气血水湿浊毒郁滞及情志郁结化火等多种因素有关，而这些因素也多是在脾胃内伤，气机升降失常的基础上发生的。

针对脾虚运化失常所致的脾虚湿困证，李东垣创立了"调中益气汤"、"补中益气汤"等益气升阳降火之剂，因他认为阴火证乃由脾胃内伤，元气虚衰而致阴火上冲所致，故"甘温除热"应为其治疗原则。李东垣《脾胃论》中的大多数方剂，均以人参、黄芪和炙甘草甘温补中益气、益元气，柴胡、羌活和升麻等辛散药升发阳气。具体治则概括如下。

首先，李东垣认为治疗"阴火"证应益气升阳，散郁火。《脾胃论·饮食劳倦所伤始为热中论》曰"脾胃之证，始得则热中"，因中遏热伏，宜开宜散，但"大忌苦寒之药损其脾胃"，如脾胃虚弱又过食冷物，即会出现《脾胃论·调理脾胃治验治法用药若不明升降浮沉差互反损论》中描述的"四肢发热、肌热……骨髓中热"等"内热蕴蒸，内外皆热"的症状，为"抑遏阳气于脾土"所致，治宜"火郁发之"，以散郁热。李东垣创制的"升阳散火汤"即是散郁火之剂，方中升麻、柴胡、羌活、防风辛散升发脾阳，使脾土之郁得以发越；人参、炙甘草、白芍补气敛中，取散中有守之意，使中气升而郁火散。

其次，李东垣认为治疗"阴火"证还应益气升阳、泻火同治。《脾胃论·脾胃胜衰论》中指出："脾胃虚则火邪乘之而生大热"，治以"补脾胃泻阴火升阳汤"。方中除补中益气之人参、黄芪、炙甘草和升举阳气之柴胡、升麻外，还少配甘寒的石膏，苦寒的黄芩、黄连以泻"阴火"，《脾胃论·脾胃虚弱随时为病随病制方》中曰"如时显热躁，是下元阴火蒸蒸发也，加真生地黄二分、黄柏三分"，其中"调中益气汤"方中以"生地黄、黄柏"来治疗"阴火"。即是李东垣在补中气升清阳为治疗"阴火"的主法的同时，如遇"阴火"亢盛，亦少加泻火药为从权施治之意。同时李东垣反复强调，慎用苦寒泻火药，以防更伤脾胃。正如他在《脾胃论·长夏湿热胃困尤甚用清暑益气汤论》中，以"朱砂安神丸"泻心火时，则强调心烦症减轻后不可再服，"以防泻阳气之反陷也"。

再者，李东垣认为治疗"阴火"证还应升阳益气，燥湿泻火。脾胃气虚，湿邪困脾，清阳不升，谷气下陷或外感暑湿，均可引动"阴火"，使"阴火得以乘其土位"，故治疗宜升阳益气，燥湿泻火。《脾胃论·脾胃虚弱随时为病随病制方》中创制用于治疗脾胃气虚，湿邪内困，下为泄泻，阴火上冲，目中流火，热壅头目的"调中益气汤"，其实质是在"补中益气汤"的基础上以燥湿化浊之苍术替换补气健脾之白术，以理气醒脾之木香替换养血活血之当归，加强了运脾燥湿之功，使湿化脾升，阴火不致上冲。

最后，李东垣认为治疗"阴火"证还应升阳益气，养阴泻火。《脾胃论·脾胃虚弱随时为病随病制方》曰："夫脾胃虚弱……日高之后，阳气将旺，复热如火，乃阴阳气血俱不足……黄芪人参汤主之。"指出脾胃虚弱，上焦肺气不足，如感暑邪，则更伤津耗气，致阴阳气血俱虚，内生"阴火"，治宜"黄芪人参汤"。此方以人参、黄芪、炙甘草、白术补气益卫固表，升麻升发阳气，配以麦冬、当归身滋阴养血，五味子敛肺生津，使阴阳气血并补，"阴火"得除。

李东垣将"阴火"的治疗融入《脾胃论》全文中，强调了脾胃气虚，元气不足，阴火内盛，升降失常是产生多种内伤病症的病机。对于由于脾胃气虚产生的气虚君火不宁之心火、相火离位之肾火等脏腑之火，或气虚湿浊蕴结之湿热，或气虚气滞之郁火，或气虚津亏血枯之虚火等，治疗"阴火"的立法制方亦应变化多端，但总不离补脾胃、升清阳、泻阴火、调整升降失常的治疗大法。同时，他还强调"权衡之法"，随证加减，酌情少配甘苦寒药以泻火等。

3. 脾胃论在肺癌治疗中的应用

肺癌是目前全球发病率最高且病因病机最复杂的恶性肿瘤之一，临床实践及文献报道显示，肺癌的发生与脾胃功能的不足有着密切的联系。李东垣的《脾胃论》就明确提出脾胃虚弱，则四肢百骸无以为之濡养，正气不足，免疫功能低下，为肺癌的发生提供合适的土壤。同样，脾虚则无力运化水湿，导致身体内痰饮湿邪积聚于肺，亦是肺癌发生的原因之一。在当前肺癌的临床治疗中，无论是手术、化疗、放疗、靶向治疗、免疫治疗等都会对脾胃功能产生不同程度的影响，如运化水谷功能减弱，患者营养摄入不足，体虚更甚，运化水湿功能减弱，痰饮水湿更盛，邪实更盛。此时，李东垣的《脾胃论》起到了重要的指导作用。他主张在调理脾胃的时候"通补则宜，守补则谬"，不仅要补益脾胃之气，还要兼顾脾胃的运化功能。补中益气汤就是他针对脾胃虚弱创立的代表方之一，全方由人参、黄芪、白术、陈皮、升麻、柴胡、当归、炙甘草组成，其中人参、黄芪、白术等补脾胃之气，以助肺气固皮毛；升麻、柴胡引清气上升，助长脾气升发之力；炙甘草既可补中又可泻火热，以防止阴火炽盛耗伤正气。此方以益气升阳为主，泻火为辅，适用于以气虚清阳不升为主者。肺主气，肺癌患者多正虚标实，正虚则以肺脾气虚多见，补中益气汤正是升发肺脾之气的良方。肺癌术后和放疗、化疗后的患者，胃气已衰，消化功能减弱，多见纳差，尤其应该培补胃气，但亦有虚不受补之虞，这时可在补虚的基础上加一些芳香开胃消食的药物（如山楂、麦芽、神曲等）。若阴火炽盛之象较为明显，李东垣又补充说，"少加黄柏以救肾水，能泻阴中之伏火。如烦犹不止，少加生地黄补肾水，水旺而心火自降"。肺癌患者中气阴两虚型及阴虚毒热型亦多见，根据李东垣的苦寒泻火、解表散火诸法，也可临证灵活应用。他认为上述治法所用药物不可久用，因为寒凉太过，可耗损阳气，或苦寒太过，更易于伤胃，可导致脾胃更虚。因此非阴火炽盛时，不可选用。李东垣在治疗内科疾病时围绕益气、升阳、泻火三个方面遣药制方，但具体选用时又根据不同临床表现有所侧重，这种指导思想在肺癌的临证中具有重要意义。

4. 《脾胃论》与肺癌的癌性发热

肺癌的癌性发热是与肺癌相关的非感染性发热，是肺癌常见的并发症，临床表现为或体温 37.5～38℃，热型不规则，无寒战，或热型为弛张热而伴有寒战，体温 39～40℃，午后热势重，夜间热势减轻等。癌性发热属于内伤发热，肺癌患者发热时多有正气不足，机体阴阳失调、气血亏虚，或饮食起居不慎，或情志失调，导致癌毒肆虐侵袭，或使用抗癌药物和手术、放化疗等治疗后，元气损伤，脾胃运化失常，中土衰败，土气不运，而阳气伏留于肺，蕴生阴火。阴火更伤脾胃之气，清阳不升，水谷之气下趋于肝肾，致四肢百骸不得荣养，抑或肺癌后期正气虚损，肾精虚耗，阴不敛阳，相火炎上而煎熬心阴，肺胃不降，阴火炎上而不得敛降，导致发热。因此在临床上肺癌的癌性发热患者除发热外，还可见纳差、乏力、消瘦、精神不振、腹胀、腹泻、失眠、口舌生疮、出血等并发症状。因此，癌性发热的病机关键在于脾胃气虚、阴火上冲，这与李东垣脾胃论中的"阴火"证不谋而合。在临床上可运用"异病同治"的理论对其进行治疗，《脾胃论》中李东垣主要以"调畅气机"为治疗原则，"阴火"证的病因病机主要概括为脾阳不升，阴火上冲。李东垣认为只有脾气升发，元气才能充沛，才会潜藏阴火。否则，脾气不升，谷气下流，元气亏损，阴火升腾。

李东垣所创的"甘温除热"法是补益脾胃之气、升举清阳、清泻阴火并行之治疗思路的最佳体现。由于阴火致病的特点为内伤而非外感、脾胃元气不足，故以甘温除热、升阳散火为阴火致病的基本治疗方法，以升脾阳、泻阴火为主要原则，代表方以"升阳散火汤"为主。升阳散火汤由防风、柴胡、升麻、葛根、独活、羌活、生甘草、炙甘草、人参、白芍组成，方中防风辛甘温，可升清燥湿，升麻、葛根、柴胡升举阳气、发散风邪，共助阳气升腾、通畅三焦；人参、炙甘草补脾胃。李东垣治疗阴火的理论应用于治疗癌性发热拓宽了他的治疗思路，他在《兰室秘藏》指出：以甘温之品益其中气，以甘寒之品泻其阴火，用药上选择黄连、黄柏、知母等。同样体现了李东垣在重视脾胃元气甘温升举、补益中气的同时，不忘佐以少量苦寒坚阴之品的治疗思想。李东垣曾师从张元素，故在用药思路上，对张元素重视胃气及以脏腑虚损为病机核心的学术思想进行了继承和发展，肯定了"火郁发之"理论在热病治疗中的重要作用，但并未完全泥古，如对刘完素的火热论进行了取舍，认为人参"泻心火"、黄芪"去肌热"等，对寒凉药物的应用较为谨慎。

肺癌本身属慢性消耗性疾病，加之运用现代医学手段治疗肺癌所产生的不良反应，多损伤脾胃，耗伤气血。脾胃为后天之本，气血生化之源，中土衰败，元气大伤，阴火炎上即可产生癌性发热。因此治疗该病要以脾胃亏耗作为辨证关键，运用甘温除热法可有效扶正气、退热。临床报道中，华海清、李晶等多位教授运用《脾胃论》中甘温除热法治疗癌性发热均取得显著疗效。《脾胃论》甘温除热法治疗癌性发热最常用的是补中益气汤；如热象明显，脾胃功能可耐受寒凉者，可予补脾胃泻阴火升阳汤；如脾肺素虚、卫阳不固、脾胃不和、湿热阻气，治宜升阳益胃汤；如脾虚湿盛之象明显，可应用调中益气汤。

（二）其他补土派医家关于肺癌的论述

"癌"作为病名出现，最早见于宋代东轩居士《卫济宝书·痈疽五发·一曰癌》："癌疾初发，却无头绪……"其后150年，宋代杨士瀛在《仁斋直指附遗方论·发癌方论》指出："癌者上高下深，岩穴之状，颗颗累垂……毒根深藏，穿孔透里，男则多发于腹，女则多发于乳，或项或肩或臂，外症令人昏迷。"从此"癌"作为病名正式提出。关于肺癌的发病机制，隋代巢元方《诸病源候论》曰："积聚由阴阳不和，脏腑虚弱，受于风邪，搏于脏腑之气所为也。"宋代《圣济总录》对肺积、息贲有所记载，曰："肺积息贲气胀满咳嗽，涕唾脓血。"至金元时期刘河间言："五脏六腑，四肢百骸，受气皆在于脾胃。"指出百病皆由脾胃引起，肺癌亦不能除外。元代朱丹溪《活法机要》云："壮人无积，虚人则有之。脾胃怯弱，气血两衰，四时有感，皆能成积。"指出肺积（癌）发病与正气亏虚尤其是脾胃虚弱关系密切。又云："养正气，积自除。"并指出治疗方法："故治积者，当先养正则积自除。譬如满坐皆君子，纵有一小人，亦无容地而去，但令其真气实，胃气实，积自消矣。"李东垣师承张元素，创立脾胃学说，继而王好古、罗天益师从李东垣，继承其脾胃论思想。

王好古，字进之，号海藏，元代赵州人，曾与李东垣一起跟师于张元素，后又从师于李东垣。王好古在张元素、李东垣两位医家的影响下，以脾胃论为基础，着重于《伤寒论》方面，尤其对由于人体本气不足导致阳气不足的三阴阳虚病证，强调正气之虚为本，与李东垣的学术思想一脉相承。王好古治疗阴证反对使用寒凉药物，他的方剂中往往数味温热药物并用，注重健脾温阳。他提出了内感阴证理论，阐发了以太阴内伤虚寒为主的阴证学说，使阴证的辨证论治从伤寒外感阴证，再到内伤杂病阴证，扩充了阴证的范围，从而把伤寒学说与脾胃内伤学说有机地结合起来。他创立的阴证学说既是对仲景学说的发展，又补充了李东垣脾胃内伤详论"热中证"之未及。该思想对后世明清时期温补学派关于肺癌"阳化气阴成形"的理论具有较大影响。

罗天益，字谦甫，元代真定路藁城人，他从师晚年李东垣，故遥承于洁古，授受于东垣，继承了张洁古和李东垣两位医家的思想，又突出脏腑辨证、脾胃理论、药性药理的运用。罗天益用灸法以温补中焦，不仅能够治中焦虚寒证，还可以治疗阴伤虚热证，发展了刘河间热证用灸、李东垣甘温除热的理论观点，继承和发展了以中焦脾胃为治疗疾病关键的学术思想。

元代朱丹溪虽为河间学派的三传弟子，但其学说在某些方面也受李东垣学术思想的一些启示。他在《丹溪心法》中指出晚期肺癌正气虚弱，不应强攻："凡积病不可用下药，徒损真气，病亦不去，当用消积药使之融化，则根除矣。"

四、明清时期补土理论关于肺癌的论述

补土理论发展至明清时期，涌现了一大批后继之人，而关于肺癌的论述也愈加深入。自明代，薛立斋、张景岳、李中梓、叶天士、龚廷贤、龚居中、张志聪等大多数医家都曾研读过李东垣的脾胃学说，受到李东垣学术思想的很大影响，并在此基础上有所发展，各成一家，脾胃学说也进一步充实完善，尤其是叶天士阐发脾胃之阴的论治，使脾胃学说逐步发展成为一个完整的理论体系。

（一）薛立斋

继李东垣之后，补土学派中最杰出的医学名家有薛立斋、赵献可、张景岳、李中梓、叶天士等多位名家。由于刘完素河间学派部分盛行，继之明代时医多用药偏于苦寒，常损伤脾胃，克伐真阳，导致形成寒凉时弊。因此，以薛立斋为先导的医家们在继承李东垣脾胃学说的基础上，进而探讨肾和命门的病机，从阴阳水火不足的角度探讨脏腑虚损的病机与辨证治疗，创立了以温养补虚为临床特点的治疗方法，用以辨治虚损病证。他们立足于先后天，或侧重脾胃，或侧重肾命，强调脾胃和肾命阳气对生命而言同样重要，在辨证论治方面，善用甘温之味，被称为由补土理论延伸而来的温补学派。

薛己，字新甫，号立斋，明吴县人，是温补学派的发起人，他治学的中心思想是以脾胃命门肾为主。薛己很重视《内经》对脾胃论的认识，并继承了李东垣补土学派的补土培元理论，他说：“《内经》千言万语，旨在说明人有胃气则生，以及四时皆以胃气为本。”并指出“人得土以养百骸，身失土以枯四肢”，“人以脾胃为本”。《薛生白医案》曰：“脾为元气之本，赖谷气以生，肺为气化之源，而寄养于脾也。”与李东垣提出的脾胃元气与阴火不两立，气虚则阴火亢盛的学术观点不同之处在于，薛己更加重视脾气下陷。由于胃脘之阳不能升举，陷入中焦，应当用补中益气升其清阳，使其浊气得降而不治自安。他在治疗脾气下陷、湿热下迫所致的血崩病案时，认为这种证候亦往往是因为伤了脾气，下陷于肾与相火相合温热下迫，治疗就当用甘温之剂，调理脾气使气血归经而自止，而反对乱用凉血止血之药物。薛注的《妇人良方大全》中，“故东垣先生云：‘凡下血症须用四君子以收功，厥有旨哉。若大吐血，毋以脉论，当急用独参汤求之，若潮热咳嗽，脉数乃元气虚弱，假热之脉犹当用人参温补，此等症候无不由脾胃先损，故脉洪大察其有胃气能受补则可救，苟用寒凉止血之药复伤脾胃，反不能摄血归源，是速其危也’”。同样，他强调脾气升阳的作用，并根据这种理论治疗头面部疾患（如鼻塞不通）也取得良好疗效；他还提出如若脾胃虚损导致血虚者，脾不仅可以统血，又是生血之源，临证治疗时，用六君子汤加减滋其化源。他提出：“盖脾胃为气血之本，阳气虚弱，弱而不能生阴血者，宜用六君子汤。阳气虚寒而不能生阴血者，犹需用六君子汤加炮姜；若胃土燥热而不能生阴血者，则宜四

物汤。脾胃虚寒而不能生阴血者，当用八味丸。"薛己扩大了补土理论在脾胃方面的临床适用范围。

薛己不仅重视后天脾胃，也十分重视先天肾命。薛己同时也继承了滋阴学派的王冰之说，并以钱乙的六味丸、崔氏的八味丸，作为补肾水、命火的代表方剂。他认为："两尺各有阴阳，水火互相生化，当于二脏中分各阴阳虚实，求其属而平之。若左尺脉虚弱而细数者，是左肾之真阴不足也，用六味丸。右尺脉迟或沉细而数欲绝者，是命门之相火不足也，用八味丸。"他提出，肾中病证不论热病寒病，总属肾虚所致，若是无水之病，以六味丸滋补肾水；若属无火之病，用八味丸益火之源；不论补水补火，不可泥用沉寒之剂。可见，薛己补肾主张以温补为主。

至此，薛己将补土理论的实质发展为温阳补土并温肾阳。他认为脾胃之气盛衰与人体健康关系十分密切，其在李东垣脾胃学说的影响下，十分强调从脾胃之虚分析。他指出，"人之胃气受伤，则虚证蜂起"，"设或六淫外侵而见诸症，亦因其气内虚而外邪乘袭"，说明不论内伤外感引起的疾病，都与脾胃虚损有关。这一点与李东垣"脾胃之气既伤，而元气亦不能充，而诸病之所由生也"的观点如出一辙。

（二）张景岳

张景岳把由补土理论延伸出的温补学派进一步发扬光大，不仅在补土理论发展史上而且在整个中医理论发展史中，其医学思想体系也具有重要地位，代表着中医理论的新的发展阶段。

张景岳，名介宾，字会卿，号景岳，浙江会稽人，是温补学派的代表人物。他以温补为主的思想体系，在理论和实践上均对中医基础理论的进步和补土理论的完善起到了巨大的推动作用。他完善了气一元论，补充并发展了阳不足论，在补土理论的基础上形成了独具特色的水火命门说，对后世医学思想的发展也产生了积极的影响。

张景岳的学术思想，早年虽受丹溪影响，后来却反对朱丹溪阳常有余阴常不足的思想，他提出："盖阴不可以无阳，非气无以生形也；阳不可以无阴，非形无以载气也，故物之生也，生于阳，物之成也，成于阴。"并认为"阴阳二气以载气也，不偏则气和而生物；偏则气乖而杀物"。同时，张景岳在前人脾胃理论的基础上，塑造了他本人温补学说的中心思想："夫形气者，阳化气，阴成形。是形本相属，而凡通体之，温者阳气也，一生之活者阳气也，五官五脏之神明不测者阳气也，及其既死则身冷如冰，灵觉尽灭，形固存而气则去，此以阳脱在前，阴留在后，是形气阴阳之辨也，非阴多于阳乎？二曰寒热者，热为阳，寒为阴。春夏之暖为阳，秋冬之冷为阴。当长夏之暑，万国如炉，其时也凡草木昆虫咸苦煎熬，然愈热则愈繁，不热则不盛，及乎一夕之风霜，即僵枯遍野，是热能生物，而过热者惟病；寒无生意，而过寒则伐尽。然热无伤而寒可畏，此寒热阴阳之辨也！"张景岳在《类经附翼·大宝论》的论述中，强调了阳气对人体生命的重要性，驳斥了朱丹溪阴常不足的观点，并指出"热能生物，寒无生意，热无伤而寒可畏"的观点，他还说"所谓真阴之病凡阴气本无有余，阴病皆惟不足，即如阴胜于下者，原非阴盛，以命门之火衰也，阳胜于标者，原非阳盛，以命门之水亏也。水亏其源则阴虚之病迭出，火衰其本则阳虚之症迭生"，重视人体阳气的顾护逐渐成为温补学派的中心思想。

张景岳学术思想也受薛立斋的影响，根据这种学术思想，他还创造了温补学派最有名的方剂——右归丸。根据薛立斋所述六味丸和八味丸的功效，他却认为滋阴不宜利水，指出："第真阴既虚则不宜再泄，二方俱用茯苓泽泻渗利太过，即仲景金匮亦为利水而设，虽曰大补之中加此何害！然未减去补力而奏功为难矣，使或阴气虽弱未至太伤，或脏气微滞而兼痰湿水邪，则正宜用此。若精气大损、年力俱衰、真阴内乏、虚痰假火等，即从纯补犹嫌不足，若加渗利，如实漏卮矣。故当察微甚缓急，而用随其人，斯为尽善方悟补阴之理，因推广其义，用六味丸之意而不用六味丸之方，活人应手之效，真有不能尽述者。"张景岳认为，左归丸中除牛膝外，其他熟地黄、龟甲等养纯阴之物，虽为滋补，但往往不及六味丸的功效，正是因为其中无疏泄之机，药物不能被吸收，则功效自然大打折扣，故左归丸的功效自然不及六味丸。而右归丸的功效却比八味丸好，因加入肉桂、附子之后，温补阳气，加速药力被吸收入人体内，所以功效胜于八味丸。右归丸中的附子是走而不守，通行十二经无所不至，附子能够带动药物运转全身行走于体内，不必依赖茯苓、泽泻的疏泄，而左归丸正是缺少了这一种药物的配伍，所以左归丸的功效就不尽如人意了。

关于对肺癌的认识，《景岳全书》中说："脾肾不足及虚弱失调的人，多有积聚之病。"《景岳全书》云："凡积聚未久而元气未损者，治不宜缓，盖缓之则养成其势，反以难制，以其所急在速攻可也。"病变后期，正虚明显或虚多实少，应以扶正为主，祛邪为辅，宜顾护正气，缓消积块，不可急攻。《景岳全书》曰："若积聚渐久，元气日衰，此而攻之，则积气本远，攻不易及，胃气切近，先受其伤，越攻越虚，则不死于积而死于攻矣。……盖凡治虚邪者，当从缓治，只宜专培脾胃以固其本。"《景岳全书·痢疾论·积垢》认为积的生成："饮食之滞，留蓄于中，或结聚成块，或胀满硬痛，不化不行，有所阻隔者，乃为之积。"

（三）赵献可

赵献可，字养葵，明代鄞县人，师从薛立斋，精于医学，治病以补火为主。薛立斋曾学习朱丹溪之学术观点但不泥于其寒凝之剂，而以温化命门为主，在临床上取得优异的功效，因此赵献可继承了薛氏这种学术，不仅如此，他还对命门产生了浓厚的兴趣，最终创立了命门学说，其成为继补土理论之后温补学派中一个非常重要的学说。

赵献可继承薛立斋的学术思想时，同时继承了朱丹溪的滋阴治法，但事实上朱丹溪在创立滋阴学说的时候，也指出了相火是人体的动力来源，但他只强调了相火妄动，煎熬真阴，却未重点研究相火为人体生命动力的方面。直到薛立斋成功采用六味丸和八味丸的交替运用，推进了补土理论向温补学说和滋阴学说的完美进化。赵献可则在薛立斋的理论基础上，阐发了命门的重要性。他认为，人之所以有生，生命之所以能持续，实属于火，火为阳之体，造化以阳为生之根，故人身亦以火为生命之门。

命门学说中，赵献可认为命门之中有火之存，火强则生机可由之而壮，火衰则生机可由之而弱，火灭则生机竟由此而止。同时他认为，命门为君主之火，涵于肾水之中，水火相生，两者不可分离。如身患疾病，火之有余实缘于真水之不足，在治疗上不可泻火，只能补水以配火，即王冰所言"壮水之主以制阳光"之意；火之不足因见水之有余，亦不必泻水，就宜于水中补火，即王冰所谓"益火之源以消阴翳"之意。故薛立斋采用六味丸和八味丸的功效优异，证明了命门和肾水之间的温补是非常重要的。

因此，赵献可认为命门之火，为人身之宝，并非六淫之邪火可比，在治疗之时就更加强调，命门有可补而不可泻的特点。他解释《素问·灵兰秘典论》的"心者君主之官"的含义时，提及下文注释"主不明则十二官危"，分析：心已包括在十二官之内，则不明之主必定不为心主，而是另有所指，那应该是指人体的什么器官呢？赵献可认为所指的主要应该是命门，《内经》中称之为"小心"，来源于《素问·刺禁论》中的"七节之傍中有小心"。他提出假说："两肾俱属水，但一边属阴一边属阳，越人谓左为肾右为命门，非也？命门即在两肾各一寸五分之间，当一身之中，是为真君真主。"但是这种假说并未被当时的医学家所接受，命门的位置也一直被争执不休，后来被大部分医家认可的部位是在右肾或两肾之间的脊椎之处，从现代生理学的解剖之中，了解这个位置附近的组织，具有类似命门功用的器官，肾上腺具有极大的可能性。

（四）李中梓

李中梓，字士材，号念莪，明代华亭人，是一代儒医学士。他自幼体弱多病，致力于专研医学，没有拜过任何老师，靠自己孜孜不倦地自学，对金元四大家的学说有着深刻的体会，博采众长，不偏执一方，因此临床上取得了很大的成就。

李中梓十分重视阴阳水火的相互关系。他认为阴阳水火是万物之本，而于人身之中即是气血。水火宜交不宜分，水火的升降出入，运动不止，推动了万物的生长和发展。在水火阴阳的关系中，阴虽根于阳，阳虽根于阴，然阴阳二者，阳于生命活动尤为重要。阳于人体如此重要，因此，气血阴阳俱虚者，补气补阳当在其先，提出"气血俱要，而补气在补血之先，阴阳并需，而养阳在滋阴之上"的观点。李中梓重阳气的思想，源自张景岳，但李中梓强调补气补阳药的运用。李中梓重视先后二天，临床多从脾肾入手，重视先后二天的调理。尤其关于后天脾胃的治疗，取自李东垣的脾胃学说，在此理论的基础上，他常用补中益气汤、四君子汤、附子理中汤、六味地黄丸、金匮肾气丸等治疗各种内伤杂病。

李中梓在脏腑辨证方面特别重视脾和肾，他在《医宗必读》中针对"肾为先天之本，脾为后天之本"的问题展开论述，他认为，治病求本，即要掌握生命之本，而生命之本，不外乎先天之本与后天之本两个方面。先天之本在肾，"肾为脏腑之本，十二脉之根，呼吸之本，三焦之源，而人资之以为始者也"。肾精充盛，则脏腑之精充足，同时元气又是诸气之本，所以脏腑之气、经脉之气，均以元气为根本。因此，治疗疾病必须保护先天肾中精气。同时，李中梓受前人补土理论的影响颇深，他认为后天脾胃也十分重要。他说："饷道一绝，万众立散。胃气一败，百药难施。一有此身，必资谷气，谷气入胃，洒陈于六腑而气至，和调于五脏而血生，而人资之以为生者也。故曰后天之本在脾。"这种对脾胃及元气关系的认识，与李东垣脾胃为元气之本的思想相一致。他强调人在生长过程中，需时刻依赖水谷之气的不断资养，五脏六腑由于水谷之气的不断资养才得以发挥其功能作用，而水谷之气的化生有赖于脾胃，故脾在人体生命活动过程中至关重要。

李中梓认为，脾肾在人体生命活动过程中至关重要，因此他在诊断、治疗诸方面，十分重视先后天虚损的调治。李中梓在诊脉方面亦有心得，他认为脉法需强调胃、神、根，因胃气与肾气之盛衰是人体生命之根本，所以诊脉重视脉中胃气与肾气之盛衰是诊法中的关键。治疗方面，李中梓则接受补土学派李东垣及其延伸的分支学派赵献可、薛己诸家之说，从脾肾先后天入手。他在《医宗必读·肾为先天本脾为后天本论》中说："治先天根本，则有水火之分，水不足者，用六味丸壮火之主，以制阳光；火不足者，用八味丸益火之源，以消阴翳。治后天根本，则有饮食劳倦之分，饮食伤者，枳术丸主之。劳倦伤者，补中益气汤主之。"他详细分析了六味丸与八味丸二方，指出这是薛己的补肾命水火之剂，而枳术丸、补中益气汤又是李东垣补脾胃之良方。李中梓综合李东垣和薛立斋二家之说，先后天并重，取方于六味、八味、枳术、补中益气诸方之间，效果显著。李中梓治病脾肾并重，在虚损病证的治疗中，求得其本，集前人诸家理论与经验之大成，并将其学术思想传于众多学而有成的弟子。

李中梓在《医宗必读·积聚》中针对肺癌的病因病机强调："积之成也，正气不足，而后邪气踞之，如小人在朝，由君子之衰也。"说明正虚不足尤其是脾胃虚弱，易患积证。李中梓在《医宗必读》中说："盖积之为义，日积月累，非一朝夕，所以去之，亦当有渐，太亟则伤正气，正气伤则不能运化，而邪反固矣。"李中梓认为，应根据病变发展之阶段，详审邪正盛衰，辨清虚实，以及虚实的多少，辨证地使用攻补之法。正如《医宗必读》中所述："初者病邪初起，正气尚强，邪气尚浅，则任受攻，中者受病渐久，邪气较深，正气较弱，任受且攻且补，末者病势经久，邪气侵凌，正气消残，则任受补。"

（五）叶天士

叶桂，字天士，号香岩，人称南阳先生，江苏吴县人，清代四大温病学家之一。叶桂精于家传儿科学，还对温病学独具兴趣，有着其独到的见解和治疗方法。

叶桂首先提出"温邪上受，首先犯肺，逆传心包"的论点，概括了温病的发展和传变的途径，该论成为认识外感温病的总纲。他还根据温病病变的发展，将温病分为卫、气、营、血四个阶段，作为辨证施治的纲领；在诊断上则发展了察舌、验齿、辨斑疹、辨白疹等方法。他所著的《温热论》，为我国温病学说的发展提供了理论和辨证的基础。

叶桂在治疗杂病方面，则主要体现在补土理论上的延伸，除了继承李东垣益脾益气的学术思想之外，还补充了李东垣《脾胃论》详于脾而略于胃的不足，提出"胃为阳明之土，非阴柔不肯协和"，主张补脾阳的同时注重养胃阴，补充了补土理论的内容。

（六）其他医家

明代周之干所著的《慎斋遗书》内科杂病篇章谈及肺癌与脾胃的关系中，概而言："凡饮食入胃，全赖脾气运之，其精气上行于肺，化为津液，肺复降下，四布入心，入肝为血，入肾为精。"

清代张璐《张氏医通》曰："阴虚咳嗽，久之喉中痛者，必有肺花疮，难治。"

缪希雍较景岳更重视脾胃之阴。他指出："世人徒知香燥温补为治脾虚之法，而不知甘寒滋润益阴之有益于脾也。"以甘寒之帮如麦冬、天冬、生地黄、石斛等药组方治疗脾阴不足证，疗效显著。

明代陈实功《外科正宗》记载："久咳劳伤，咳吐痰血，寒热往来，形体消削，咯吐瘀脓，声哑咽痛，其候传为肺痿，如此者百死一生之病也。"又载："忧郁伤肝，思虑伤脾，积想在心，所愿不得志者，致经络痞塞，聚结成核。"清代任瞻山《瞻山医案》说："……如则咳嗽吐痰，继而微嘶，渐至于，乃声中最危之候也。"清代《青囊秘诀》谓："人有久咳之后，肺管损伤，皮肤黄瘦，咽喉雌哑，自汗盗汗，卧眠不得，口吐稠痰，腥臭难闻，惟闻喘急，毛悴急焦。喘嗽之时，必须忍气须臾，轻轻吐痰，始觉膈上不痛，否则大痛难堪，气息奄奄，全无振兴之状者，人以为肺中痛也，谁知是肺痿而生疮乎？此等之症，不易解救。"这些描述与晚期肺癌纵隔转移或压迫或侵犯喉返神经以致声哑的表现相同，并指出预后不良。喻嘉言在《寓意草》中描述了肺癌晚期出现锁骨上淋巴结转移的临床表现："三二年来，尝苦咳嗽生痰……见其两颐旁有小小垒块数十高出，即已知其病之所在。"此述极似肺癌的临床表现。可见本病属于中医学肺积、息贲、肺花疮、咳嗽、痰饮、咯血等范畴。清代程国彭《医学心悟》曰："积者，推之不移，成于五脏，多属血病。"清代何梦瑶《医碥》云："古分积属脏在血分，聚属腑在气分，即阴阳之义耳，不必泥也。"

沈金鳌《杂病源流犀烛》中说："邪积胸中，阻塞气道，气不得通，为痰……为血，皆邪正相搏，邪既胜，正不得制之，遂结成形而有块。"清代余景和《外证医案汇编》指出："正气虚则成岩。"

古医家还认为烟酒为辛热之品，正如清代顾松园认为，"烟为辛热之魁"，长期大量嗜食烟酒与肺癌的发病有关。清代赵濂《医门补要》曰"表邪遏伏于肺，失于宣散，并嗜烟酒，火毒上熏，久郁热炽，烁腐肺叶"，发为本病。清代王大德《青囊秘诀》中提到："也有膏粱子弟，多食浓厚气味，燔炙煎炒之物，时时吞嚼，或美酝香醪，乘兴酣饮，遂至咽干舌燥，吐痰吐血，喘息膈痛，不得安眠者，人以为肺经火热也，谁知是肺痿以成疮乎？"并对其发病病机作了精辟的阐述："夫肺为五脏之盖，最喜清气熏蒸，最恶燥气炎逼，今所饮所食，尽为辛热之物，则五脏之中，全是一团火气。火性炎上，而肺金在上，安得不受其害乎？肺既受刑，不能下生肾水。肾水无源，则肾益加燥，势必取资于肺金，而肺金又病，能不已虚而益虚，已燥而益燥乎？况各经纷纷来逼火烈金燥，肺间生痈，必然之势也。"总之肺癌的发生，是在脏腑正气亏损的基础上，外感六淫邪毒，内伤七情饮食，或嗜食烟酒辛热之品，导致肺气宣降失司，津液不布，积聚成痰，痰凝气滞，血行受阻，瘀血留结而成。

病变早期，邪气壅盛，正气亏虚不著，实多虚少，可以攻邪为主，扶正为辅。《活法机要》中说："实中有积，大毒之剂治之，尚不可过，况虚而有积者乎？此治积之一端也。邪正盛衰，固宜详审。"朱震亨在《丹溪心法》指出："凡积病不可用下药，徒损真气，病亦不去，当用消积药使之融化，则根除矣。"清代喻嘉言提出了"大要缓而图之，生胃津、润肺燥、下逆气、开积痰、止浊唾、补真气以通肺之小管，散火热以复肺之清肃"的治法，对后世研究肺癌治疗具有重要启迪意义。

五、近现代补土理论的充实与发展

（一）近代补土理论对肺癌的论述

在近代历史上，随着西方医学的涌入，中医学思想与西医学的认识有了初步的碰撞和交融，出现了一批以张锡纯为代表的新时代中医人。张锡纯即是中西医汇通学派的代表人物之一，也是近现代中国中医学界的医学泰斗。他在沈阳创办了我国第一家中医医院，并完成了《医学衷中参西录》前三期的编写。张锡纯与前期补土理论学家相比，具有全新的治学观点和方法。他敢于创新，不拘于书本，他认为仅仅从文献出发汇通中西医基本理论，并不能解决临床问题，因此他充分利用长期临证实践的条件，通过亲身体会去寻求医学真谛。张锡纯认为，学医的"第一层功夫在于识药性……仆学医时，凡药皆自尝试"。甚至对于毒性药物如巴豆、硫黄，峻如甘遂、细辛、麻黄、花椒等，均验之于己，而后施之于人。张锡纯用药之专，为常人所不及。经过反复尝试，他总结出：山茱萸救脱，参、芪利尿，白矾化痰热，赭石通肠结，三七消疮肿，水蛭散癥瘕，硫黄治虚寒下利，蜈蚣、蝎子定风消毒等，不仅继承发扬了古人的医学理论，也扩大了中药效用。张锡纯治疗疾病时不仅选用对症之药，而且重用取效，他认为："恒择对症之药，重用一味，恒能挽回急重之病，且得以验药力之实际。"生石膏为清解大热的特效药物，山药系救济之大药。既济汤重用熟地黄、山茱萸以固脱，莱菔汤重用山茱萸、生龙牡以救脱，硝菔通结汤重用朴硝、莱菔子以通燥结，荡痰汤重用赭石、大黄以除顽痰。张锡纯善用生药，也注重炮制，他认为："有些药物须生用，生用则药力浑全，炙用或煅用则药力减弱，无效甚至引起相反的作用。如石膏、黄芪、山药、赭石、龙骨、牡蛎、乳香、没药、大麦芽、山楂、鸡内金、白芍、蜈蚣、水蛭、赤石脂、甘草等。水蛭最宜生用，切忌火炙；乳香、没药最宜生用，若炒用则流通之力顿减；桃仁生用取其生发之气；龙骨、牡蛎若用以滋阴、敛火、收敛兼开通者皆不可煅；山药宜生者煮汁饮之，不可炒用，否则服之无效；赭石生用性重坠凉镇，能降胃止血，能生血，毫不伤气分，若煅用既不能生血，且具有开破之性，多用令人泄泻。"同时，他也认为有些药物"有非制过不可服者"，如"半夏、附子、杏仁诸有毒之药皆是也"。他重视肿瘤患者的饮食，他指出："食物病人服之，不但疗病，并可充饥；不但充饥，更可适口，用之对症，病自渐愈，即不对症，亦无他患。"

在《医学衷中参西录》中，张锡纯总共论述了阴虚劳热、喘息、阳虚、心病、肺病等三十五类病证，包括肺癌的病案记载。全书载方一百八十九首，简要适用，虽然也受历史条件和他的世界观的限制，存在不少唯心主义的观点，但是他在中西医汇通上所做的各种尝试是不可抹杀的，是近代勇于实践的医学家，也为中医补土理论的进一步发展做出了不可低估的贡献。

（二）现代补土理论对肺癌的论述

新中国成立后，我国陆续出现了多位治疗恶性肿瘤的中医专家，他们在前人研究的基础上，结合补土理论进行了深入的探讨，从不同方面阐述和发掘了补土理论在肺癌治疗方面的内容。

钱伯文教授是上海中医药大学终身教授，也是国内知名的中医治疗恶性肿瘤专家之一。他指出，肺癌是一种全身性疾病的局部表现，与整体有着极其密切的关系，因此，对肺癌的治疗必须注意辨别阴阳气血的盛衰和各个脏腑经络的虚实，以及邪正双方力量的对比，从而确定治疗方法。扶正是为祛邪创造必要的条件，祛邪是为达到保存正气的目的，临床上必须权衡扶正与祛邪的轻重缓急，不能片面地强调用有毒的、峻猛攻逐的药物，企图一下子消除肿瘤，这样势必损伤正气，影响人体的抗病功能；反过来，如果片面地强调只用扶正药补药不用攻药消除肿瘤的话，那么就会姑息养奸，不仅不能使肿瘤缩小，而且会使肿瘤得以增长。因此，在治疗中钱师反复强调既要扶助正气，增强患者自身的抗病功能，又要祛除病邪，使癌肿在体内逐渐缩小和消失。扶正与祛邪都是为了一个共同的目的，二者不可偏废。对本虚标实之肿瘤患者，尤其对晚期患者注意补中有泻，因补而不通可致气壅留邪，又使药力难达病所则病邪更盛，正气亦竭而入危矣。故钱师言切不可拘泥晚期而一味求补，尚须补中有泻，泻中有补。如癌晚期宜健脾、益气、和胃、利湿治疗，选用黄芪、白术、茯苓、白扁豆等健脾益气、和胃化湿双功俱备之品，在大剂量作用下，屡见效验，药后患者脾醒纳增，脾胃气机得以通降，而面浮足肿者则现小溲转利，肿势消退。

余桂清教授师从于著名老中医段馥亭先生，刻苦钻研中医，将自己的一生献给了中医事业。他经辛勤劳动和不懈努力，取得了突出的成绩。他强调中医与西医的结合，现代技术与中医相结合，强调中医也要学习西医。他研制的"健脾益肾冲剂"已正式生产，牵头开展的"七五"攻关课题"六味地黄丸预防食管癌的研究"获国家科学技术进步奖三等奖。他在大量的临床与实验研究的基础上，提出了中医治疗肿瘤的学术思想，即"扶正祛邪法则"、"活血化瘀法则"、"清热解毒法则"。

张代钊是北京中医药大学教授，从事中西结合防治肿瘤研究 60 余年，积累了大量临床经验，在肺癌、乳腺癌、淋巴瘤、脑瘤、肾癌等恶性肿瘤的治疗上，特别是在肿瘤中西医结合治疗的疗程设计方面和康复疗养方面有较好的经验和疗效。张代钊教授在科研工作中曾参加国家"六五"、"七五"、"八五"攻关及多项省部级研究课题的科研工作，并获卫生部科技进步一等奖，中日友好医院科技进步一等奖及 1995 年第二届世界传统医学大会国际金杯一等奖。张代钊教授认为：肺癌的发病原因主要与正气虚损有关，正气虚贯穿肺癌的整个发病过程，其中以中晚期肺癌最为明显。

上海中医药大学刘嘉湘教授以补土理论为基础，认为肺癌的发生与人体正气的虚实密切相关。随着年龄增长，体内阴阳气血亏损，正气渐虚，脾肾功能渐弱，导致正气之先后天皆不足，则正气必然匮乏。一方面无力抵御外邪，易受六淫邪毒的侵害；另一方面，由于体内脏腑功能薄弱，随之产生气滞、血瘀、痰凝、毒聚等一系列病理变化，内外二因相结合，遂发为局部有形之积块，并随正气的进一步耗伤而日见增大甚至转移。此时既需要攻邪的力量，更需要扶助正气的力量，正胜则肺癌趋向稳定或向愈，邪胜则肺癌播散和转移，所以肺癌发生转移也是正气虚弱、无力抗邪的结果。因此，正气虚弱是决定肺癌发生的根本因素，而内外邪气的侵凌只是促使肺癌发生的外部条件，正虚始终是决定疾病发展和病机演变的关键因素。刘教授提倡"扶正治癌"，临证刘教授喜用补中益气汤、四君子汤、补肺汤等调治之。若气虚日久，寒化则为痰饮，热化则成湿热，可加用二陈汤、参苓白术散、黄连温胆汤、半夏泻心汤等调治之。气病及血，而见气滞血瘀证时可用补阳还五汤、血府逐瘀汤、丹栀逍遥散等。若遇阴虚或阴虚内热体质者，则改用沙参麦冬汤、百合固金汤、增液汤、三甲复脉汤等。疾病后期出现阴阳两虚证时，可用赞育丹、金匮肾气丸、二仙汤、沙参麦冬汤等治疗。肺癌除酌情选用石上柏、白花蛇舌草、七叶一枝花、蜀羊泉、金荞麦、藤梨根、山豆根、鱼腥草等清热解毒药外，也常选用象贝母、夏枯草、蛇六谷、半夏、僵蚕、海藻、瓜蒌、猫爪草、山慈菇、生南星、生牡蛎、石见穿、干蟾皮等化痰软坚药治疗。脾虚痰湿型选用六君子汤合合导痰汤加减；阴虚内热型运用经验方养阴清肺消积汤加减；气阴两虚型选用四君子汤合沙参麦冬汤加减；阴阳两虚型选用沙参麦冬汤合赞育丹加减；气滞血瘀型选用复元活血汤加减。咳喘较甚者加用杏仁、桔梗、冬瓜子、前胡、羊乳根、紫菀、款冬花、桑白皮、枇杷叶、百部等；出现恶性胸腔积液者多加用猫人参、龙葵、葶苈子等。

郁仁存是北京中医医院主任医师，他在肿瘤的病因方面提出了肿瘤发病的内虚学说、失衡学说，并以平衡理论、健脾补肾法则指导肿瘤防治。他认为，"内虚"是肿瘤发生发展的关键因素，在癌症治疗中，脏腑功能和气血功能正常、病邪与正气之间的平衡是病情稳定的前提。肿瘤治疗的根本原则就是平衡阴阳、扶正祛邪，使机体达到新的平衡状态。在"内虚学说"的指导下，健脾补肾法则是最重要的扶正法则。脾肾双补，资化源，养气血，益先天，脾肾功能正常，则脏腑气血阴阳调和平衡，清浊分流，积聚消弭。郁老是国内最早提出"益气活血法"治疗肿瘤的中西医结合专家之一，该观点对全国中医治疗肿瘤的学术发展起到积极的推动作用。郁老认为，气虚血瘀证在肿瘤患者中普遍存在。益气活血法治疗肿瘤最关键的问题是治疗时机、药物、用量比例的选择。凡有气虚血瘀证及放化疗期间预防治疗均可应用益气活血法；原则上是选择经现代医学研究证明有提高细胞免疫功能及增强脏腑功能的益气药为君药，活血药也选择已证明对肿瘤细胞有抑制作用的、对免疫系统功能无明显抑制的活血化瘀药。益气药的用量应大于活血药（6∶4～7∶3），这样才符合"气行则血行"的益气活血法的根本宗旨。如果没有有效抗肿瘤的治疗（化疗或生物靶向治疗）时，则要加上已证实有抗肿瘤作用的抗癌中草药。在肿瘤治疗上，郁老指出了中西医结合治疗肿瘤途径和方法。四原则：辨证与辨病相结合，扶正与祛邪相结合，整体与局部相结合，近期治疗与长期调摄相结合。三结合：中医药与手术相结合，与化疗相结合，与放疗相结合。

焦中华教授 40 余年来一直从事中西医结合治疗肿瘤的研究，在中西医结合肿瘤防治工作中潜心研究多年，广收博采，融汇中西，具有较高的理论造诣，积累了丰富的临床经验。对于肿瘤及常见血液病病因病机、治法及方药，有着自己独到的见解。关于肿瘤的病因病机，强调内虚外毒，内外合邪，虚、毒、瘀、结为基本病理演变过程，因虚致病，又因病致虚，正虚邪盛，正不抑邪为其恶性演变规律。焦老认为，肿瘤是一种全身性疾病，无论何种手术，虽达到了有效的减瘤祛邪目的，但却未能从根本上解除患者脏腑、阴阳、气血功能的失调，正虚血瘀，余毒未清为其病机特点，虚滞、痰瘀、毒损脉络为术后转移患者的基本病理变化过程，在多年的临证治疗中倡导"抗癌防变"学术思想，坚持"未病先防"、"既病防变"的治疗理念；强调局部与整体、辨证与辨病、扶正与祛邪相结合，并根据肿瘤演变过程中正邪消长制定相应治则，补益攻伐相间而进，以遏制疾病的病理演变；首次提出"治瘤首健脾胃兼及补肾"的学术观点，通过健脾补肾，达到消坚化积、化生精血、控制肿瘤转移的目的。其学术思想发展并创新了中西医结合诊治肿瘤、血液系统疾病的方法和思路，为中西医结合治疗肿瘤及血液系统疾病的研究做出了重要贡献。

周岱翰是广州中医药大学首席教授，在30余年的临床和科研工作中，在中医肿瘤学方面颇有建树，是新中国成立后较早从事中医药治癌、中西医结合抗肿瘤临床探讨和开设中医肿瘤学课程的学者之一，平素勤于耕耘，潜心发皇古义。中医对癌瘤的认识源远流长，早在殷墟甲骨文就记载有"瘤"的病名，而相关论述、治癌特技、辨证方药则流散在浩如烟海的古籍中。周教授指出，肿瘤辨证施治规范的形成始于《伤寒论》，其六经、八法是现代中医治疗的绳墨，治学师古不泥；发展拓宽温病学说，根据中医理论、症状分析、治后转归、实验研究等对放射线的中医药属性进行辨证，首先提出放射线属"火邪"、"热毒"，辨证归属温病范围，在放疗中配合清热解毒、祛瘀通络法可减少放射线的毒副作用，放疗后予以清热祛邪、滋肾育阴可减轻后遗症，降低复发和转移。在临床研究中，学识衷中参西，医技推陈致新，认为手术、放射、热疗及射频、冷冻、化学药物等祛邪措施，与中医药、支持及营养治疗等扶正补虚配合，可延长肿瘤患者的生存时间、改善其生活质量；周教授认为，肺癌多因正气亏虚，邪毒内侵，痰瘀胶结而致，治疗多以益气化痰法、温补祛邪法、药食同治法为主，同时在治疗中应倡导中晚期肺癌"带瘤生存"的理念，重视心理干预及中西医结合，在实践中不断发展创新。周岱翰教授还认为，肺癌临床过程可用"痰、热、瘀、虚"四字概之，临床宜在准确辨证，分清虚实，以扶正为主，兼以祛邪的基础上，灵活组方，加减化裁。在长期的医疗实践中，遣方用药，皆不忘顾护胃气，崇尚东垣的脾胃学说，论治不忘补中，健脾不忘通腑。

刘伟胜是广东省名中医，全国老中医药专家学术经验继承工作指导老师，广州中医药大学教授，博士研究生导师，广东省中医院主任医师，肿瘤科主任导师，肿瘤科学术带头人。徜徉于杏林50余载，带领肿瘤科医生成功开展肺癌、肝癌等专科建设工作，并指导开展以中医药为主，具有中医特色的各种抗癌新疗法，填补了广东省中医院在治疗研究上的空白。总结出一套以中西医结合治疗肺癌、肝癌、肠癌、鼻咽癌等肿瘤病的理论和治疗方法。他注重中西医结合，融汇新知，不断创新理论，多个经验方经过临床实践及验证，明显提高了临床疗效，丰富了中医肿瘤学的内涵。刘伟胜教授医术高超，医德高尚，深受广大患者的爱戴及信任，名声远扬海内外，被广大患者称为"肿瘤大家"，也是享誉全国的中医肿瘤专家。刘伟胜教授重视对疾病的辨证论治，认为只有抓住病机之所在，才能对症下药，才能有效地解除患者痛苦，缓解病情。肿瘤的病机错综复杂，主要表现为正虚邪实、气滞血瘀、痰湿凝聚、毒热内结、脏腑失调，其中以正虚邪实为主。肿瘤的发生与人体正气有密切关系，《素问•评热病论》谓："邪之所凑，其气必虚。"意即肿瘤和其他疾病一样在正气虚弱的情况下才会发生，正如《素问•刺法论》所谓"正气存内，邪不可干"，也即若正气虚弱，不能抵御邪气，则疾病丛生。《外证医案汇编•乳岩附论》也认为"正虚则成岩"。邪指病邪，邪实既指感受邪气，又指体内邪气过盛，无论六淫外感、七情内伤，还是饮食劳伤，皆可导致机体脏腑功能失调，阴阳失和，气血紊乱，或为痰凝或为血瘀，而瘀血、痰浊又反过来成为致病因素，如果在正虚的条件下，内外邪毒作用，毒邪留滞，而成肿块，致发肿瘤。《圣济总录》论瘤："瘤之为义，留滞而不去也，气血流行，不失其常，则形体和平，无或余赘，乃郁结壅塞，则乘虚投隙，瘤所生也。"肿瘤常发生在中老年人中，这往往是因为年老体衰，正气虚弱之故，年龄愈大，肾气愈衰，肾藏精功能减退，机体脏腑功能容易失调，防御功能降低，免疫功能减弱，导致正气内虚，邪毒内结，发生肿瘤。《景岳全书•积聚》曰："脾肾不足及虚弱失调之人，多有积聚之病。"故脏腑功能衰弱，阴阳气血亏虚，则使其本虚；而肿块的存在（或残留癌细胞的存在）及其浸润压迫等有形实邪为标实，故本虚标实是肿瘤的基本病理基础。因此，恶性肿瘤大多有肺气不足、脾虚气亏或肾虚等证，其细胞免疫功能较正常人低，通过中药益肺健脾补肾，均能提高机体的细胞免疫功能和调节内分泌失调状态，使正气得以恢复，抗癌能力得到增强，有利于病体的康复。故采用扶正与祛邪相结合，调补先后天功能，增强和调动机体的抗癌能力，这和当今西医热门的免疫治疗理论不谋而合，成为当前恶性肿瘤治疗中发展起来的一种最常用的法则，对预防和治疗肿瘤、带瘤延年有十分重要的意义。

（张力文　柴小妹　李柳宁）

第二章　补土理论与肺癌

第1节　肺癌的病因病机

一、历代补土医家对肺癌病因病机的认识

中医学认为肺位居华盖，为娇脏，不耐寒热，外邪侵袭，首先犯肺。肺主气，司呼吸，主宣发和肃降，喜润恶燥，易受内外邪气侵袭。《内经》云"正气存内，邪不可干"、"邪之所凑，其气必虚"。自古至今，医家对肺癌病机的认识日益充实并达成共识。

补土理论认为，肺属金，脾胃属土，土能生金，故有"脾有生肺之能，土旺而金生"之说。李东垣在《兰室秘藏》中说："推其百病之源，皆因饮食劳倦而胃气元气散解，不能滋荣百脉、灌溉脏腑、卫护周身之所致也。"因此，补土理论认为肺癌的发生、发展和转移的根本原因是正气虚弱，多见肺气不足，而肺气的盛衰多与脾土的强弱有关。《素问·经脉别论》中的"饮入于胃，游溢精气，上输于脾，脾气散精，上归于肺，通调水道，下输膀胱，水精四布，五经并行"就说明了脾土所化的精气首先充养于肺，肺金受脾土滋养，方能"化水下降，泽及百体"。

由补土理论延伸出来的脾肾理论、命门学说等都进一步充实了肺癌的病因病机。"积之成也，正气不足，而后邪气踞之"（《医宗必读·积聚》）；"正气虚则成岩"（《外证医案》）；"邪积胸中，阻塞气道，气不宣通，为痰，为食，为血，皆邪与正相搏，邪既胜，正不得而制之，遂结成形而有块"（《杂病源流犀烛》）；"虚邪之中人……留而不去，则传舍于络脉……稽留而不去，息而成积……邪气淫溢"（《灵枢·百病始生》）。《杂病源流犀烛·积聚癥瘕痃癖痞源流》所提到的"邪积胸中，阻塞气道，气不宣通，为痰，为食，为血，皆邪与正相搏，邪既胜，正不得而制之，遂结成形而有块"，说明了肺中积块的产生与正虚邪侵，气机不通，痰血搏结有关。另外，古代医家认为烟酒辛热之品，长期嗜食，与肺癌的发生有关。清代《医门补要》："表邪遏伏于肺，失于宣散，并嗜烟酒，火毒上熏，久郁热炽，烁腐肺叶。"清代《青囊秘诀》提到："也有膏粱子弟，多食浓厚气味，燔炙煎炒之物，时时吞嚼，或美酝香醪，乘兴酣饮，遂至咽干舌燥，吐痰吐血，喘息膈痛，不得安眠者，人以为肺经火热也，谁知是肺痿以成疮乎?"《重订

严氏济生方》说："夫积者，伤滞也，伤滞之久，停留不化，形成积也。"正虚、气滞、邪积、痰阻、瘀血、烟酒热灼、嗜食肥甘火热等都是历代医家对于肺癌病因病机的归纳概括。

当今，擅长补土理论的中医专家对肺癌也有诸多论述。刘嘉湘教授总结多年经验认为肺癌是因虚而得病，正虚不仅是肺癌发生的内因，也是肺癌之疾传变的重要因素，肺癌之"虚"以阴虚、气阴两虚多见，究其脏腑则多肺肾两虚、肺脾两虚，倡导益气养阴，强调治病求本，重在脾、肾。周宜强教授亦认为气阴两虚是中晚期肺癌患者的主要病理变化。刘伟胜教授认为肺癌的病因病机是正气虚弱，加之毒邪袭肺，或痰湿凝聚于肺，致机体阴阳失调，邪阻于肺而成积，正虚是癌症发生的根本，癌毒是肿瘤发生的直接因素。周仲英教授提出了"癌毒"学说，认为癌毒亦属毒邪之一，是在内外多种因素作用下，人体脏腑功能失调的基础上产生的一种对人体有明显伤害性的病邪，是导致肿瘤发生、发展的一种特异性致病因子。癌毒既可直接外客，亦可因脏腑功能失调而内生，二者相引，导致在有遗传先决条件的个体上形成恶性肿瘤。孙桂芝教授认为，肺癌的病因病机主要是肺气贲郁，失其清肃之职，进而化燥、化火、生痰、生毒而致癌变。周岱翰教授认为，肺癌其发病在于虚、瘀、痰、毒互结，多正气先虚，邪毒乘虚而入，致肺气郁结，宣发肃降无权，痰浊瘀血内生使然，而正虚是关键，并认为肺癌本质属阴邪。张代钊教授认为，肺癌发病原因主要与正气虚损有关，正气内虚，脏腑阴阳失调是肺癌发病的基础；正气不足，气血阴阳失衡，脏腑功能失调，使机体抗病能力下降，邪气乘虚而入；邪气入内，留滞不去，阻于胸中，宣降失常，气机不畅，气滞血瘀，阻塞脉络，津液输布不利，聚而为痰，痰瘀胶结，从而形成肿块。贾英杰教授认为肿瘤的发病与"蓄毒"有关。《内经》云："升降出入无器不有"，"出入废，则神机化灭；升降息，则气立孤危"。倘若升降出入失调，有害物质不排出，久之酿生毒邪。毒邪深陷，久病入络，瘀血裹结，精血为之乖变，恶气乃起，癌瘤乃成。癌毒瘀血裹结是病理的关键，而三焦气机的升降出入失调则是癌毒产生的根源。温病学说也是从补土理论发展而来的，有医者从温热病角度阐述肺癌疾病发生的病因病机，如赵建清等人探讨温病学理论在肺癌辨证论治中的运用，认为现代吸烟、烹调油烟、大气污染、电离辐射等导致肺癌发生的因素都具有温热火毒的性质，其致病具有耗气伤阴的特点，而气阴两虚、阴虚内热是肺癌的主要病机，认为肺癌的发病外因为温邪。

纵观古今补土理论及衍生学说各医家观点，肺癌的病因不外乎内因和外因两个方面，是由外来邪毒、七情、饮食不节、脏腑功能失调等多种因素共同作用的结果。而其病机也是由多个病理过程组成，多倾向于正虚为本，由于正气虚损、阴阳失调，邪毒乘虚入肺，邪滞于肺，导致肺脏功能失调，肺气贲郁，宣降失司，气机不利，血行受阻，津液失于输布，津聚为痰，痰凝气滞，瘀阻络脉，于是邪气瘀毒胶结，日久形成肺部积块。

二、肺癌的病因病机

中医认为，肺为娇脏，主一身之气，有卫外功能。肺病则气机升降失调，宣肃失司，水道不通，痰湿内生，脉络瘀阻，痰瘀互结而成积块。肺癌的中医病因主要为先天禀赋不足，素体虚弱，卫外无力，六淫邪毒等外邪乘虚而入，或情志不节、暴饮暴食、不良嗜好、过劳等损伤脏腑气血功能，最终致肺癌。

（一）体质内虚

体质决定着发病与否及发病情况，虚性体质对肺癌的发生有重要影响。正虚是肺癌发病的根本原因，《素问·评热病论》说："邪之所凑，其气必虚。"正气不足是肺癌发生的内在因素，邪毒是肺癌发病的条件。无论正虚感邪发病还是正虚生邪，均会导致虚证或虚实夹杂证。《素问·刺法论》载："正气存内，邪不可干。"邪气侵袭，正胜邪却则不发病，正虚则抗邪无力，正邪相搏日久，机体气血阴阳失调，继而脏腑功能异常。"肺虚则气不化精而化水"，肺气虚损则肺失宣降，水道不利，聚水生痰；"脾虚则土不制水而反克"，脾气无力则健运失常，津液停积，为湿为痰，痰液结聚日久则脉络阻塞，最后痰瘀互结而发病。正如《医宗必读·积聚》曰："积之成也，正气不足，而后邪气踞之。"中医体质问卷调查发现阴虚质和气虚质患者，易生痰生瘀，故易罹患肺癌、肺痨、咳嗽诸疾，先天禀赋不足者患肺癌的倾向性较大，后天精气随年龄增长渐衰，脏腑功能减弱，亦会增大患病风险。

（二）六淫邪毒

风、寒、暑、湿、燥、火是中医致病的外感病邪，在人体正气亏虚的时候，六淫根据各自的致病特点，在一定条件下相互影响、相互转化而致病。癌毒则是在内外多种因素作用下，人体脏腑功能失调的基础上产生的一种对人体有明显伤害性的病邪，是导致肿瘤发生、发展的一种特异性致病因子。现代吸烟、烹调油烟、大气污染、电离辐射等导致肺癌发生的因素都具有温热毒邪的性质，这些有毒物质直接或间接作用于肺，毒邪蕴肺导致肺气机升降失常，血行凝滞，毒与气血胶结日久发为肺积。《内经》云："升降出入无器不有"，"出入废，则神机化灭；升降息，则气立孤危"。如升降出入失调，有害物质不排出，久之酿生毒邪，毒邪深陷，久病入络，瘀血裹结，精血乖变，恶气乃起，癌瘤乃成。癌毒既可直接外客，亦可因脏腑功能失调而内生，二者相引，导致在有遗传先决条件的个体上形成恶性肿瘤。肺癌的发生就是多种因素共同作用的结果，在正气亏虚的条件下，气、血、痰、湿、火、热相互胶结，形成痰、瘀、毒等病理产物，互结成瘤。大多数专家认为痰浊、血瘀、热毒贯穿于肺癌的发生和发展始终，痰瘀毒结是导致肺癌的主要病因病机。

（三）七情内伤

在肺癌的形成和发展过程中，七情所致之气血郁滞，正如《类证治裁·郁证》所说："七情内起之郁，始而伤气，继必及血。"气滞无力推动血液运行，从而产生痰湿内蕴、瘀血内生，痰瘀互结日久而成结块。《济生方》也提出："忧、思、喜、怒之气，人之所不能无者，过则伤乎五脏……留结而为五积。"朱丹溪曾提出气郁、湿郁、痰郁、火郁、血郁、食郁六郁学说，而肺癌的"郁"当以气郁为主。《素问·至真要大论》提出："诸气膹郁，皆属于肺。"叶天士曰："肝从左而升，肺从右而降，升降得宜，则气机舒展。"肝经上行，贯膈而注于肺；胸为肺之分野，胁为肝经所循，胸胁不可分，肝藏血条达于气，肺主气鼓动血行。因此，肝与肺生理上相互联系，病理上相互影响。七情伤肝，肝却以枢机不利、木叩金鸣、木火刑金、风摇钟鸣、木郁生痰犯肺、肝肾不足及肺影响肺的宣发肃降，而肺之功能失职可使肝失疏泄，枢机不利，气机升降失宣，气血失于调畅，木反侮金，从而痰瘀蕴毒结滞成积，停于肺而成肺癌。可见，七情内伤、肝郁气滞所致肺脏气机宣肃失常是肺癌的病机之一。

（四）饮食失调

肺癌的形成中，痰饮是重要的病理之一，其中引起痰饮的主要原因之一来自饮食不节对脾胃的损伤。正如《医宗必读·痰饮》所说："脾土虚弱，清者难升，浊者难降，留中滞膈，瘀而成痰。"饮食不节，长期暴饮暴食，辛辣煎炙，肥甘厚腻或嗜食酒浆，伤及脾胃，运化失常，津液不布，聚湿成痰，痰阻气道，肺气失于宣肃，气滞不能推动血液运行，致气滞血瘀，痰瘀胶结，而生毒结。《诸病源候论》曰："凡脾胃不足，虚弱失调之人，多有积聚之病。"从经络来看，《灵枢·经水》言："肺手太阴之脉，起于中焦，下络大肠，还循胃口，上膈属肺。"由此，可知肺与脾胃通过经络相互联系。从气机升降理论上讲，脾气主升，胃气主降，脾胃为气机升降之枢纽，而肺主宣发肃降，三者相互协调，相互影响。肺失宣降，进而影响中焦脾胃气之升降，"脾气散精，上归于肺，通调水道，下输膀胱，水精四布，五经并行"，脾失健运，精微不化，升降失调，进而影响肺气之宣降。肺气具有治理调节全身气、血、水的作用，肺气为机体之藩篱，外邪侵袭，首先犯肺，肺宣降失常，气、血、水的运行失调，继而形成痰浊、瘀血，痰瘀互结于肺，日久形成癌毒，发为肺癌。

（五）宿有旧疾

《诸病源候论》曰："诸脏受邪，初未能成积聚，留滞不去，乃成积聚。"《景岳全书·积聚》曰："凡脾肾不足及虚弱失调之人，多有积聚之病。"治不得法或失于调养，病邪久羁，损伤正气，或正气本虚，祛邪无力，加重或诱发气、痰、食、湿、水、血等凝结阻滞体内，邪气壅结成块。由于病邪日久，耗伤气血，损及元气，气血不足，正气虚弱，为因虚致实，实致更虚，虚实夹杂，产生气滞、血瘀、痰凝、毒聚之病理变化。《素问·经脉别论》有："勇者，气行则已；怯者，则着而为病。""勇"为强盛体质，"怯"为衰弱体质，久病之后体质虚弱者则易感邪发病，发病后易趋虚证，易感受外邪，入里发病。

第2节 治疗思路

一、早中期肺癌术后的中医治疗

研究报道，肺癌术后患者约 63.9%死于复发与转移，因此，复发与转移是肺癌外科手术治疗策略面临的瓶颈，而预防术后复发及转移是术后治疗的主要目的。现代医学研究表明，肺癌术后复发与转移是一个极其复杂的过程，与肿瘤细胞的多种生物学特性、肿瘤转移基因、肿瘤血管形成等因素相关。当机体在切除肿瘤后，停留在脏腑、经络的痰瘀余邪及导致肿瘤形成的病邪，并未因肿瘤切除而清除，机体一旦因七情内伤或饮食不节导致气血逆乱，阴阳失调，新邪极易引动伏邪，新旧痰瘀互结积聚于或脏或腑或脑或骨，均导致临床所见的肿瘤术后转移。

肺癌围手术期指明确肺癌诊断并确定手术治疗时至术后康复的整个过程。在肺癌围手术期，应做到减少手术并发症，提高患者的生活质量，促使患者尽快康复。Ⅰ～ⅢA 期患者，加或不加术前新辅助化疗，继之根治性手术，术后辅助化疗，需要时术后局部辅助放疗，目的是通过以手术为主的综合治疗，去除肺癌原发灶，减少局部复发和可能的远处转移。

补土理论认为，肺癌手术可导致患者元气大伤，气血亏虚，并有肺脾气虚、气滞血瘀的证候。术前中医药治疗以扶正为主，使手术治疗顺利完成，即使有典型的实热、毒热证候，也应注意顾护正气，如脾胃之气和先天之本——肾气。而术后的肺癌患者多伤气少血，元气不足，且易形成气滞、血瘀和痰阻等病理产物，并手术伤及肺叶，肺叶受损，通气换气功能不足，故易见脾肺气虚。手术的创伤常会损伤患者正气，造成气血亏虚，部分原本嗜烟患者更会津液耗损。术前"咳嗽、血痰、胸痛、发热、气促"乃常见五大症状，术后患者"血痰、发热、胸痛"症状多可随手术而消失，唯独"咳嗽"常稽留不去，同时易表现出一系列全身症状，如气短、神疲乏力、发热、口干、自汗、纳差等一系列虚损的表现。此外，肺癌术后可能会出现复发、转移等情况，考虑其机制主要有肺阴不足，肺气虚弱，痰毒流窜。预防术后复发及转移也是术后中医药治疗的主要目的，术后患者常有精神情志因素影响，易致肺气、肺阴损伤，肺气虚则精微不布，痰浊内生，脉络壅滞，聚而成积。

因此，针对肺癌术后患者的治疗，现代补土医家往往以扶正祛邪为主要治疗原则，常见的治法有补中益气养血、活血化瘀、益肺气肺阴等。李辉等发现黄芪党参汤可通过降低肺癌术后放化疗患者外周血 Bcl-2 表达阳性率而提高患者免疫功能、抑制肿瘤生长；王勇峰等使用沙参麦冬汤疗肺癌术后肺胃阴虚证，可起到养阴清热润肺、扶正固本之功效；吴显文则认为肺癌术后以扶正为主，常选用四君子汤、参苓白术散、八珍汤、补中益气汤、人参养荣汤等补益方剂作为基础方，并在此基础上加用健脾助运的陈皮、鸡内金、焦山楂、焦神曲、焦麦芽等；邱志楠等则使用栽桃汤治疗肺癌术后患者，也起到了改善咳嗽、气促、胸痛等临床症状的效果；胡冬菊等则证实了加味百合固金汤对肺癌术后患者具有扶正祛邪、提高免疫的作用。

二、中晚期肺癌放化疗后的中医治疗

很多化学治疗药物和 X 线辐射，均具有不同程度的骨髓抑制作用，临床主要表现为白细胞减少，也可同时伴有红细胞和（或）血小板的下降。除非伴有感染或贫血较重，一般没有典型症状出现。西医治疗以改善骨髓抑制，促进造血功能恢复为原则，补充造血原料，刺激骨髓增生，使外周血白细胞、红细胞、血小板尽快恢复正常，减少感染、出血的机会。原则是：Ⅰ、Ⅱ度骨髓抑制，酌情给予一般抗贫血药物；Ⅲ、Ⅳ度骨髓抑制可以选择成分输血，应用集落刺激因子，应用广谱抗生素等。

放射治疗后容易引起急性放射性肺炎，是放射治疗肺癌较多见的并发症，肺照射 $30\sim40Gy/3\sim4$ 周后，所照射的肺呈现急性渗出性炎症。一般发生在放射治疗结束后不久，部分患者发生在放疗过程中，临床表现有咳嗽、咳痰、发热、胸痛、气促等。诊断依据主要是 X 线片显示肺炎的分布范围与照射野一致。放射性肺纤维化则多发生于放射治疗后 6 个月左右，逐渐加重，到 1 年达到最严重的程度。临床表现有咳嗽、咳痰、气促等。诊断依据主要是 X 线片显示肺纤维化的分布范围与照射野一致。急性放射性食管炎在 $TD20\sim30Gy/$（$10\sim15$ 次，$2\sim3$ 周）即可发生，临床表现有吞咽痛、吞咽梗阻感。对于放疗后的肿瘤患者的治疗目的是降低放疗后的副作用，提高生存质量。西医主要的治疗方法是给予肾上腺皮质激素和抗生素，连续应用数周。西药治疗可部分减少急性放射性反应引起的症状，但激素能否预防或减轻放射性炎症的发生，目前尚不清楚，亦未见更加有效的方法。中医学认为，中医药在围放疗期辨证治疗，可有效预防和治疗化疗后的毒副作用和放疗后的放射性损伤。

对此，在化疗前后和围放射治疗前后进行中医药辨证治疗有明显的优势。补土理论认为，化疗药物多属寒湿之品，多损伤脾胃，脾气不升，胃气不降，脾胃升降失常，则临床可见恶心呕吐、腹泻、乏力等症状；化疗药物甚则累及肾气，肾主骨，骨生髓，肾气受损，肾生髓功能减弱，故可见骨髓抑制。因此对于化疗患者中医的治疗原则应以脾胃为重点，健脾开胃，降逆化浊，佐以补肾。放射治疗的射线属热毒，放疗期间的患者因感受热毒之邪，热邪灼伤阴液，耗伤正气，致气阴两伤，甚则损伤肾气，故临床常见放疗患者局部皮肤灼伤，口干咽燥，喜饮水，脾胃运化津液之力受损，亦可见骨髓抑制出现。因此对于放疗患者中医的治疗原则应以补益脾胃、益气养阴为主。

三、晚期肺癌靶向治疗的中医减毒增效

继手术、放疗、化疗等传统治疗之后，近年来兴起了靶向治疗。靶向治疗针对癌细胞往往能较为准确地定位肿瘤，并对其开展作用以促使癌细胞凋亡。在肺癌研究领域方面，以肿瘤血管生成和表皮生长因子受体（EGFR）为靶点的药物多见，其中吉非替尼、厄洛替尼是肺癌合并 EGFR 敏感突变阳性的患者治疗的基本用药，已经成为治疗肺癌的一线用药。其对 EGFR 敏感突变阳性患者疗效显著，但靶向药物在抗肿瘤的同时，亦会对机体产生不良反应，如腹泻、皮疹等，从而增加患者的痛苦程度，并增加治疗难度，影响了患者对治疗的依从性。如何减轻靶向药物的毒副作用，进而增加其疗效，是肺癌治疗的难点，也是目前研究的重点之一。针对其毒副作用的治疗，中医重视整体治疗，采用健脾祛湿、清热凉血解毒等多种方法治疗，经临床实践，取得较好的临床疗效。

分子靶向治疗药物治疗肿瘤能克服常规治疗不足，明显增强抗肿瘤活性，减少对正常组织的毒性，皮肤毒性经局部对症治疗后患者耐受性较好。患者应用靶向治疗药物后出现的皮疹为药疹，属祖国医学"痤疮"、"中药毒"、"药毒疹"等范畴。中医学对于痤疮早有描述，《诸病源候论》曰："面疮者，谓面上有风热气生疮，头如米大，亦如谷大，白色者是。"再如《医宗金鉴·肺风粉刺》中说："此证由肺经血热而成，每发于面鼻，起碎疙瘩，形如黍屑，色赤肿痛，破出白粉汁，日久皆成白屑，形如黍米白屑。"祖国医学认为，本病的发生是由于患者素体本虚不耐，血热内蕴，加之与外泛之药毒相合，客于皮毛肌表，使皮毛失养、气血失和，发为药疹，其本质是本虚在内而毒邪结聚于外。因此，补内在之虚尤为关键，并配以凉血活血、疏风清热等治标之法，对于靶向药物所致的皮疹有较好的疗效。

腹泻作为恶性肿瘤靶向治疗中常见的不良反应，具有较高的发病率，已成为影响临床用药的制约因素，并且对患者的生活工作造成不便。临床常用止泻药物具有较好的止泻效用，但存在作用时效短、不良反应多等问题，临床长期应用不便。中医治疗腹泻从人体气血阴阳着眼，通过整体功能的改善达到止泻目的，改善症状的同时有助于患者身体功能的恢复。应用靶向治疗药物后出现腹泻，属中医学"泄泻"范畴。《景岳全书·泄泻》曰："泄泻之本，无不由于脾胃。"又曰："脾强者，滞去即愈，此强者之宜清宜利，可逐可攻也。脾弱者，因虚所以易泻，因泻所以愈虚，盖关门不固，则气随泻去，气去则阳衰，阳衰则寒从中生，固不必外受风寒而谓之寒也。"《景岳全书·泄泻》曰："肾为胃关，开窍于二阴，所以二便之开闭，皆肾脏之所主，今肾中阳气不足，则命门火衰，而阴寒独盛，故于子丑五更之后，当阳气未复，阴气盛极之时，即令人洞泄不止也。"腹泻发生的主要原因在于脾胃虚弱，加之外邪客于肠道，气机升降失司，清浊不分，而成泄泻。故以补益后天之本为治疗之关键，并配以渗湿止泻、扶助肾阳等法，对

靶向治疗所致腹泻有明显的改善作用。

中医药联合靶向治疗，主要为减缓患者在治疗期间的主要不适症状，改善患者生活质量。

四、以中医为主导的治疗方案

中医药治疗肺癌的目的是改善患者的生活质量，延长生存时间，以"带瘤生存"。以下情况可以用中医药治疗：拒绝手术、放疗、化疗、靶向治疗等的各期非小细胞肺癌患者；中晚期肺癌，不能行手术且不能耐受放、化疗者，且没有发现敏感基因突变，无法进行靶向治疗者。

肺癌中医治疗应分清虚实，辨别邪正盛衰。早期往往以邪实为主，治当攻邪为主辅以扶正，如活血化瘀、化痰散结、清热解毒、以毒攻毒、健脾除湿化痰等；中期邪盛正虚，邪气较深，正气较弱，治当攻补兼施，扶正与攻邪兼顾；晚期则多以正虚为主，治当扶正为主，兼以祛邪，如益气养阴、健脾除湿化痰、滋阴清热解毒等。由于肺癌病因病机复杂，病情变化快，临床常虚实夹杂、标本互见，治疗时应注意分清虚实、标本、缓急，给予正确的辨证治疗。

临床还应注意辨证与辨病相结合，在辨证的基础上，根据肺癌的不同证型，选择相应的具有抗癌作用或提高机体免疫功能的中药组方治疗，可提高疗效。在辨证与辨病治疗的基础上还需要抓住主要临床症状，如咳嗽、咯血、胸痛、气急、发热、胸腔积液等，进行加减治疗，对症处理，减轻症状。

中医药治疗当辨别邪正盛衰，正邪兼顾。临证需注意顾护胃气，保护脾胃功能，如脾胃之气损伤，则变证丛生，病必不除。

五、肺癌并发症的中医治疗

（一）恶性胸腔积液

恶性胸腔积液在晚期肺癌中非常常见，发生率高达 60%。出现恶性胸腔积液表明肿瘤已进展至晚期，中位生存期为 3～12 个月。恶性胸腔积液导致肺癌患者生存期缩短。针对恶性胸腔积液的治疗，以减轻胸腔积液对肺的压迫，控制胸腔积液增长，缓解症状为目的。目前采用的治疗方案一般以西医为主中医为辅。

治疗时，先进行胸腔穿刺抽液减轻胸腔积液对肺的压迫，缓解症状；然后予以胸腔灌注化疗（如顺铂、博来霉素等）或胸腔内注射靶向药（如贝伐珠单抗、重组人血管内皮抑制素等）以减少胸腔积液再次产生的机会。治疗时配合中医辨证论治，予以中药内服、外用，中药常予以健脾温肾、化饮逐水之品，如苓桂术甘汤、苓甘五味姜辛汤等，进一步控制胸腔积液，预防胸腔积液反复。健运中焦在胸腔积液的治疗中可起到重要的作用，中焦运化水湿，减少胸腔积液生成，配合胸腔抽液等治疗，可更好地控制胸腔积液。

（二）咯血

咯血是肺癌的常见症状，咯血症状的出现，不仅给患者及其家属带来巨大的心理负担，而且严重影响肿瘤的治疗和患者的生存质量。目前西医主要以止血药物对症治疗为主，必要时采取外科手术及介入治疗，多可获得短期疗效，但毒副作用及易复发性增加了其局限性，因而整体效果并不十分理想。

肺癌咯血属于中医学"血证"范畴，《内经》有"肺咳之状，咳而喘息，咽甚至唾血……而面浮气逆也"的记载，其所论述症状类似于肺癌咯血的临床表现。《杂病源流犀烛》中"邪积胸中，阻塞气道，气不宣通，为痰，为食，为血……"为肺癌咯血的证候特点提供了重要参考。治疗肺癌咯血虽非治本，但颇有临床意义。在西医止血治疗的同时，应用中医药辨证治疗常能奏效，且作用较为持久。中医在应用清肺凉血止血（如仙鹤草、白茅根、侧柏叶、茜草等）药物的同时，常配合补脾益气之品（如陈皮、党参、白术、茯苓等）以防寒凉之品损伤脾胃，注重顾护脾胃功能，体现了对中焦脾胃的重视。

（三）发热

发热是肺癌常见症状，多由肿瘤引起的继发性肺炎导致，或由肿瘤坏死组织引起。肺癌患者多脾胃受损，乃肺癌发热之关键；阴火之生，根源在元气之不足。《脾胃论》指出"脾胃气衰，元气不足"，气血阴阳之亏虚而导致元气不足的直接原因是脾胃气衰，致"阴火上冲则气高而喘，身彻热，为头痛，为渴，而脉大"。毒邪的致病特点是感之则损正，进入体内后，直接消耗正气，降低正气抗邪能力，影响人体的健康状态，进而能引起人体阴阳失调。其中湿毒、瘀毒等在肺癌发热的发病、病机转化中有重要的作用。肺癌发热是因内伤而致气血阴阳失调，痰瘀交阻是肺癌发热的使动因素与病机核心，构成了邪毒致病的病理基础。治疗上提倡通补并用，条达气血以治肺癌发热。

第3节 治疗方案

一、早中期肺癌术后的中医治疗

（一）中药辨证治疗

1. 肺脾气虚

以咳嗽气短，痰多稀白，神疲乏力，胸闷纳少，腹胀便溏，舌淡边有齿印，苔白腻，脉缓或濡滑为主症。治宜健脾益气，理气化痰。常用药物有人参、白术、茯苓、陈皮、半夏、砂仁、香附、薏苡仁、瓜蒌、厚朴、守宫、炙甘草等。

治法 健脾化湿，理气化痰。

推荐方剂 六君子汤加减。

基本处方 党参 30g，白术 5g，茯苓 20g，薏苡仁 30g，半夏 10g，陈皮 10g，半枝莲 30g，白花蛇舌草 30g，蛇莓 30g，山楂 15g，甘草 6g。水煎服，日 1 剂。

加减法 咳嗽、咳黄痰者，加鱼腥草 30g、黄芩 15g，以清化热痰；胸痛明显者，加郁金 15g、延胡索 15g，以行气止痛；乏力、食少纳呆者，加白术 10g、鸡内金 15g、焦三仙各 15g，以健脾开胃。

2. 气滞血瘀

以咳嗽不畅，胸痛如锥刺，痛有定处，或胸闷气急，或痰血暗红，便秘口干，口唇紫暗，舌暗红或紫暗，有瘀斑、瘀点、瘀条等，舌苔薄，脉细涩或弦细为主症。治宜活血化瘀，行气散结。常用药物有桃仁、红花、当归、川芎、白芍、生地黄、醋柴胡、桔梗、守宫、茯苓、人参、炙甘草等。

治法 活血化瘀，行气散结。

推荐方剂 桃红四物汤或血府逐瘀汤加减。

基本处方 桃仁 15g，川芎 20g，白芍 15g，红花 15g，生地黄 12g，当归 10g，莪术 20g，延胡索 20g，半枝莲 30g，白花蛇舌草 30g，蛇莓 30g，甘草 6g。水煎服，日 1 剂。

加减法 若咯血反复不愈者，加蒲黄 10g、三七 15g、仙鹤草 30g，以凉血活血止血；口干舌燥者，加沙参 15g、天花粉 15g、玄参 15g，以益气生津；食少、乏力、气短者，加人参 10g、白术 15g、黄芪 20g，以健脾补气。

3. 痰瘀蕴结

以咳嗽咳痰，痰白黏稠，或黄黏痰，喘闷胸痛，舌质暗红或紫暗，苔白腻或黄厚腻，脉弦滑或滑数为主症。治宜健脾行气，化痰祛瘀。常用药物有人参、白术、茯苓、陈皮、半夏、胆南星、砂仁、香附、当归、川芎、生地黄、蜈蚣等。

治法 祛痰化瘀散结。

推荐方剂 二陈汤或血府逐瘀汤加减。

基本处方 陈皮 10g，法半夏 15g，茯苓 15g，桃仁 15g，川芎 20g，白芍 15g，红花 15g，生地黄 12g，当归 10g，莪术 20g，延胡索 20g，半枝莲 30g，白花蛇舌草 30g，蛇莓 30g，甘草 6g。水煎服，日 1 剂。

加减法 咳嗽，咳黄痰者，加鱼腥草 30g、黄芩 15g，以清化热痰；胸痛明显者，加郁金 15g，以行气止痛；若咯血反复不愈者，加蒲黄 10g、三七 15g、仙鹤草 30g，以凉血活血止血；口干舌燥者，加沙参 15g、天花粉 15g、玄参 15g，以益气生津；食少、乏力、气短者，加人参 10g、白术 15g、黄芪 20g，以健脾补气。

4. 阴虚毒热

以咳嗽无痰或痰少而黏，或痰中带血，伴胸痛气急、潮热盗汗，壮热口渴，小便黄赤，大便干结，舌质红，苔干黄，或光剥无苔，脉细数或数大为主症。治宜滋阴清热，解毒散结。常用药物有沙参、麦冬、玉竹、炙甘草、天花粉、桑叶、生扁豆、金银花、野菊花、白花蛇舌草、蒲公英、紫背天葵等。

治法　滋阴清热，润肺化痰。

推荐方剂　百合固金汤加减。

基本处方　百合 15g，生地黄 15g，沙参 15g，麦冬 15g，杏仁 10g，玉竹 15g，芦根 15g，天花粉 30g，半枝莲 30g，白花蛇舌草 30g，蛇莓 30g，甘草 6g。水煎服，日 1 剂。

加减法　咯血量多不止者，加白茅根 30g、仙鹤草 30g、三七 15g，以凉血活血止血；大便干结，加瓜蒌仁 15g、桃仁 15g，以润肠通便；潮热盗汗，加地骨皮 15g、白薇 15g、五味子 15g，以滋阴清热；夹瘀而痛重者，加川芎 15g、延胡索 30g、莪术 10g，以行气活血止痛。

5. 气阴两虚

以咳嗽，痰稀或黏稠，咳声低弱，短气喘促，神疲乏力，微恶风寒，自汗或盗汗，口干少饮，舌质红、少苔，脉细弱为主症。治宜益气养阴。常用药物有人参、白芍、当归、陈皮、黄芪、肉桂、煨白术、炙甘草、熟地黄、五味子、茯苓、大枣等。

治法　益气养阴，清化热痰。

推荐方剂　沙参麦冬汤合生脉散加减。

基本处方　生黄芪 30g，太子参 30g，沙参 15g，麦冬 15g，玉竹 15g，天花粉 20g，五味子 15g，百合 15g，半枝莲 30g，白花蛇舌草 30g，蛇莓 30g，甘草 6g。水煎服，日 1 剂。

加减法　咳嗽咳痰不利，痰黏少者，加川贝母 15g、瓜蒌 15g、杏仁 10g，以润肺化痰止咳；腰膝酸痛者，加仙茅 15g、巴戟天 15g、补骨脂 15g，以补肾；胸部疼痛明显者，加川芎 15g、延胡索 15g，以行气止痛。

（二）中成药

1. 紫龙金片

益气养血，清热解毒，理气化瘀。适用于气血两虚、热毒内蕴证肺癌者，症见神疲乏力，少气懒言，头晕眼花，食欲不振，气短自汗，咳嗽，疼痛。口服，每次 4 片，每日 3 次。2 个月为 1 个疗程。

2. 平消胶囊

活血化瘀，止痛散结，清热解毒，扶正祛邪。适用于气滞血瘀型胸闷、胸痛的患者，对肿瘤具有一定的缓解症状的作用。口服，每次 4～8 片，每日 3 次。3个月为 1 个疗程。

3. 鹤蟾片

解毒除痰，消癥散结。适用于原发性支气管肺癌、肺部转移癌，能够改善患者的主观症状、体征，提高患者体质。口服，每次 6 片，每日 3 次。4 周为 1 个疗程。

4. 复方斑蝥胶囊

破血消瘀，攻毒蚀疮。适用于瘀血阻络型胸背疼痛的肺癌。口服，每次 3 片，每日 2 次。3 个月为 1 个疗程。

5. 康莱特注射液

益气养阴，消癥散结。适用于气阴两虚、脾虚湿困型原发性非小细胞肺癌，配合放化疗有一定的增效作用，对中晚期肺癌患者具有一定的抗恶病质和止痛作用。静脉滴注，每次 100～200ml，每日 1 次。20 天为 1 个疗程。

6. 榄香烯乳注射液

榄香烯乳注射液属细胞毒类抗癌中药，其主要生物学活性为降低肿瘤细胞有丝分裂能力，诱发肿瘤细胞凋亡，抑制肿瘤细胞的生长。适用于除咯血外各型肺癌患者，对癌性胸腔积液、腹水及某些恶性实体瘤有一定疗效。静脉滴注，每次 0.2～0.6g，加入 0.9%氯化钠注射液或 5%葡萄糖注射液 250ml，每日 1 次。5～7天为 1 个疗程。

7. 鸦胆子油乳注射液

鸦胆子油乳注射液适用于实证为主的肺癌及肺癌脑转移者。静脉滴注，每次 20～40ml，加入 0.9%氯化钠注射液或 5%葡萄糖注射液 250ml，每日 1 次。10 天为 1 个疗程。

8. 艾迪注射液

清热解毒，消瘀散结。适用于气虚瘀毒内蕴所致的肺癌患者。静脉滴注，每次 50～100ml，加入 0.9%氯化钠注射液或 5%葡萄糖注射液 250ml，每日 1 次。10天为 1 个疗程。

9. 康艾注射液

益气扶正，增强机体免疫功能。适用于原发性肝癌、肺癌、直肠癌、恶性淋巴瘤、妇科恶性肿瘤；各种原因引起的白细胞低下及减少症和慢性乙型肝炎的治疗。静脉滴注，每日 40～60ml，加入 5%葡萄糖注射液或 0.9%氯化钠注射液 250～500ml，每日 1～2 次。30 天为 1 个疗程或遵医嘱。

10. 其他

可用于肺癌晚期或有虚证表现的扶正中药注射液有参芪扶正注射液、参麦注射液、生脉注射液、黄芪注射液、香菇多糖注射液和猪苓多糖注射液等。

（三）针灸治疗

对于肺癌患者在手术及药物治疗的基础上多配合针灸治疗，用于改善肿瘤患者的临床症状，以减轻放化疗带来的各种不良反应。

1. 气滞血瘀

取穴　定喘，风门，肺俞，合谷，三阴交，地机，血海，膈俞。
操作　定喘、风门、合谷平补平泻，肺俞、三阴交、地机用补法，血海、膈俞用泻法。
留针时间　30 分钟。
疗程　7～10 天为 1 个疗程。

2. 痰瘀蕴结

取穴　定喘，肺俞，太渊，丰隆，足三里，血海，膈俞。
操作　定喘、太渊、丰隆平补平泻，肺俞、足三里用补法，血海、膈俞用泻法。
留针时间　30 分钟。
疗程　7～10 天为 1 个疗程。

3. 阴虚毒热

取穴　定喘，肺俞，合谷，阴陵泉，三阴交，太冲。
操作　定喘、肺俞平补平泻，阴陵泉、三阴交用补法，太冲、合谷用泻法。
留针时间　30 分钟。
疗程　7～10 天为 1 个疗程。

4. 气阴两虚

取穴　百会，内关，风池，合谷，阴陵泉，三阴交，太冲，太溪。

操作 百会、内关、风池、合谷、阴陵泉平补平泻，三阴交、太溪用补法，太冲用泻法。

留针时间 30分钟。

疗程 7～10天为1个疗程。

（四）贴敷疗法

1. 消痞膏外敷

消痞膏组成：生川乌、生草乌、生南星、阿魏、三棱、制马钱子、冰片、乳香、没药、芒硝等量。将上药制成膏剂，用时推于膏药纸上贴敷胸背等处，每隔3～4日更换1次。适用于肺癌偏阳虚型，多与汤剂合用。

2. 肺癌止痛药水

朱砂7.5g，乳香15g，没药30g。上药捣碎后放入500ml米酒中，密封浸泡2天，取少量澄清液备用。每次用棉签蘸药水搽于痛处，稍干后重复3～4遍。

3. 治疗恶性胸腔积液

生大黄3g，大戟3g，冰片5g，三七3g，血竭3g，山慈菇5g，硼砂3g，莪术3g，麝香0.3g，黑膏药肉50g，用法：除黑膏药肉外，余药研成细粉，将药末调匀，调入已熔化的黑膏药肉内，均匀涂摊在15丝（约0.15mm）厚无毒塑料薄膜上，厚约0.5cm，将膏药贴在肿瘤所在部位的体表，在膏药上用热水袋加温，以助药力迅速经皮肤透入体内。每日2小时左右，7天更换药膏1次。注意贴敷部位的皮肤发现米粒样小水疱，揭掉后1～2天即自愈，可继续敷膏药。

（五）饮食调护

宜选用益气养血之品，如人参、大枣、枸杞子、桂圆、羊肉、猪肚、猪蹄、山药、鲫鱼、泥鳅、竹丝鸡（乌鸡）、紫河车等。

1. 参茸龟薏汤

原料 龟肉500g，西洋参10g，鹿茸3g，薏苡仁50g。

做法 将龟肉洗净、切块，诸药纱布包同放入锅中，加生姜5片、清水适量共煮，水开后去浮沫，加黄酒、食用油适量等，文火煮至肉熟，调入食盐等调料。

2. 人参大枣燕窝粥

原料 人参10g，大枣10枚，大米50g，燕窝6g，冰糖适量。

做法 加水适量常法煮粥，每日3次服食。

二、中晚期肺癌放化疗后的中医治疗

（一）肺癌化疗后推荐中医治疗方案

1. 中药辨证治疗

（1）气血亏虚

以神疲乏力，面色苍白或萎黄，唇睑色淡，肌肤少华为主症。治宜健脾补肾，益气养血。常用药物有人参（高丽参、西洋参）、白术、炙甘草、茯苓、熟地黄、白芍、当归、川芎、黄芪、肉桂、鹿角胶等。

（2）阴虚内热

以心烦少寐，或潮热盗汗，口干渴，小便赤，大便干结为主症。治宜益气、养阴、清热。常用药物有知母、黄柏、牛角腮、炙鳖甲、炙甘草、熟地黄、山茱萸、怀山药、茯苓、泽泻、牡丹皮、紫河车等。

2. 中成药

（1）紫龙金片

益气养血，清热解毒，理气化瘀。适用于气血两虚、热毒内蕴证肺癌者，症见神疲乏力，少气懒言，头晕眼花，食欲不振，气短自汗，咳嗽，疼痛。口服，每次 4 片，每日 3 次。2 个月为 1 个疗程。

（2）平消胶囊

活血化瘀，止痛散结，清热解毒，扶正祛邪。适用于气滞血瘀型胸闷、胸痛的患者，对肿瘤具有一定的缓解症状的作用。口服，每次 4～8 片，每日 3 次。3 个月为 1 个疗程。

（3）鹤蟾片

解毒除痰，消癥散结。适用于原发性支气管肺癌、肺部转移癌，能够改善患者的主观症状、体征，提高患者体质。口服，每次 6 片，每日 3 次。4 周为 1 个疗程。

（4）复方斑蝥胶囊

破血消瘀，攻毒蚀疮。适用于瘀血阻络型胸背疼痛的肺癌。口服，每次 3 片，每日 2 次。3 个月为 1 个疗程。

（5）康莱特注射液

益气养阴，消癥散结。适用于气阴两虚、脾虚湿困型原发性非小细胞肺癌，配合放化疗有一定的增效作用，对中晚期肺癌患者具有一定的抗恶病质和止痛作用。静脉滴注，每次 100～200ml，每日 1 次。20 天为 1 个疗程。

（6）榄香烯乳注射液

属细胞毒类抗癌中药，其主要生物学活性为降低肿瘤细胞有丝分裂能力，诱发肿瘤细胞凋亡，抑制肿瘤细胞的生长。适用于除咯血外各型肺癌患者，对癌性胸腔积液、腹水及某些恶性实体瘤有一定疗效。静脉滴注，每次 0.2～0.6g，加入 0.9%氯化钠注射液或 5%葡萄糖注射液 250ml，每日 1 次。5～7 天为 1 个疗程。

（7）鸦胆子油乳注射液

适用于以实证为主的肺癌及肺癌脑转移者。静脉滴注，每次 20～40ml，加入 0.9%氯化钠注射液或 5%葡萄糖注射液 250ml，每日 1 次。10 天为 1 个疗程。

（8）艾迪注射液

清热解毒，消瘀散结。适用于气虚瘀毒内蕴所致的肺癌患者。静脉滴注，每次 50～100ml，加入 0.9%氯化钠注射液或 5%葡萄糖注射液 250ml，每日 1 次。10 天为 1 个疗程。

（9）康艾注射液

益气扶正，增强机体免疫功能。适用于原发性肝癌、肺癌、直肠癌、恶性淋巴瘤、妇科恶性肿瘤，各种原因引起的白细胞低下及减少症和慢性乙型肝炎的治疗。静脉滴注，每日 40～60ml，加入 5%葡萄糖注射液或 0.9%氯化钠注射液 250～500ml，每日 1～2 次。30 天为 1 个疗程或遵医嘱。

（10）其他

可用于肺癌晚期或有虚证表现的扶正中药注射液有参芪扶正注射液、参麦注射液、生脉注射液、黄芪注射液、香菇多糖注射液和猪苓多糖注射液等。

3. 针灸治疗

针灸治疗对于放化疗引起的骨髓抑制有明显的改善作用，可以改善患者的生活质量。

放化疗后骨髓造血抑制者，选足三里、三阴交、大椎、血海、肝俞、脾俞、肾俞、膈俞等穴，以振奋阳气，化生气血。艾条温灸每穴 15～30 分钟，也可以枣子大艾炷隔补中益气药饼灸 9～11 壮。

4. 贴敷疗法

（1）消痞膏外敷

消痞膏组成有生川乌、生草乌、生南星、阿魏、三棱、制马钱子、冰片、乳香、没药、芒硝等量。将上药制成膏剂，用时推于膏药纸上贴敷胸背等处，每隔 3～4 日更换 1 次。适用于肺癌偏阳虚型，多与汤剂合用。

（2）肺癌止痛药水

朱砂 7.5g，乳香 15g，没药 30g。上药捣碎后放入 500ml 米酒中，密封浸泡 2 天，取少量澄清液备用。每次用棉签蘸药水搽于痛处，稍干后重复 3～4 遍。

（3）治疗恶性胸腔积液

生大黄 3g，大戟 3g，冰片 5g，三七 3g，血竭 3g，山慈菇 5g，硼砂 3g，莪术 3g，麝香 0.3g，黑膏药肉 50g。用法：除黑膏药肉外，余药研成细粉，将药末调匀，调入已熔化的黑膏药肉内，均匀涂摊在 15 丝厚无毒塑料薄膜上，厚约 0.5cm，将膏药贴在肿瘤所在部位的体表，在膏药上用热水袋加温，以助药力迅速经皮肤透入体内。每天 2 小时左右，7 天更换药膏 1 次。注意贴敷部位的皮肤发现米粒样小水疱，揭掉后 1～2 天即自愈，可继续敷膏药。

5. 饮食调护

宜选用健脾开胃，祛湿和中止呕功效的食物，如生姜、竹茹、紫苏梗、山楂糕、薏苡仁、白术、党参、怀山药、土茯苓等。

（1）白果苡仁生姜水

原料　白果仁 10 个，薏苡仁 100g，生姜 3 片，冰糖或白糖适量。

做法　白果打破去壳，在开水内煮熟，撕去皮膜，切去两头，捅去心再用开水焯去苦心。与薏苡仁、生姜共加水适量煮透后，加入白糖或冰糖调味服饮。

（2）苏梗猪肺薏米汤

原料　紫苏梗 15g，薏苡仁 50g，猪肺 1 具。

做法　将紫苏梗、薏苡仁与猪肺放入锅中煎汤。煮熟后喝汤吃肺。

（二）肺癌放疗期间推荐中医治疗方案

1. 中药辨证治疗

（1）肺脾气虚

以咳嗽气短，痰多稀白，神疲乏力，胸闷纳少，腹胀便溏，舌淡边有齿印，苔白腻，脉缓或濡滑为主症。治宜健脾益气，理气化痰。常用药物有白术、茯苓、杏仁、人参、黄芪、丹参、紫菀、款冬花、百合等。

（2）气滞血瘀

以咳嗽不畅，胸痛如锥刺，痛有定处，或胸闷气急，口唇紫暗，舌暗红或紫暗，有瘀斑、瘀点等，舌苔薄，脉细涩或弦细为主症。治宜活血化瘀，行气散结。常用药物有丹参、柴胡、生地黄、桃仁、红花、当归、川芎、白芍、桔梗、守宫、茯苓、人参、炙甘草等。

（3）痰瘀蕴结

以咳嗽咳痰，痰白黏稠，或黄黏痰，喘闷胸痛，舌质暗红或紫暗，苔白腻或黄厚腻，脉弦滑或滑数为主症。治宜健脾行气，化痰祛瘀。常用药物有丹参、柴胡、白术、茯苓、杏仁、紫菀、款冬花、人参、陈皮、半夏、胆南星、砂仁、蜈蚣等。

（4）阴虚毒热

以咳嗽无痰或痰少而黏，或痰中带血，伴气急、潮热盗汗，壮热口渴，小便黄赤，大便干结，舌质红，苔干黄，或光剥无苔，脉细数或数大为主症。治宜滋阴清热，解毒散结。常用药物有鱼腥草、生地黄、西洋参、沙参、百合、麦冬、玉竹、天花粉、桑叶、金银花、野菊花、白花蛇舌草、蒲公英、紫背天葵等。

（5）气阴两虚

以咳嗽，痰稀或黏稠，咳声低弱，短气喘促，神疲乏力，微恶风寒，自汗或盗汗，口干少饮，舌质红、少苔，脉细弱为主症。治宜益气养阴。常用药物有西洋参、沙参、麦冬、黄芪、百合、生地黄、熟地黄、五味子、茯苓、大枣等。

2. 中成药

（1）紫龙金片

益气养血，清热解毒，理气化瘀。适用于气血两虚、热毒内蕴证肺癌者，症见神疲乏力，少气懒言，头晕眼花，食欲不振，气短自汗，咳嗽，疼痛。口服，每次 4 片，每日 3 次。2 个月为 1 个疗程。

（2）平消胶囊

活血化瘀，止痛散结，清热解毒，扶正祛邪。适用于气滞血瘀型胸闷、胸痛的患者，对肿瘤具有一定的缓解症状的作用。口服，每次 4～8 片，每日 3 次。3 个月为 1 个疗程。

（3）鹤蟾片

解毒除痰、消癥散结。适用于原发性支气管肺癌、肺部转移癌，能够改善患者的主观症状、体征，提高患者体质。口服，每次 6 片，每日 3 次。4 周为 1 个疗程。

（4）复方斑蝥胶囊

破血消瘀，攻毒蚀疮。适用于瘀血阻络型胸背疼痛的肺癌。口服，每次 3 片，每日 2 次。3 个月为 1 个疗程。

（5）康莱特注射液

益气养阴，消癥散结。适用于气阴两虚、脾虚湿困型原发性非小细胞肺癌，配合放化疗有一定的增效作用。对中晚期肺癌患者具有一定的抗恶病质和止痛作用。静脉滴注，每次 100～200ml，每日 1 次。20 天为 1 个疗程。

（6）榄香烯乳注射液

属细胞毒类抗癌中药，其主要生物学活性为降低肿瘤细胞有丝分裂能力，诱发肿瘤细胞凋亡，抑制肺癌细胞的生长。适用于除咯血外各型肺癌患者，对癌性胸腔积液、腹水及某些恶性实体瘤有一定疗效。静脉滴注，每次 0.2～0.6g，加入 0.9%氯化钠注射液或 5%葡萄糖注射液 250ml，每日 1 次。5～7 天为 1 个疗程。

（7）鸦胆子油乳注射液

适用于实证为主的肺癌及肺癌脑转移者。静脉滴注，每次 20～40ml，加入 0.9%氯化钠注射液或 5%葡萄糖注射液 250ml，每日 1 次。10 天为 1 个疗程。

（8）艾迪注射液

清热解毒，消瘀散结。适用于气虚瘀毒内蕴的肺癌患者。静脉滴注，每次50～100ml，加入0.9%氯化钠注射液或5%葡萄糖注射液250ml，每日1次。10天为1个疗程。

（9）康艾注射液

益气扶正，增强机体免疫功能。适用于原发性肝癌、肺癌、直肠癌、恶性淋巴瘤、妇科恶性肿瘤；各种原因引起的白细胞低下及减少症和慢性乙型肝炎的治疗。静脉滴注，每日40～60ml，加入5%葡萄糖注射液或0.9%氯化钠注射液250～500ml，每日1～2次。30天为1个疗程或遵医嘱。

（10）其他

可用于肺癌晚期或有虚证表现的扶正中药注射液有参芪扶正注射液、参麦注射液、生脉注射液、黄芪注射液、香菇多糖注射液和猪苓多糖注射液等。

3. 中医药治疗放疗后副作用

（1）中医药防治化疗骨髓造血抑制

基本治法采用益气养血培元法。基本方药用生血方加减[生晒参10g（偏热者改为西洋参10g）、鹿茸1～2g蒸兑服]。治疗方法：在化疗开始的前一天或当天停服肺癌基本方，开始辨证使用生血方。每日分2次口服。

（2）中医药防治化疗消化道反应

基本治法采用降逆和胃、宽胸理气法。基本方药用香砂六君子汤合旋覆代赭汤加减。木香（后下）5～10g，砂仁（后下）5～10g，陈皮5～10g，法半夏10～15g，党参15～20g，白术10～15g，茯苓15～20g，旋覆花（包煎）10g，赭石（先煎）10g，甘草5～10g。治疗方法：在化疗开始的前一天或当天开始辨证使用香砂六君子汤合旋覆代赭汤加减。每日分2次口服。

（3）中医药治疗放射性肺炎、放射性食管炎

基本治法采用养阴清热法。基本方药用生地黄、玉竹、百合、鱼腥草、芸香草、绿豆各15g，可单用也可加入辨证治疗方剂中使用。治疗方法：于放疗同期开始煎服，每日分三次服用。

4. 针灸治疗

对于肺癌患者在手术及药物治疗的基础上多配合针灸治疗，用于改善肿瘤患者的临床症状，以减轻放化疗带来的各种不良反应。

（1）气滞血瘀

取穴　定喘，风门，肺俞，合谷，三阴交，地机，血海，膈俞。

操作　定喘、风门、合谷平补平泻，肺俞、三阴交、地机用补法，血海、膈俞用泻法。

留针时间　30分钟。

疗程 7～10 天为 1 个疗程。

（2）痰瘀蕴结

取穴 定喘，肺俞，太渊，丰隆，足三里，血海，膈俞。

操作 定喘、太渊、丰隆平补平泻，肺俞、足三里用补法，血海、膈俞用泻法。

留针时间 30 分钟。

疗程 7～10 天为 1 个疗程。

（3）阴虚毒热

取穴 定喘，肺俞，阴陵泉，三阴交，太冲，合谷。

操作 定喘、肺俞平补平泻，阴陵泉、三阴交用补法，太冲、合谷用泻法。

留针时间 30 分钟。

疗程 7～10 天为 1 个疗程。

（4）气阴两虚

取穴 百会，内关，风池，合谷，阴陵泉，三阴交，太冲，太溪。

操作 百会、内关、风池、合谷、阴陵泉平补平泻，三阴交、太溪用补法，太冲用泻法。

留针时间 30 分钟。

疗程 7～10 天为 1 个疗程。

5. 贴敷疗法

（1）消痞膏外敷

消痞膏组成有生川乌、生草乌、生南星、阿魏、三棱、制马钱子、冰片、乳香、没药、芒硝等量。将上药制成膏剂，用时推于膏药纸上贴敷胸背等处，每隔3～4 日更换 1 次。适用于肺癌偏阳虚型，多与汤剂合用。

（2）肺癌止痛药水

朱砂 7.5g，乳香 15g，没药 30g。上药捣碎后放入 500ml 米酒中，密封浸泡 2 天，取少量澄清液备用。每次用棉签蘸药水搽于痛处，稍干后重复 3～4 遍。

（3）治疗恶性胸腔积液

生大黄 3g，大戟 3g，冰片 5g，三七 3g，血竭 3g，山慈菇 5g，硼砂 3g，莪术 3g，麝香 0.3g，黑膏药肉 50g。用法：除黑膏药肉外，余药研成细粉，将药末调匀，调入已熔化的黑膏药肉内，均匀涂摊在 15 丝厚无毒塑料薄膜上，厚约 0.5cm，将膏药贴在肿瘤所在部位的体表，在膏药上用热水袋加温，以助药力迅速经皮肤透入体内。每天 2 小时左右，7 天更换药膏 1 次。注意贴敷部位的皮肤发现米粒样小水疱，揭掉后 1～2 天即自愈，可继续敷膏药。

6. 饮食调护

宜食用清热解毒的食品，如绿豆、臭草、溪黄草、鸭肉、鲫鱼、冬瓜、丝瓜、葫芦、苦瓜、黄瓜、白菜、芹菜、莲藕、香蕉、猕猴桃等。忌辛辣燥烈、大热大补的食物。

（1）川贝雪梨煲甲鱼

原料用甲鱼 1 只，川贝母 10g，雪梨 2 个。做法：将甲鱼杀后，去壳、头、爪，切成块，放入砂锅中，加入川贝母、雪梨一并炖煮，选用大火烧沸后，再用小火慢炖，食甲鱼饮汤。

（2）清热解毒汤

原料用白花蛇舌草 30g，薏苡仁、半枝莲各 20g，猪瘦肉 100g，食盐、味精适量。做法：将猪肉洗净，切小块，薏苡仁泡开，余药布包。将猪肉、药包加清水适量煮开后，转文火炖至肉熟，去药渣，调入药末及食盐、味精。

三、晚期肺癌靶向治疗副作用的中医治疗

（一）皮疹

1. 中医辨证分型

（1）风热型

以针头至粟米大小淡红色丘疹为主，瘙痒，微痛，分布以颜面、鼻唇、颈项、上半身为主，此起彼伏，舌红，苔薄黄，脉浮数。

治法　疏风清热，凉血解毒。

常用药物　防风、荆芥、蝉蜕、金银花、白鲜皮、党参、茯苓、山药、白术、木香、生地黄、赤芍、甘草。

防风、荆芥、蝉蜕、金银花宣散风热、透疹；白鲜皮祛风胜湿、清热解毒；生地黄、赤芍清热凉血；党参、茯苓、山药、白术、木香、甘草健脾益气，补益后天，改善正虚之本。组方标本兼治，祛邪透疹而不忘扶正，健脾与行气同用，补而不滞，恢复脾胃运化及气机升降功能。

（2）湿热型

以脓疱性皮疹为主，皮疹色红，触痛，瘙痒，抓之易破糜烂渗液，可见于全身，舌红，苔黄腻，脉滑数。

治法　清热利湿，凉血解毒。

常用药物　白鲜皮、地肤子、苦参、薏苡仁、土茯苓、党参、山药、白术、生地黄、赤芍、甘草。

白鲜皮、地肤子、苦参、土茯苓清热除湿，祛风止痒，解毒；生地黄、赤芍清热凉血；薏苡仁、党参、山药、白术、甘草健脾祛湿，既祛湿浊之标，又恢复脾胃运化功能，杜绝水湿之邪形成之本，诸药合用，扶正与祛邪兼顾，以达到祛除湿热之皮疹的功效。本病之本在于脾胃运化失司，导致湿浊内生，郁而化热，

湿热泛于肌肤，遂发皮疹，其本质在于脾胃，故健运脾胃，恢复脾胃功能，"补土"为治病之要务。

（3）血热型

以全身广泛性脓疱痤疮样皮疹为主，疹色鲜红或深红，灼热痒痛，发疹密集，周围皮肤灼热，皮色紫红，口唇焦燥，口干，大便干结，小便短赤，舌红绛，苔少，脉洪数或细数。

治法 清热凉营，解毒化斑。

常用药物 牡丹皮、赤芍、白鲜皮、黄芩、紫花地丁、茯苓、山药、白术、生地黄、木香、甘草。

牡丹皮、赤芍、白鲜皮、黄芩、紫花地丁、生地黄清热凉血，解毒消疹，为治疗血热型皮疹之佳品，方中配合茯苓、山药、白术、木香、甘草健脾益胃，祛湿行气，在应用苦寒祛邪之品的同时不忘顾护脾胃，以防脾胃损伤、正气不固、百病由生。

（4）阴虚型

以周身皮肤潮红、层层脱屑为主，肌肤干燥，微痒，伴口渴欲饮，便干溲赤，舌红少苔，脉象细数。

治法 益气养阴，凉血解毒。

常用药物 熟地黄、黄精、枸杞子、山茱萸、女贞子、党参、茯苓、白术、山药、当归、川芎、木香、甘草。

方中以熟地黄、黄精、枸杞子、山茱萸等补肾益精以助先天之本，党参、茯苓、山药、白术补脾益气以扶后天之本，并以当归、川芎补血活血，正如《医宗必读》曰"治风先治血，血行风自灭"；木香行气，使气机得畅，甘草调和诸药。总体方剂中以扶正补虚为主。通过补益先后天之气、益精填髓，改善阴精之不足。

2. 中成药

（1）复方苦参注射液

复方苦参注射液 20ml，加入氯化钠注射液 200ml，静脉滴注。功能清热利湿，凉血解毒，散结止痛。用于癌肿疼痛、出血，对于湿热血热型皮疹也有良好的作用。

（2）康莱特注射液

康莱特注射液 100～200ml，静脉滴注。功能健脾益气，利湿抑瘤。适用于肺脾气虚和气阴两虚型肺癌。

（3）金龙胶囊

金龙胶囊每次 4 粒，一日 3 次，口服，功能扶正祛邪，解毒抑瘤。适用于瘀血阻滞型肺癌。

3. 外用中药

百部、苍耳子、公丁香、荷叶、金银花、苦参、马齿苋、麦冬、苦参。煎中药外洗，对肺癌靶向药所致的皮疹有良好的控制作用。

《本草纲目》云："公丁香，辛温无毒，杀虫，主治风水肿。"本方中百部、苍耳子、公丁香性温，能祛风止痒杀虫；荷叶性平，金银花、苦参、马齿苋、麦冬性寒，清热解毒、杀虫。寒温互补，达到止痒目的。药效学研究，百部对大肠埃希菌、金黄色葡萄球菌和白念珠菌有一定的杀菌作用。苍耳子具有一定的抗炎镇痛效果，对金黄色葡萄球菌有抑制作用；从苍耳子中分离得到的倍半萜内酯类成分，具有显著的抗金黄色葡萄球菌群特性，包括耐甲氧西林金黄色葡萄球菌。公丁香、金银花、荷叶对金黄色葡萄球菌、链球菌、铜绿假单胞菌等均有较好的抑制作用，可抑制炎性渗出与炎性增生。苦参清热燥湿、祛风杀虫，使红肿、渗出、瘙痒性皮肤病变易于消退。马齿苋对常见的致病性皮肤真菌有抑制作用，并含有丰富的维生素 A 样物质，可促进上皮细胞生理功能的恢复，促进溃疡愈合。诸药联用共奏消炎、抑菌、修复皮肤、缓解症状之效。

4. 生活起居

患者日常生活中应避免日光直晒和热水淋浴，勿使用碱性或刺激性强的洗漱用品，穿宽松柔软的棉质衣物。皮疹忌用手挤压，特别是有水疱和丘疹的部位；剪短指甲，防止抓挠皮肤，避免增加感染机会。

（二）腹泻

1. 中医辨证分型

（1）脾胃虚弱型

大便次数增多，大便时泻时溏，迁延反复，饮食减少，食后脘闷不舒，面色萎黄，神疲倦怠，舌淡，苔白，脉细弱。

治法　健脾益气，和胃渗湿。

常用药物　茯苓、白术、党参、白扁豆、山药、肉桂、薏苡仁、砂仁、白芍、生姜、甘草、大枣。

方中白术、党参、山药健脾益气，同时予肉桂补益肾阳，使少火得旺，温煦五脏；茯苓、白扁豆、薏苡仁健脾渗湿止泻，砂仁芳香醒脾，使气机上下贯通，白芍酸甘化阴滋脾，生姜温胃，大枣补脾，共为佐药。整体方剂中既助先天之本，又补后天之本，二者相辅相成，共奏温中补虚、健脾止泻之功。

（2）肾阳虚衰型

黎明之前脐腹作痛，肠鸣即泻，泻下完谷，泻后即安，小腹冷痛，形寒肢冷，腰膝酸软，舌淡，苔白，脉沉细弱。

治法　温补脾肾，固涩止泻。

常用药物　熟附子、炮姜、补骨脂、吴茱萸、肉豆蔻、五味子、黄芪、党参、白术、炙甘草。

补骨脂温阳补肾，吴茱萸温中散寒，肉豆蔻、五味子收涩止泻。加熟附子、炮姜温补脾肾。加黄芪、党参、白术、炙甘草益气升阳健脾。《济阴纲目》曰："命门之气藏于肾，为生土之母。"《古今名医方论》言："五味子有酸收固涩之性，吴茱萸散邪补土，肉豆蔻涩滑益脾、暖肾而使气蒸，破滞而使气壮。"还提出"补肾仍是补脾矣"的理论。此方遵从脏腑相生关系用药，温补肾阳，以助脾用，"釜底有火，乃得腐熟水谷"，即补肾功以达脾用。属于"补土"理论中的"益火补土法"。

2. 中成药

（1）康莱特注射液

康莱特注射液 100～200ml，静脉滴注。功能健脾益气，利湿抑瘤。适用于肺脾气虚和气阴两虚型肺癌。

（2）艾迪注射液

艾迪注射液 40～60ml，加入氯化钠注射液或葡萄糖注射液，静脉滴注。功能益气扶正，增敏抑瘤。适用于正虚邪盛型肺癌。

（3）康艾注射液

康艾注射液 40～60ml，加入氯化钠注射液或葡萄糖注射液，静脉滴注，功能益气扶正，增敏抑瘤。适用于正虚邪盛型肺癌。

（4）参附注射液

参附注射液 40～60ml，加入氯化钠注射液或葡萄糖注射液，静脉滴注，功能益气扶正。适用于肺癌有气血虚弱或气虚、阳虚证候者。

（5）参一胶囊

参一胶囊每次 2 粒，每日 3 次，口服。功能扶正祛邪，散结抑瘤。适用于气血亏虚为主型肺癌。

3. 艾灸

选穴 足三里、中脘、神阙、气海、关元、双侧天枢等穴。

足三里是足阳明胃经的合穴，胃之下合穴，有理气降逆、健脾和胃、补益中气、降逆调气、扶正祛邪的功效；中脘为腑会，可调理肠胃之气机，又宣发肺气，使清阳得升，浊阴自降，腹泻得止；神阙穴为后天之根蒂，属任脉的重要腧穴，可通任脉诸阴经，且与脾相通，可贯通奇经八脉、调气血、启肾阳、激发机体生生之气；气海穴为诸气之海，灸之可振奋元气，补下焦阳虚，有益气助阳之功效；关元为任脉与足三阴经交会穴，三焦元气所发处，为阴中之阳穴，可补摄下焦元气，扶助元阴元阳；天枢为大肠之募穴，是阳明脉气所发，主疏调肠腑、理气行滞、消食，艾灸天枢可改善肠腑功能，消除或减轻肠道功能失常。《医学入门》云："虚者灸之，使火气以助原阳也。"艾灸具有温中散寒、健脾固肾的功能，可化湿止泻，提高机体免疫力，改善虚弱体质。对于肺癌靶向治疗出现腹泻的患者配合艾灸治疗，可更好地补益先天及后天之气，改善脾肾功能，控制症状，艾灸也是"补土"的方法之一。

四、以中医为主导的治疗方案

（一）辨证论治

肺癌是正气亏虚为本、虚实夹杂之证。肺癌既有气虚、阴虚、气阴两虚及阳虚等正虚之本，又有痰湿、血瘀、毒热等邪实之标，临证需辨明邪正盛衰，辨证治疗，具体证型如下。

1. 气滞血瘀

以咳嗽不畅，胸痛如锥刺，痛有定处，或胸闷气急，或痰血暗红，口唇紫暗，舌暗红或紫暗，有瘀斑、瘀点等，舌苔薄，脉细涩或弦细为主症。

治法　活血化瘀，行气散结。

常用药物　桃仁、红花、当归、川芎、白芍、醋柴胡、郁金、守宫、茯苓、人参、炙甘草、莪术等。

方中桃仁、红花、当归、川芎、白芍活血补血，既能改善血之瘀滞，又能改善血之不足，养血柔肝润木；醋柴胡、郁金疏达肝气，调理气机，行气之所滞；茯苓、人参、炙甘草，以甘药益脾，使脾气得以健运，升降纳化复常；守宫、莪术活络、散结，起到中药抗肿瘤之功效。本证为肝脾同病，故需同调其肝脾，使其气血调和。《金匮要略》言："夫肝之病，补用酸，助用焦苦，益用甘味之药调之。"又言："见肝之病，知肝传脾，当先实脾。"以调和肝脾之法，恢复气机之升降出入，是补土核心思想的体现。

2. 痰瘀蕴结

以咳嗽咳痰，痰白黏稠，或黄黏痰，喘闷胸痛，舌质暗红或紫暗，苔白腻或黄厚腻，脉弦滑或滑数为主症。

治法　健脾行气，化痰祛瘀。

常用药物　人参、白术、茯苓、陈皮、半夏、胆南星、砂仁、香附、当归、川芎、蜈蚣等。

方中人参、白术、茯苓、陈皮、半夏、胆南星、砂仁、香附健脾理气，祛湿化痰；当归、川芎活血祛瘀、行气开郁；蜈蚣辛，温，有毒，在肺癌治疗中以毒攻毒，起到攻毒、散结、抗肿瘤之效。明代李中梓《证治汇补·痰证》指出"脾为生痰之源，肺为贮痰之器"，对于咳嗽痰多之病症，生痰的根本在脾，张介宾云："夫人之多痰，皆由中虚使然。"故治以健脾理气、恢复脾胃运化功能为治疗之关键。

3. 痰热郁肺

以咳嗽痰多质黏，咳吐不爽，或吐血痰，胸胁胀满，咳时引痛，或有发热，口干，欲饮水，舌质红，苔黄腻，脉滑数为主症。

治法　化痰清热，解毒散结。

常用药物　苇茎、薏苡仁、冬瓜仁、桃仁、炙甘草、黄芩、桑白皮、金荞麦、浙贝母、茯苓、陈皮、白花蛇舌草、半枝莲等。

方中苇茎、薏苡仁、冬瓜仁、黄芩、桑白皮、金荞麦、浙贝母、茯苓、陈皮清热化痰，祛除痰热之邪；配以桃仁活血化瘀，改善瘀滞；白花蛇舌草、半枝莲清热解毒抗癌毒，现代医学研究也证实二者具有抗癌之功效。其中薏苡仁、茯苓、陈皮健脾理气，调中，祛湿，化痰，调理"后天之本"以治生痰之源，是补土思想的体现。

4. 阴虚毒热

以咳嗽无痰或痰少而黏，或痰中带血，伴胸痛气急、潮热盗汗，壮热口渴，小便黄赤，大便干结，舌质红，苔干黄，或光剥无苔，脉细数或数大为主症。

治法　滋阴清热，解毒散结。

常用药物　沙参、麦冬、玉竹、炙甘草、天花粉、桑叶、金银花、野菊花、蒲公英、紫背天葵、白花蛇舌草、生扁豆等。

清代医家叶天士创立了"胃阴学说"，深化和发展了"存胃阴"理论。胃阴久耗未愈、燥火内生、灼伤肺金导致的肺胃阴虚病证，叶天士采用润胃益肺之法，使"胃土日旺，柔金自宁"。叶天士在养胃阴的同时加入桑叶、天花粉等清润之品，补益肺金。本证型在阴虚的基础上合并了毒热之邪，故养阴的同时合用金银花、野菊花、蒲公英、紫背天葵、白花蛇舌草等清热解毒之品，攻补兼施。并配以炙甘草、生扁豆健脾和中，以防清热解毒之品苦寒伤胃，顾护脾胃后天之本。

5. 气阴两虚

以咳嗽，痰稀或黏稠，咳声低弱，短气喘促，神疲乏力，微恶风寒，自汗或盗汗，口干少饮，舌质红、少苔，脉细弱为主症。

治法　益气养阴。

常用药物　人参、白芍、当归、陈皮、黄芪、肉桂、煨白术、炙甘草、熟地黄、五味子、沙参、麦冬、茯苓、大枣等。

《素问·经脉别论》云"饮入于胃，游溢精气，上输于脾。脾气散精，上归于肺"。肺为水之上源，全赖脾胃之输布，肺方得津液、水谷精微之养，若胃阴亏虚则中焦无津可布，故肺胃阴亏，此正是土不生金之写照。叶天士指出，其治法

"法当补养胃阴，虚则补母之治也"。用药以沙参、麦冬等药益胃阴以补肺阴，加黄芪、人参、甘草、大枣等药补气之不足。

6. 肺脾肾虚

以咳嗽，痰多稀白，气喘，胸闷纳少，腹胀便溏，腰酸腰痛，舌淡边有齿印，苔白腻，脉缓或濡滑为主症。

治法　健脾益气，补肺益肾。

常用药物　人参、白术、茯苓、陈皮、黄芪、熟地黄、山茱萸、补骨脂、香附、薏苡仁、守宫、炙甘草等。

《灵枢·五味》说："胃者，五脏六腑之海也，水谷皆入于胃。"《素问·经脉别论》曰："饮入于胃，游溢精气，上输于脾，脾气散精，上归于肺，通调水道，下输膀胱，水精四布，五经并行。"脾胃为后天之本，脾主运化，胃司受纳，只有脾胃纳化健运功能正常，后天之气才能不断地充养先天，荣养五脏。脾胃居于中焦，是升降运动的枢纽，升则上输于心肺，降则下归于肝肾。故对于肺、脾、肾三脏皆虚的病症，"补土"是关键。

7. 脾肾阳虚

以咳嗽，痰多清稀，气喘，畏寒肢冷，腰膝酸软，或伴水肿，舌淡胖，苔白滑，脉沉虚数为主症。

治法　温补脾肾。

常用药物　熟附子、干姜、炙甘草、补骨脂、淫羊藿、人参、白术、茯苓、陈皮、黄芪、薏苡仁等。

此类患者因肾阳亏虚，火不暖土，脾运失常，水液内停，化为痰湿，上干于肺，肺失宣肃，发为咳嗽。"益火补土法"可"益火之源，以生脾土"。方中熟附子、补骨脂、淫羊藿补肾阳以"益火之源"，干姜补益脾阳、温中补虚，人参、白术、茯苓、陈皮、黄芪、薏苡仁、炙甘草健脾益气，补其中。诸药合用可治疗肾阳不足、命门火衰、脾肾两亏之证。

早期多以邪实为主，常见气滞血瘀、痰瘀蕴结、痰热郁肺等；中期邪盛正虚，其正虚与邪实之证型常兼而有之；晚期则多以正虚为主，但也会兼有邪实之状，常见肺脾肾虚、脾肾阳虚、气阴两虚、阴虚毒热等证型；临证需根据患者的病情辨证治疗，不可拘泥于以上证型，需灵活辨证，分辨其正邪情况，精准治疗。在治疗过程中，不可一味攻伐，要时时注意顾护正气，保护脾胃功能，即使对于以邪实为主的证型，也需要在用药过程中酌加人参、白术、茯苓等健脾理气之品，祛邪而不伤正，时时顾护胃气。

（二）中成药

1. 康莱特注射液

康莱特注射液 100～200ml，静脉滴注。功能健脾益气，利湿抑瘤。适用于肺脾气虚和气阴两虚型肺癌。

2. 艾迪注射液

艾迪注射液 40～60ml，加入氯化钠注射液或葡萄糖注射液，静脉滴注。功能益气扶正，增敏抑瘤。适用于正虚邪盛型肺癌。

3. 康艾注射液

康艾注射液 40～60ml，加入氯化钠注射液或葡萄糖注射液，静脉滴注，功能益气扶正，增敏抑瘤。适用于正虚邪盛型肺癌。

4. 参附注射液

参附注射液 40～60ml，加入氯化钠注射液或葡萄糖注射液，静脉滴注，功能益气扶正。适用于肺癌有气血虚弱或气虚、阳虚证候者。

5. 生脉注射液或参脉注射液

生脉注射液或参脉注射液 40～50ml，加入氯化钠注射液或葡萄糖注射液，静脉滴注，功能益气扶正。适用于肺癌有气虚或阴虚证候者。

6. 参一胶囊

参一胶囊每次 2 粒，每日 3 次，口服。功能扶正祛邪，散结抑瘤。适用于气血亏虚为主型肺癌。

7. 金复康口服液

金复康口服液每次 30ml，每日 3 次，口服。功能扶正祛邪，散结抑瘤。适用于气血亏虚为主型肺癌。

8. 金龙胶囊

金龙胶囊每次 4 粒，每日 3 次，口服，功能扶正祛邪，解毒抑瘤。适用于瘀血阻滞型肺癌。

（三）针灸治疗

1. 针刺

选穴多为肺俞、中府、太渊、风门、心俞、大宗、膏肓、尺泽、膻中、背部压痛点。配穴：列缺、内关、足三里。手法：采取迎随补泻法，"虚则补之，实则泻之"。

2. 艾灸

选穴多用足三里、气海、血海、中脘等穴。灸法能够温经通络、扶正固元、温补脾胃，使阳气升发而阴火下潜。

针灸治疗在辨证取穴、对症取穴的基础上，也同样注重运用脾胃理论，调理脾胃气机。足三里为胃之下合穴，胃经之合穴，属土，《灵枢·五邪》云："补三里以温胃中。"补足三里，可使脾胃之气足，使元气充，诸病可除。肺癌患者以正虚为本，对足三里进行针刺、艾灸治疗，可调理脾胃功能，恢复脾胃之健运，从而补益正气之虚损。

（四）饮食调理

饮食调理或饮食中加入中草药来治疗疾病，增加营养，增强体质，使机体产生抗御病邪的能力，起到辅助抗癌的作用。

1. 莲藕甘露饮

生荸荠大者 20 枚，洗净去皮，鲜莲藕去节 150g，梨子大者 2 枚。上 3 味捣烂绞汁生饮。适用于肺癌咯血或放疗后干咳者。

2. 燕窝银耳瘦肉粥

燕窝 5g 洗净去毛，银耳 15g 浸泡松软，瘦猪肉 60g 切碎，大米 50g。以慢火煎稀粥，调味服食。适用于晚期肺癌及各种晚期癌症体虚者。

3. 冬虫夏草炖水鸭

水鸭 1 只，去毛去内脏后得肉约 500g，冬虫夏草 10g，洗净，纳入鸭腹中，丝线缝合。以水适量，慢火炖熟，加食盐调味服食。适用于肺癌咯血及晚期癌症形体虚衰者。

4. 水鱼圆肉薏苡仁汤

水鱼（又称团鱼、甲鱼）1 只宰后洗净约 500g，切碎，桂圆肉 15g 洗净，薏苡仁 30g 洗净。用水慢火炖熟，和盐调味服食。适用于肺癌痰多咳喘虚衰者。

五、肺癌并发症的中医治疗

（一）肺癌恶性胸腔积液的中医治疗方案

1. 辨证论治

（1）饮停胸胁

以胸胁胀满或痛，气急，咳唾，难以转侧，苔白，脉沉弦为主症。

治法　攻逐痰饮。

常用药物　葶苈子、大枣、白术、泽泻、桂枝、茯苓、猪苓、紫苏子、杏仁、陈皮、半夏、蜈蚣等。

方中葶苈子苦寒，能开泻肺气，泻水逐痰；大枣甘温安中而缓和药性，使泻不伤正，恐葶苈子猛泻而伤正气；泽泻以其甘淡，直达肾与膀胱，利水渗湿；以茯苓、猪苓之淡渗，增强其利水渗湿之力；且白术、茯苓、陈皮健脾理气以运化水湿，祛除痰饮之源；桂枝温阳化气以助利水逐饮；紫苏子、杏仁、半夏降气化痰止咳，改善症状；蜈蚣以毒攻毒，起到攻毒、散结、抗肿瘤之功效。诸药合用，在泻水逐痰化饮的同时，予以健脾理气，顾护后天之本，保护脾胃运化功能，攻邪而不伤正。

（2）寒饮犯肺

以咳喘胸满，气急，不能平卧，痰白量多，苔白腻，脉弦紧为主症。

治法　温肺化饮。

常用药物　射干、麻黄、桂枝、干姜、半夏、细辛、五味子、甘草、茯苓、款冬花、紫菀、大枣等。

张仲景指出："病痰饮者，当以温药和之。"方中麻黄、桂枝宣肺温肺，化饮散寒，止咳平喘，开达气机；以射干泻肺降逆，利咽散结，祛痰化饮。寒饮内盛，以细辛温肺化饮，温宣肺气；肺主宣降，予以款冬花宣肺化饮止咳；紫菀泻肺止咳，降逆祛痰，温化寒饮，调畅气机，与款冬花相配，一宣一降，调理肺气；痰饮蕴结，予以半夏醒脾燥湿化痰，温肺化饮；茯苓健脾渗湿，以杜其生痰之源；干姜，既温肺散寒以化饮，又温运脾阳以化湿；以五味子收敛肺气，使肺气宣降有序，兼防宣发降泄药伤肺气。大枣补益中气，生化气血，滋荣肺气。以甘草和中，调和诸药。诸药配伍，共奏温肺化饮、下气祛痰之效。

（3）肺脾两虚

以胸胁支满，头晕目眩，泛吐清涎，背寒，苔白滑，脉弦细滑为主症。

治法　温阳化饮。

常用药物 茯苓、白术、人参、枳实、橘皮、生姜、木瓜、木香、大腹皮、草果、附子、厚朴等。

方中茯苓、白术、人参益气健脾，补益后天之本，而脾胃为肺之母脏，通过补益脾胃之气可以同时补益肺气，即培土生金；橘皮宣通气机，化痰和胃；枳实行气导滞，宽胸利膈；生姜温化水饮，和胃降逆；木香健脾行气，补而不滞；加木瓜以平木，治其所不胜也；厚朴以温中行滞；草果温太阴独胜之寒，芳香而达窍，附子补益脾肾之阳气，补火助阳，补火以生土。以上药物合用补益肺脾，充分体现了"补土"的学术思想。

（4）肾阳虚衰

以畏寒肢冷，少腹拘急，小便不利，脐下动悸，短气，舌体胖大，苔白腻，脉弱为主症。

治法 温肾化饮。

常用药物 附子、干姜、熟地黄、怀山药、牡丹皮、山茱萸、茯苓、泽泻、白术、白芍等。

附子、干姜补火助阳，补益脾肾之阳气；熟地黄滋阴补肾，填精益髓；山茱萸补养肝肾，并能涩精；山药补益脾阴，亦能固精；配伍泽泻利湿泻浊，并防熟地黄之滋腻恋邪；牡丹皮清泻相火，并制山茱萸之温涩；茯苓淡渗脾湿，并助山药之健运。白术健脾益气，燥湿利水；白芍养血柔肝。诸药合用，阴中求阳，阳中求阴，阴阳并补；有补有泻，以补为主；在补肾阳的同时兼补脾阳，脾肾同补。

2. 中成药

（1）艾迪注射液

艾迪注射液 40～60ml，加入氯化钠注射液或葡萄糖注射液，静脉滴注。功能益气扶正，增敏抑瘤。适用于正虚邪盛型肺癌。

（2）榄香烯乳注射液

榄香烯乳注射液 0.2～0.6g，加入氯化钠注射液或葡萄糖注射液，静脉滴注。功能活血化瘀。适用于气滞血瘀型肺癌。

（3）康莱特注射液

康莱特注射液 100～200ml，静脉滴注。功能健脾益气，利湿抑瘤。适用于肺脾气虚和气阴两虚型肺癌。

3. 外敷疗法

大戟、芫花、甘遂各等分，共打粉，过 80 目筛，温水调糊状，敷神阙穴；另取甘草等分，打粉，过 80 目筛，温水调糊状，外敷上药粉。每日 1 次，每次持续12 小时。本法具有逐水祛饮的功效，适用于胸腔积液实证。使用时注意大戟、芫花、甘遂与甘草不得混用。不可久用，水退即止，虚弱者禁用。

（二）肺癌咯血的中医治疗方案

1. 辨证论治

（1）肺热伤络

咳嗽声急，身热胸痛，痰黄黏稠，口渴喜冷饮，血痰腥臭，舌红脉数。

治法　清肺凉血止血。

常用药物　桑白皮、黄芩、川贝母、鱼腥草、山栀子、知母、杏仁、当归、白芍、生地黄、茜草、槐花、白茅根、甘草等。

方中桑白皮泻肺平喘，利水消肿；黄芩、山栀子、知母清泻痰热，热退则无以炼津生痰，咳喘自除；川贝母、杏仁、鱼腥草平喘、祛痰、清三焦之热。当归、白芍、生地黄、茜草、槐花、白茅根等滋阴养血，柔肝保肺，凉血止血；甘草既调和诸药，又能补脾益气，以防寒凉之品损伤脾胃。在一派清热泻肺、凉血止血之品当中予以甘草，既能预防寒凉伤正，又能补益后天，顾护脾胃功能，体现了对中焦脾胃的重视。

（2）气滞血瘀

咳嗽胸痛，血痰色紫而暗，面色晦暗、口唇青紫，舌色紫暗或有瘀点、瘀斑，舌底脉络迂曲紫暗，脉弦涩。

治法　行气化瘀，通络止血。

常用药物　桃仁、红花、当归、生地黄、赤芍、川芎、柴胡、桔梗、三七粉（冲服）、仙鹤草等。

方中桃仁破血行滞而润燥，红花活血祛瘀以止痛；赤芍、川芎活血祛瘀；生地黄、当归养血益阴，清热活血；桔梗、柴胡疏肝解郁，宽胸行气，升达清阳，尤善理气行滞，使气行则血行。三七粉、仙鹤草活血止血，改善出血症状。诸药合用，起到疏肝行气、活血化瘀、止血止痛之功效。李东垣作为"脾胃学说"的创始人，除了善用补益脾胃后天之本的药物外，还特别重视对风药的运用。其将"风升生"类药称为"风药"，为味薄、清轻、升散之品，本处方中柴胡、桔梗即为风药。利用风药的辛温、上升、发散之性，用以疏肝解郁，以风药的升发之性启发肝胆的春升之用，从而恢复脾胃气机升降之功。

（3）阴虚内热

以咳痰黏少，咽干声嘶，颧红盗汗，五心烦热，痰血鲜红，舌红少苔，脉细数为主症。

治法　滋阴清热，凉血止血。

常用药物　百合、麦冬、生地黄、熟地黄、玄参、当归、白芍、川贝母、藕节、仙鹤草、生甘草、侧柏炭、血余炭等。

方中百合、麦冬滋阴润肺、清虚火，麦冬又能"入胃以养胃液，开胃进食，更能入脾以助脾散精于肺"，有培土生金之意。生地黄养阴滋肾，凉血止血；熟地黄滋阴养血，补肾填精；玄参清热养阴，滋水降火。五药合用，滋肺、胃、肾之阴，降虚火，金水相生。白芍、当归等滋阴养血，柔肝保肺，川贝母润肺化痰止咳，甘草补脾益气，调和诸药。临床应用加入藕节、仙鹤草、侧柏炭、血余炭等以加强凉血止血之功能。诸药合用，既能滋阴降火以止血，又能益胃生津，补益后天，方中也包含"补土"之意。

（4）肺脾气虚

以咳喘气短，乏力体倦，语音低微，面色无华，痰血色淡，纳呆便溏，舌淡，苔白，脉弱为主。

治法　补益脾肺，养血止血。

常用药物　黄芪、当归、白芍、熟地黄、川芎、太子参、白术、茯苓、仙鹤草、诃子、白及等。

脾为肺母，脾胃与肺的经络联属是肺、脾之间生理病理相关的原因。肺为诸气之主，脾为生气之源。肺脾气虚，则一身之气皆衰，气不统血，血溢脉外，可出现咯血。本例通过黄芪、太子参、白术、茯苓益气健脾，以补脾气之不足，脾为肺母，通过补脾气可进一步补肺气，即为培土生金之法，肺脾之气充足，足以统血，则可对肺脾气虚所致的出血起到止血之功效。当归、白芍、熟地黄、川芎补血行血，既补血之不足，又可以改善血之瘀滞，使血液循经而行，从而起到止血效果。仙鹤草、诃子、白及收敛止血，对出血情况对症治疗，起到治标的作用。诸药合用，标本兼治，辨证治疗与对症处理相结合。

2. 中成药

（1）复方苦参注射液

复方苦参注射液 20ml，加入氯化钠注射液 200ml，静脉滴注。功能清热利湿，凉血解毒，散结止痛。用于癌肿疼痛、出血。

（2）康莱特注射液

康莱特注射液 100～200ml，静脉滴注。功能健脾益气，利湿抑瘤。适用于肺脾气虚和气阴两虚型肺癌。

（3）生脉注射液或参脉注射液

生脉注射液或参脉注射液 40～50ml，加入氯化钠注射液或葡萄糖注射液，静脉滴注。功能益气扶正。适用于肺癌有气虚或阴虚证候者。

3. 穴位注射

双孔最穴注射鱼腥草注射液 4ml，进针得气后无回吸的血液即缓慢注入，7

天为1个疗程。有降气泻火止血的作用。

孔最为肺经郄穴。本穴物质为地部经水，而承运本穴经水的地部脾土性干燥，经水流经本穴时大部分漏失脾土之中，脾土如有众多空隙一般，故为肺经郄穴。此穴善治肺经肺脏之急重症和相关的血证，具有肃降肺气、清泻肺热、凉血止血之功，孔最为肺经郄穴，宣畅肺气作用较强，又善治血分病，故可调气行瘀、活血止血而用于肺癌咯血的治疗。

4. 中药雾化吸入

雾化中药处方组成：地榆5g，槐花5g，大蓟5g，仙鹤草5g，丹参5g，白及5g，杏仁5g，桔梗5g，石韦5g，茜草5g，炮姜5g，水煎浓缩过滤成60ml，分3次雾化治疗应用。

地榆、槐花及大蓟具有凉血止血功能，使局部血管收缩以止血；槐花又可改善血管壁功能，增强毛细血管壁对损伤的抵抗力，降低通透性。仙鹤草、白及及茜草收敛止血，可作用于凝血过程，缩短凝血时间；白及、仙鹤草又可抑制纤维蛋白溶酶的活性。大蓟、丹参、茜草及炮姜，具有活血化瘀之效，可改善血之瘀滞，使血液循经而行，从而起到止血效果。石韦清热化痰并兼顾止血作用，杏仁及桔梗化痰，地榆及大蓟解毒敛疮，具有消炎作用，炎症消退也有利于止血。

（三）肺癌发热的中医治疗方案

1. 辨证论治

（1）阴虚内热

以低热，五心烦热，颧红盗汗，干咳，无痰，胸闷，大便干，舌质红，少苔，脉沉细为主。

治法 养阴清热，润肺止咳。

常用药物 太子参、麦冬、北沙参、生地黄、茯苓、炒白术、黄芪、生石膏、白花蛇舌草、蜈蚣、甘草等。

方中麦冬、北沙参、生地黄、生石膏等甘寒质润之品养阴清热，补肺生津；其中麦冬、北沙参滋肺胃之阴以清虚热，肺胃并补，培土生金，改善阴津之不足，纠正发热之本。太子参、黄芪、炒白术、茯苓、甘草等以健脾益气和胃，除滋补之腻，肺胃同治，胃津充沛，则火自敛，金不受灼而发热、咳喘自平。白花蛇舌草、蜈蚣清热解毒散结，为抗肿瘤中药。纵观全方，攻补结合，标本兼顾，肺阴渐充，虚火自降。本方体现了补胃阴、益肺阴的治疗方法，乃"补土"中的培土生金之法。

（2）气虚发热

以发热，劳倦即复发或加重，咳声低微，气短，倦怠乏力，纳呆，或兼恶风自汗，舌质淡，边尖有齿痕，舌苔薄，脉大无力为主。

治法 甘温除热。

常用药物 黄芪、人参、白术、炙甘草、当归、陈皮、升麻、柴胡等。

炙甘草、人参、白术与黄芪等药物可滋补脾肺，补元气，健胃，陈皮则具有理气和胃的功效，合用可以使机体气旺，元气充足，有培土生金之妙用；《素问》指出"土得木而达"，可见肝木条达疏泄在脾气升清举阳的作用中具有一定意义；方中升麻、柴胡是疏肝之品，当归是养肝之品，疏肝养肝可使木气条达，则土气自舒。《内外伤辨惑论》指出"脾胃不足之证，须用升麻、柴胡苦平，味之薄者，阴中之阳，引脾胃中清气行于阳道及诸经，生发阴阳之气，以滋春气之和也。"诸药合用，可使脾升胃降，气机和顺，肺之治节功能恢复，如此则脾肺功能正常，发热自可痊愈。补中益气汤为甘温除热之代表方。

（3）痰热蕴肺

以发热，咳嗽，咳吐黄痰，或痰中带血，憋喘气短，纳差，口干，大便秘结，小便黄赤，舌质暗红，苔黄厚，脉滑数或脉弦滑为主。

治法 清热化痰，宣肺平喘。

常用药物 全瓜蒌、鱼腥草、浙贝母、黄芪、茯苓、白花蛇舌草、重楼、炒白术、法半夏、莪术、黄芩、杏仁、甘草。

方中全瓜蒌、鱼腥草、黄芩清肺泻热，化痰平喘；白花蛇舌草、重楼清热解毒散结；浙贝母、法半夏、杏仁化痰散结；黄芪、茯苓、炒白术益气健脾，利水渗湿；甘草和中健脾，调和诸药。方中扶正与祛邪同用，在清热化痰、祛除病邪的同时，兼顾扶正固本，以黄芪、茯苓、炒白术、甘草健脾益气，补益后天，以防苦寒药物伤正。

2. 中成药

（1）康莱特注射液

康莱特注射液 100～200ml，静脉滴注。功能健脾益气，利湿抑瘤。适用于肺脾气虚和气阴两虚型肺癌。

（2）艾迪注射液

艾迪注射液 40～60ml，加入氯化钠注射液或葡萄糖注射液，静脉滴注。功能益气扶正，增敏抑瘤。适用于正虚邪盛型肺癌。

（3）康艾注射液

康艾注射液 40～60ml，加入氯化钠注射液或葡萄糖注射液，静脉滴注。功能益气扶正，增敏抑瘤。适用于正虚邪盛型肺癌。

（4）复方苦参注射液

复方苦参注射液 20ml，加入氯化钠注射液 200ml，静脉滴注。功能清热利湿，凉血解毒，散结止痛。用于癌肿疼痛、出血，湿热癌毒内蕴的发热。

（5）生脉注射液或参脉注射液

生脉注射液或参脉注射液 40~50ml，加入氯化钠注射液或葡萄糖注射液，静脉滴注。功能益气扶正。适用于肺癌有气虚或阴虚证者。

（柴小姝　张力文　李柳宁）

第三章　补土理论肺癌运用案例

第1节　治疗肺癌术后案例

一、案例1

陈某，女，76岁，2011年4月12日来诊。

主诉　肺癌术后10个月，伴咳嗽数月。

现病史　患者2010年6月行右肺癌根治术。病理：肺腺癌（pT3N0M0 ⅡB期），术后化疗3个疗程。2011年3月30日复查胸部CT提示右肺中叶少许纤维灶，未见肿瘤复发转移。癌症指标均正常。症见：咳嗽，痰少，色白，术口隐痛不适，纳差，二便调，情绪紧张、焦虑，眠差。舌淡，苔白腻，脉细。

辅助检查　2011年3月30日复查胸部CT提示右肺中叶少许纤维灶，未见肿瘤复发转移。

中医诊断　肺癌。

中医证型　心脾两虚，痰湿阻滞。

西医诊断　①肺腺癌根治术后（pT3N0M0 ⅡB期）；②焦虑失眠。

治法　健脾益气，养心安神，祛湿化痰。

中药处方　太子参30g，白术10g，山药20g，陈皮5g，法半夏15g，砂仁（后下）5g，鸡内金20g，瓜蒌子15g，浙贝母20g，茯神20g，首乌藤30g，酸枣仁20g，半枝莲15g，白花蛇舌草15g，天山雪莲3g，延胡索15g。

水煎服，日1剂，共30剂。

2011年7月14日二诊

症见　咳嗽咳痰较前减少，睡眠稍有改善。于前方加女贞子、补骨脂、肉桂、菟丝子。续服1个月后，患者自觉睡眠较前改善。之后一直坚持服用中药，于上方基础上对症加减，数年病情稳定。

2017年7月12日三诊

症见　精神疲倦，咳嗽无痰，口干多饮，稍有口苦，纳可，眠差，夜尿频，大便调。舌淡，苔薄白，脉沉细。

辅助检查　2017年4月复查CT提示双肺多发结节，考虑转移瘤。

中药处方　太子参 20g，黄芪 20g，茯苓 20g，薏苡仁 15g，柏子仁 15g，酸枣仁 20g，牡蛎 20g，浙贝母 20g，陈皮 5g，补骨脂 15g，全蝎 10g，蜈蚣 2g，红豆杉 5g，僵蚕 10g，山慈菇 15g，莪术 10g。

水煎服，日 1 剂，共 30 剂。

2018 年 9 月 26 日四诊

患者 2018 年 8 月 25 日全血基因检测 EGFR19 外显子缺失突变，开始服用靶向治疗药物奥希替尼。现无明显咳嗽咳痰，少许口干口苦、小便不畅感，睡眠较前改善。中药守前方加炒黄连、山药、甘草、芡实，去全蝎、蜈蚣、红豆杉。至今定期随诊，全身状况良好。

按语

患者年过七旬，精气渐衰；又经历肺癌根治术，致患者正气受损，气血皆衰，术后化疗，化疗药物损伤脾胃，影响脾胃的运化功能，使之升降失调，轻者食欲不振，重者呃逆呕吐，药食难进。气机升降失调亦不利于肺气肃降，故咳嗽迁延难愈。其证虚实夹杂，但以正虚为主，故治疗上应以益气补虚、健脾和胃为主。方中太子参、白术、山药顾护脾胃，砂仁、陈皮理气燥湿，鸡内金消食导滞，法半夏、瓜蒌子、浙贝母化痰散结止咳，首乌藤、酸枣仁、茯神养心安神助眠，佐以半枝莲、白花蛇舌草解毒抑瘤。患者虽脉细，气血皆衰，但寒湿未去，脾气未健，恐温补反而壅滞，出现湿热郁结之证，故先以健脾祛湿为主，切不可操之过急。

《素问·五脏别论》曰："胃者，水谷之海，六腑之大源也。五味入口，藏于胃，以养五脏气……"强调了胃为饮食进入人体的关口，水谷进入胃，在脾的运化功能之下，才可进一步化为水谷精微，即谷气，以濡养全身脏腑。而《素问·平人气象论》曰："平人之常气禀于胃，胃者平人之常气也，人无胃气曰逆，逆者死。"强调了胃气对气机具有重要的调节作用，若无胃气，则胃的气机逆乱，甚至一身之气皆逆乱，进而五脏衰败而死。中医理论认为，外科手术在治疗疾病的同时也产生了一些负面的影响，即对机体的创伤可使气血两亏，运行不畅，致使脏腑失其原有功能，脾胃升降功能失调。胸部手术本身即可耗损人体之元气，并导致湿毒热邪等结于五脏六腑之中，以及手术出血可导致瘀血阻于脏腑肌肉腠理之间等。上述情况均可导致脾胃功能失调、气机不畅。而肿瘤化疗后，患者正气与邪气俱虚，表现为邪正相恋，病情缠绵，甚则因正气虚弱，邪气乘势而起，胃气衰弱大伤，胃气为生之根本，脾胃为气血生化之源，遂当健脾益胃、重健胃气，中阳得复，以助正气驱邪外出。本案患者经手术及化疗双重打击，脾胃虚极，加之湿毒留恋，郁久成痰，胶着难祛，以致虚实夹杂。故以香砂六君子汤为主方加减，兼祛湿化痰。脾喜燥恶湿，湿邪留恋体内，则首当阻碍脾胃的正常功能，阻滞气机，致清阳不升。故祛湿是为助脾胃之气恢复，有拨开云雾见天日之妙用。而瓜蒌子、浙贝母等皆有化痰散结之功，可祛顽痰，进一步通畅气机。由此一来，脾胃功能恢复，气机得畅，气血有所生化，正气渐复，才能抵抗肿瘤复发。

本案肺癌为该患者的主要疾病，而患者主要症状为失眠。失眠为肿瘤患者的常见伴随症状，因患恶性肿瘤，而出现紧张、焦虑及抑郁等情绪，进而导致失眠，严重影响患者的生活质量。失眠在中医学中属"不寐"，为情志病的一种。《灵枢·邪客》曰："阳气盛则阳跷陷，不得入于阴，阴虚，故目不瞑。"《灵枢·营卫生会》曰："老者之气血衰，其肌肉枯，气道涩，五脏之气相搏，其营气衰少而为气内伐，故昼不精，夜不瞑。"阐述了不寐的基本病机：一方面为阴血不足而阳气盛，致阳不入阴，扰乱心神；另一方面为气血不足，心失所养。根据患者症状及舌脉，考虑热象不显，当属心脾两虚型。《灵枢·痈疽》曰："中焦出气如露，上注溪谷，而渗孙脉，津液和调，变化而赤为血。"此处中焦之气即为肠胃受谷，脾气运化而成水谷之气，水谷之气充足，方能散布于脉络，与津液调和，化赤为血，这便是血的生成过程。可见脾胃在血的生成过程中起到决定性作用，这便是所谓的脾为气血生化之源。对于本案的患者，脾胃功能尚未恢复，直接运用补血之品恐过于滋腻，反而不利于脾胃健运。故以健脾养胃为先，脾胃功能正常，气血生化自然而来，使心神得养。

《脾胃论》中有一个精简的篇章，即"安养心神调治脾胃论"，文中提到："凡怒忿、悲、思、恐惧，皆损元气。夫阴火之炽盛，由心生凝滞，七情不安故也……脉者，神之舍。若心生凝滞，七神离形，而脉中唯有火矣。"阐明了情志可致内伤元气，七情不安、心生凝滞可导致阴火炽盛。同时又有类似的一句话，在"脾胃虚实传变论"中："此因喜、怒、忧、恐，损耗元气，资助心火。火与元气不两立，火胜则乘其土位，此所以病也。""阴火"的本质在《脾胃论》中并未作明确阐释，但从当中仅有的描述中，可以理解到有治疗价值的含义。首先，阴火的产生是因为元气损耗，阴火炽盛是由七情不安、心生凝滞引起，又能资助心火，使七神离形，故可出现不寐；其次，脾胃元气不足，化水谷异常会生成阴火，"火与元气不两立"，故阴火会反过来影响中土脾胃的功能。在治法上补益脾胃元气当为根本，阴火非邪气，只是由于脾胃受损，运化水谷异常产生的病理产物，故无须清泻，只需补益脾胃，使其功能恢复，阴火自然而然不复存在，同时气血生化正常，可使心神得养；另外，再佐以养心安神，使神归其位。

对于本案患者，健运脾胃功能对于其治疗原发病与改善失眠症状为异曲同工。患者的原发疾病为患者情志失常的根本因素，进而导致失眠；而失眠日久，又会导致气血进一步虚损，不利于肿瘤的抑制。故补益脾胃之元气，进而使水谷运化正常，二者均可充足患者一身之正气，使机体能力抗邪毒，并能承受药物带来的不良反应。由上分析可见，调治脾胃对于治疗失眠也是关键环节，它能使元气充足，元气盛则阴火负，阴火无以助心火，从而使阴阳调和，心神无扰；脾胃功能正常，则气血生化正常，得以濡养心神，并使阳得以入阴。故补益健运脾胃为治疗本案患者的核心治法，并值得借鉴。

（邓雅沛　李柳宁）

二、案例 2

王某，男，68 岁，2016 年 9 月 14 日来诊。

主诉 反复咳嗽咳痰 9 个月余。

现病史 患者 2016 年初开始咳嗽咳痰，无恶寒发热，无鼻塞流涕，当时未予重视，2016 年 8 月 CT 示右下肺占位性病变，考虑肺恶性肿瘤。遂于 8 月 17 日于广州某医院行胸腔镜下右下肺癌根治术，术后病理示中分化鳞状细胞癌（pT1aN0M0 IA 期）。患者为求中医药治疗，遂来我院门诊就诊。患者神清，精神倦怠，稍气喘，少许咳嗽咳痰，咳白色泡沫样痰，口苦，无口干，右侧胸部少许疼痛，纳欠佳，眠差易醒，二便尚调。舌暗淡，苔薄白，脉滑。

辅助检查 2016 年 8 月 15 日广州某医院胸部 CT 示右下肺占位性病变，考虑肺恶性肿瘤。2016 年 8 月 17 日术后病理示中分化鳞状细胞癌。

中医诊断 肺癌。

中医证型 肺脾气虚，痰瘀互结。

西医诊断 肺鳞状细胞癌术后（pT1aN0M0 IA 期）。

治法 健脾益肺，化痰祛瘀。

中药处方 砂仁（后下）10g，法半夏 15g，熟党参 20g，紫苏子 15g，蜜麻黄 10g，五味子 10g，细辛 3g，补骨脂 15g，桔梗 15g，炙甘草 10g，黄芪 30g，干姜 5g，紫菀 15g，浙贝母 20g，僵蚕 15g，香附 15g，三七片 10g。

水煎服，日 1 剂，共 15 剂。

2016 年 9 月 30 日二诊

症见 患者神清，精神倦怠，畏寒，稍气喘，咳嗽咳痰减轻，痰白，右侧胸部少许疼痛，纳欠佳，眠一般，二便尚调。舌暗淡，苔薄白，脉细。

中药处方 上方加用巴戟天 15g，干姜加量至 10g。

水煎服，日 1 剂，共 15 剂。

2016 年 10 月 16 日三诊

症见 患者精神尚可，怕冷、咳嗽咳痰的症状明显缓解，仍有右侧胸部隐痛，纳、眠一般，二便可。舌暗淡，苔薄白，脉弦细。

中药处方 砂仁（后下）10g，法半夏 10g，熟党参 20g，蜜麻黄 10g，五味子 10g，细辛 3g，补骨脂 15g，巴戟天 15g，桔梗 10g，炙甘草 10g，黄芪 30g，干姜 10g，浙贝母 20g，僵蚕 15g，香附 15g，三七片 10g，延胡索 20g。

水煎服，日 1 剂，共 15 剂。

经治疗，患者上述症状逐渐缓解，定期在门诊取中药调理。

患者 2017 年 9 月 13 日于外院复查胸部 CT：①右残肺及左肺下叶多发结节，考虑转移瘤可能性大。②T$_3$ 棘突内致密结节影，考虑骨岛可能性大。肿瘤标志物：SCC 为 9.36ng/ml。2017 年 12 月 13 日复查胸部 CT：病灶稳定，基本同前。肿瘤标志物：SCC 为 11.13ng/ml，CEA、NSE、CYFRA21-1 未见异常。2018 年 1 月 26 日于我院行电子胃镜检查提示胃多发黄斑瘤，慢性非萎缩性胃炎伴糜烂。碳 13 呼气试验提示幽门螺杆菌阴性。胃镜下活检：（胃角）黏膜中度糜烂；（胃窦）黏膜中度肠上皮化生伴局灶糜烂。肠镜：大肠多发息肉，并行电切除术，术后病理示结肠腺瘤性息肉。2018 年 9 月 11 日复查全身 PET/CT：右下肺癌切除术，右残肺及左下肺前内基底段多发结节，考虑炎性肉芽与转移瘤鉴别。患者遂 2018 年 9 月 21 日于某医院行左下肺楔形切除术。术后病理：肺内淋巴结，未见癌细胞。2019 年 2 月复查胸部 CT 未见肿瘤复发转移的征象，肿瘤标志物：NSE、CA125、CA153、CYFRA21-1 均未见异常。

2019 年 4 月 8 日四诊

症见　患者神清，精神倦怠，乏力，少许咳嗽咳痰，咳黄白痰，口苦，无口干，无胸闷气喘，偶胸部少许疼痛，偶胃脘部不适，无反酸嗳气，无恶心呕吐，纳差，眠差易醒，入睡困难，二便调。舌暗红，苔薄白，脉滑。

中药处方　党参 15g，陈皮 5g，白术 15g，法半夏 15g，茯苓 20g，浙贝母 20g，柴胡 10g，桔梗 15g，麦芽 30g，红豆杉 2 袋，酸枣仁 30g，白花蛇舌草 20g，半枝莲 20g，猫爪草 20g，龙骨（先煎）30g，牡蛎（先煎）30g，紫苏梗 15g。

水煎服，日 1 剂，共 14 剂。

2019 年 4 月 22 日五诊

症见　患者神清，精神好转，少许咳嗽咳痰，口苦，无口干，无胸闷气喘，胸部少许疼痛，偶胃脘部不适，无反酸嗳气，纳、眠转佳，二便调。舌暗红，苔薄白，脉滑。

中药处方　续服上方。

水煎服，日 1 剂，共 14 剂。

患者经历了两次肺脏的手术，经过门诊反复调理，临床症状得以缓解，定期复查未见肿瘤复发及转移的情况。

按语

肺为娇脏，居上焦，肺为华盖，外邪来袭最先侵犯肺脏。若人体正气亏虚，邪毒趁机入肺，则会进一步导致肺的功能失调，宣发肃降失常，气滞痰凝血瘀，日久渐成肺部积块。肺癌的发生发展主要是邪正相搏，正不胜邪，正气不足。病因病机可归纳为"虚、痰、瘀、毒"这四个方面。随着年龄的增加，机体功能也随之减弱，肺癌发生于正气亏虚的基础上，并且贯穿于疾病发展演变的始末。

"脾为生痰之源，肺为贮痰之器"，痰是形成肺癌的重要病理因素。脾主运化，居于中焦，为后天之本并且是五脏之气升降出入的枢纽；肺主呼吸，居上焦，脾为肺之母，脾传输的水谷精气，上输于肺。李东垣在《脾胃论》中提到"百病皆由脾胃盛衰而生也"，"内虚"是肺癌发病的基础，而诸虚之中，关键在于脾胃亏虚，脾胃虚衰是肺癌发病的重要病理基础。脾胃为人体后天之本，元气是生命的动力和源泉，决定元气盛衰的重要因素则是脾胃功能的强弱。尤其是肺癌的晚期阶段，多是已使用手术、放化疗的治疗方法，使得人体正气受到攻伐，脾胃受损。《石室秘录》云："治肺之法，正治甚难，当转以治脾，脾气有养，则土自生金。"由此可知，肺癌的治疗应多求于脾胃。

《内经》为肺脾相关理论体系奠定了基础，"肺手太阴之脉，起于中焦，下络大肠，还循胃口，上膈属肺"，"胃之大络，名曰虚里，贯膈络肺"。指出肺脾的经脉联属是肺、脾之间生理病理联系、相互作用的基础。肺、脾之间的生理联系主要体现在气的生成和水液代谢两方面，"脾者，主为卫"，"人受气于谷，谷入于胃……其清者为营，浊者为卫，营行脉中，卫行脉外"。肺的经气来源于中焦运化的谷气，只有中焦脾胃运化水谷精微功能正常，卫气才能得到源源不断的供养，以完成自身抵御外邪的生理功能。《素问·经脉别论》曰："饮入于胃，游溢精气，上输于脾，脾气散精，上归于肺，通调水道，下输膀胱，水精四布，五经并行。"人体的津液通过脾胃运化并上输至肺，依靠肺的宣发肃降以布散至全身并下输于肾与膀胱，排出体外。

《内经》云："壮人无积，虚则有之。"痰是机体水液代谢障碍的病理产物，痰为百病之源，其发生与肺、脾两脏密切相关。肺主气，司呼吸，调节元气的升降出入，把水分和精微物质向全身散发。若肺脾亏虚，气机不利，血行受阻，津液失于输布，津聚为痰，日久痰凝气滞，瘀血内生。烟毒也是肺癌重要的致病因素。烟毒辛燥可直损肺络耗气伤阴；烟毒入络，则可导致络脉瘀阻。肺癌总属本虚标实之证，正气亏虚、脏腑阴阳失调是肺癌发病的根本原因，而正气亏虚中又以肺脾气虚为主，痰、瘀、毒等邪气盛实是肺癌发病的主要原因。李东垣《脾胃论·脾胃胜衰论》载"百病皆由脾胃衰而生也"。肿瘤既已形成，病机演变复杂，病机虽复杂，应以运化中焦为总纲，中焦运化是治疗肿瘤的基础，调理脾胃气机对全身气机的升降有重要作用。而肾为先天之本，亦赖于脾气的充养。先天与后天之本相互资生、相互影响。《医宗必读》中载："……脾肾者，水为万物之元，土为万物之母，两脏安和，一身皆治，百疾不生。夫脾具土德，脾安则肾愈安也，肾兼水火，肾安则水不挟肝上泛而凌土湿，火能益土运行而化精微，故肾安则脾愈安也。"

患者初次就诊时，年过六旬，素体正气亏虚，脾胃之气衰弱，故见纳欠佳。脾胃运化失职，湿聚而成寒饮，寒痰潜留于肺，故见咳嗽咳痰，痰白清稀。加之吸烟多年，烟毒致络脉瘀阻。舌暗淡，苔薄白，脉滑，均为痰瘀内结于肺之象。中药方由小青龙汤加减化裁而来，蜜麻黄、干姜、细辛、五味子、法半夏以温化内饮，熟党参、黄芪益气健脾，砂仁、紫苏子、香附行气化痰，桔梗、紫菀、浙贝母、僵蚕化痰止咳，三七活血祛瘀。脾与胃同居中焦，脾主运化，胃主受纳腐熟水谷。两者同为后天之本，气血生化之源。其所化生的精微部分分别化为精、气、血、津液，在脾气的转输作用下，内养五脏六腑，外养四肢百骸、皮毛筋肉。正如《灵枢·痈疽》所言："肠胃受谷，上焦出气，以温分肉，而养骨节，通腠理。"肾为先天之本，所藏先天之精及其化生的元气有赖于脾气运化的水谷之精气的充养。故方中加补骨脂温肾助阳，纳气平喘。

患者 3 年来一直在门诊配合中医药治疗，其间检查发现有胃炎、结肠息肉，说明脾胃虚寒日久，脾失健运，湿阻中焦，致气滞血瘀，瘀血内结。其后的药方中以陈夏六君子汤为底方，理气健脾，佐麦芽行气消食、健脾开胃。浙贝母、桔梗、紫苏梗行气化痰。酸枣仁、龙骨、牡蛎镇惊养心安神，改善睡眠。《慎斋遗书》云："诸病不愈，必寻到脾胃之中，方无一失。"正虚邪实是肺癌的基本病机，中焦脾胃虚弱是正气不足的基础，而其中的关键则是土不生金，因此在肺癌的治疗中可选用理气健脾之法。欲使正气调养充足，方中可加白花蛇舌草、半枝莲、猫爪草、红豆杉等解毒抑瘤之药。

治疗肺癌的全程中，益气健脾是主要的。但健脾不是重在温补，而是重在调畅脾胃气机，即健脾不在补而在运。故方中配柴胡以升发脾气，使得中焦阳气鼓舞，再佐以降气、消痰、抗癌的中药，如陈皮、法半夏、紫苏、浙贝母、白花蛇舌草、半枝莲、猫爪草、红豆杉等。而当肺癌患者出现脘痞食少、呕吐、便溏等脾胃虚寒证候时，治疗上不仅要理气健脾、运脾，还应温脾。根据李东垣的脾胃学说，可用理中汤类以温中祛寒、补气健脾，改善患者的临床症状。治疗中为防伤及患者的脾胃功能还应避免使用辛热、苦寒或滋腻之品。

（任晓琳　李柳宁）

三、案例 3

韩某，男，64 岁，2017 年 7 月 3 日来诊。

主诉 反复咳嗽 1 个月余。

现病史 患者 2017 年 6 月初开始出现咳嗽，无痰，于当地医院查 CT 提示右上肺癌，于 2017 年 6 月 22 日于广州某医院行右上肺癌根治术，术后病理示腺癌（pT1N0M0 ⅠA 期）。患者为求中医药治疗，遂来我院门诊就诊。症见：患者神清，精神可，乏力，怕冷，稍头晕，少许咳嗽，气短，活动后明显，胃脘部胀闷，纳差，眠差易醒，二便尚调。舌淡，苔薄白，脉滑。

辅助检查 2017 年 6 月 19 日 CT 示右上肺癌。2017 年 6 月 22 日广州某医院术后病理示腺癌，以泡状生长为主型（60%），少数为实质型生长（40%），癌组织累及脏胸膜，未见脉管内癌栓。

中医诊断 肺癌。

中医证型 肺脾气虚。

西医诊断 肺腺癌术后（pT1N0M0 ⅠA 期）。

治法 健脾益肺，调整阴阳升降。

中药处方 党参 15g，苍术 15g，法半夏 15g，茯苓 20g，砂仁（后下）10g，厚朴 15g，陈皮 5g，浙贝母 20g，丹参 20g，三七片 10g，香附 15g，川芎 15g，酸枣仁 20g，五味子 10g，六神曲 15g，黄芪 30g，红豆杉 3g。

水煎服，日 1 剂，共 14 剂。

2017 年 7 月 18 日二诊

症见　患者神清，精神尚可，稍乏力，头晕改善，少许咳嗽，气短，少许胃脘部胀闷，纳一般，眠差易醒，二便尚调。舌淡，苔薄白，脉滑。

中药处方　党参 15g，苍术 15g，法半夏 15g，茯苓 20g，砂仁（后下）10g，厚朴 15g，陈皮 10g，浙贝母 20g，丹参 20g，三七片 10g，香附 15g，川芎 15g，酸枣仁 20g，五味子 10g，六神曲 15g，黄芪 30g，红豆杉 3g。

水煎服，日 1 剂，共 14 剂。

经治疗后患者头晕乏力改善，胃纳可，睡眠好转，目前仍在门诊维持中药治疗。

按语

李杲，人称李东垣，河北真定人，为金元时期四大名医之一，为"脾胃学说"的创始人。"阴阳升降论"为李东垣《脾胃论》中重要的学术思想，该观点强调天人相应，认为人体内脏腑气机升降取决于脏腑内在的阴阳变化，并与自然界的阴阳变化相适应。

李东垣在其著作《脾胃论·阴阳升降论》里论述道："积阳成天，地气上为云，天气下为雨。水谷之精气也，气海也，七神也，元气也，父也。积阴成地。云出天气，雨出地气。五谷五味之精，是五味之化也。血荣也，维持神明也，血之将会也，母也。"其引用的阴阳应象大论篇即为《素问·阴阳应象大论》："故清阳为天，浊阴为地。地气上为云，云气下为雨；雨出地气，云出天气。"因此"阴阳升降"理论来源于《内经》。《素问·阴阳应象大论》曰："阴阳者，天地之道也，万物之纲纪，变化之父母，生杀之本始，神明之府也，治病必求于本。"天地万物之象皆与阴阳相通，万物的规律、纲纪、运动变化、生长灭亡都是出于阴阳。万物之运动变化无非升降沉浮，如显而易见的自然现象，日升则明，日降则冥，月升则亮，月落则暗，日月之升降沉浮，周而不息，日月推移，春夏秋冬四时更替。以比类取象法推理分析，人作为万物之一，亦为一个小天地，人体内这一小天地当有阴阳升降之法所在。

人体内阴阳升降运动乃以中焦土地为枢纽。《脾胃论·阴阳升降论》中提到："易曰'两仪'生'四象'，乃天地气交，八卦是也。在人则清浊之气皆从脾胃出，营气营养周身，乃水谷之气味化之也。"自然界中阴阳升降运动最直观的乃天气与地气的交流，天地合乃变化万物。而人体中阴阳升降运动则以中焦土地为枢纽，中焦升清降浊，将水谷精气布散周身，以"助肺天真"。书中言："清阳为天，清中清者，清肺以助天真。清阳出上窍，清中浊者，荣华腠理。清阳发腠理，清阳实四肢。浊阴为地，浊中清者，荣养于神。浊阴出下窍，浊中浊者，坚强骨髓。浊阴走五脏（散于五脏之血也，养血脉、润皮肤、肌肉、筋者是也，血生肉者此也），浊阴归六腑。"故阴阳升降论即建立在中焦脾胃基础上的阴阳升降运动。中焦为水谷水湿之地，其性属阴，与自然界中的土地相比类；脾胃，其性属阳，与自然界中天相比类。故生理状态下，脾阳与中焦湿土乃一天一地，脾阳气蒸化地气，地气温暖上升，阴阳相合，乃生云雨，雨降则滋养四周。故"阴阳升降论"取象于自然界中天地气交，阴阳相合，乃成云雨，云雨化生万物的过程，论述人体中焦阴阳升降交泰，乃出清浊，并将清浊输布至全身的过程。

阴阳升降产生气化，是人体生理变化的根源，是脏腑生理特点的基础。气机升降出入协调平衡之功能，是维持人体内脏相对恒定的重要因素。气机升降不仅阐述人体的生理现象、病理变化，也是辨证治疗肺部疾病的重要依据。对于肺癌的治疗，要顺应气机升降之规律，遵循气机升降的辨证关系，《内经》曰"高者抑之"、"下者举之"；《医碥》云"盖欲升之，必先降之而后得升也；欲降之，必先升之而后得降也"。肺主气，人身之气均为肺所主，其功能体现在肺的宣发和肃降作用，肺气的肃降调节着气机升降出入运动。肺与大肠相表里，大肠传导，魄门开合，也需依赖肺气的清肃下降。反之，魄门正常开闭，又有助于肺气的宣发、肃降。肺气宣降正常，散纳有度，则呼吸调匀有序。

《内外伤辨惑论》中提到，若脾失升清，则肺亦失所养而病，"饮食入胃，其荣气上行，以输于心肺，以滋养上焦之皮肤腠理之元气"，若脾气不升，其心肺无所禀受，皮肤间无阳，失其营卫之外护。若脾为湿困，清阳不升，肺失所养，肺卫不足，则兼见肺病。

脾胃一脏一腑，一阴一阳，纳化相合，脏阴无形。故治脾宜升，脾与胃相比属阴而其气反以升为主，脾的阴阳特点导致其阳易损，脾阳虚弱失于运化升清而导致其气不升，甚至下陷，治法上宜温、升。胃属阳而降，宜通降。本医案中，患者年事已高，素体中虚，故有胃脘部胀闷、纳差；肺脾亏虚，故见乏力、头晕、咳嗽诸症。舌淡，苔薄白，脉滑，为肺脾气虚之象。方药以六君子汤加减，本中药方黄芪、党参、苍术补益中气，砂仁、厚朴、陈皮理气防壅滞，茯苓祛湿助脾。其中重用黄芪，待一气周流，中气健运，则诸症皆瘥。加香附以健脾运气，疏木达土，从而痰消病瘥。其余药物在补益中气的基础上调整脾胃阴阳。二诊时，患者乏力、头晕、纳差的症状较前改善，可继续服用前方。此案从健脾益肺、调整阴阳升降之角度治疗西医学之肺恶性肿瘤，是补土理论在临床中的具体应用。

本医案患者素体肺脾亏虚，以六君子汤为主方，在疏土过程中兼顾达木，恢复人体的阴阳平衡，充分体现了中医辨证论治的精髓，为临床诊疗带来指导意义。补土意为恢复中土之气化功能，以推动四维之转动。运用补土理论遣方用药，并非单纯运用温补之药，而是补中有攻，寓攻于补。补土理论肇基于《内经》的思想，鼎盛于李东垣的理论，发展于后世学派。对补土理论进行深入挖掘，不仅对中医补土学术流派的梳理奠定研究基础，更为临床疾病的规范诊疗提供理论方向。

（任晓琳 李柳宁）

四、案例4

甘某，男，63岁，2019年1月16日来诊。

主诉 发现肺癌2个月余。

现病史 患者2个月前体检完善胸片提示左上肺占位，后入院完善相关检查，于2018年11月15日在广州某医院行胸腔镜辅助左上肺叶切除术并淋巴结清扫术，术后病理提示浸润性腺癌，癌组织浸润脏层胸膜，脉管内可见癌栓，支气管旁淋巴结可见癌。术后培美曲塞800mg+洛铂50mg化疗2个疗程，末次化疗时间为2019年1月5日。患者来诊，神清，精神疲倦，脸色偏黄，咳嗽咳痰，痰少色透明质黏，无胸闷痛，无气促，纳、眠差，二便调。舌淡胖，有齿印，苔白，脉滑。

辅助检查 （切除肿物）免疫组化提示Napsin-A（+），TTF-1（+），CK（+），ALK（−），ROS-1（−），C-met（++），PI3K（+）。

中医诊断 肺癌。

中医证型 气虚痰湿证。

西医诊断 肺腺癌术后（pT2N1M0 ⅡB期）

治法 健脾益肺，化痰祛湿。

中药处方 陈皮5g，法半夏15g，茯苓15g，薏苡仁15g，党参20g，白术10g，砂仁（后下）10g，补骨脂15g，女贞子15g，紫苏梗15g，浙贝母15g，猫爪草15g，莪术10g，红豆杉10g。

加水煎服至200ml，日1剂，共7剂。

2019年1月23日二诊

症见 神清，精神一般，咳嗽加重，仍有咳痰，痰少色透明质黏，无胸闷痛，无气促，纳可，眠差，二便调。舌淡胖，轻微齿印，苔白，脉滑。

中药处方 陈皮5g，法半夏15g，茯苓15g，薏苡仁15g，党参20g，白术10g，砂仁（后下）10g，枳壳15g，炒麦芽20g，补骨脂15g，女贞子15g，紫苏梗15g，浙贝母15g，紫菀15g，款冬花15g，莪术10g，红豆杉3g。

加水煎服至200ml，日1剂，共7剂。

2019年1月30日三诊

症见 神清，精神可，少许咳嗽，咳痰，痰少色透明质黏，无胸闷痛，无气促，纳、眠可，二便调。舌淡，苔白微腻，脉弦。

中药处方 陈皮15g，法半夏15g，茯苓15g，薏苡仁15g，党参20g，白术10g，砂仁（后下）10g，枳壳15g，炒麦芽20g，补骨脂15g，女贞子15g，紫苏梗15g，浙贝母15g，柴胡15g，白芍15g，莪术10g，红豆杉3g。

加水煎服至200ml，日1剂，共7剂。

按语

本案肺癌患者以精神疲倦，咳透明黏痰，纳、眠差为主要症状。患者年过六旬，脏腑衰弱，加之行左上肺叶切除术及术后化疗，肺、脾、肾三脏俱损，气虚不能荣养精神，故见精神疲倦、眠差。肺、脾、肾亏虚，津液运化失常，津聚成痰，上阻气道，故见咳嗽、咳透明黏痰。脾气亏虚，受纳失常，故见纳差。舌淡胖，有齿印，苔白，脉滑均为肺脾肾虚、痰湿内蕴之象。故主要以健脾益肺、化痰祛湿为法，予参苓白术散加减为主。其中陈皮、法半夏、茯苓、薏苡仁、党参、白术、砂仁健脾益气，化痰除湿；补骨脂、女贞子补肾培元；紫苏梗、浙贝母、猫爪草宣肺化痰止咳；所谓"虚久必瘀"，痰凝气滞，极易导致瘀阻络脉，故予莪术、红豆杉以活血通络。后患者二诊时，咳嗽加重，仍有脾湿之象，故加枳壳、炒麦芽以加强理气健脾之力，加紫菀、款冬花以加强止咳化痰之力。至三诊时，脾湿之象不显，咳嗽好转，但脉象由滑转弦，为防肝木乘已虚之脾土，去紫菀、款冬花，加柴胡、白芍以疏肝理气。

肺癌是最常见的恶性肿瘤之一，近年来发病率不断上升。目前西医普遍的治疗方法为手术、放疗、化疗及免疫（生物）治疗。历代中医文献中并无肺癌病名，但对其症状和体征的描述始于《内经》。如《素问·咳论》曰："肺咳之状，咳而喘息，甚至唾血……而面浮气逆也。"《素问·玉机真脏论》曰："大骨枯槁，大肉陷下，胸中气满，喘息不便，内痛引肩项，身热，脱肉破䐃，真脏见，十月之内死。"《难经·五十六难》记载："肺之积名曰息贲，在右胁下，覆大如杯……喘息奔溢，是为肺积。"由此可见，肺癌属中医学肺积、痞癖、咳嗽等范畴。

中医理论认为，疾病的发生是邪正交争，正不胜邪的结果。正气不足或相对不足是发病的内在根据，邪气（致病因素）是发病的重要条件。正如《内经》所说："邪之所凑，其气必虚。"肺癌发病亦是如此。正气虚损，邪气乘虚袭肺，致肺脏功能失调。现代医学的手术治疗常使患者伤及元气，而化疗药物化疗作为一种热毒之邪，入机体后耗气伤阴，损伤气血，肺气宣降失司，气机不利，津液失于输布，聚津为痰，痰凝气滞，瘀阻络脉，瘀毒胶结，日久成积。正如《杂病源流犀烛》："邪积胸中，阻塞气道，气不得通，为痰……为血。皆邪正相搏，邪既胜，正不得而制之，遂结成形而有块"。张景岳亦云："人之气血，犹源泉也，盛则流畅，少则壅滞，故气血不虚则不滞，虚则无有不滞者。"癌症患者从全身来说，存在不同程度的气血阴阳亏虚；从局部来说，存在正气亏虚和癌毒致实的病理改变。此乃因虚而致实，正虚是病之本，是肺癌发生的基础。

正气虚损以后天中焦脾胃虚弱为基础。《脾胃论》云"脾胃之气既伤，而元气亦不能充，诸病之由生也"；《医宗必读》云"积之成也，由正气不足，而后邪气踞之"。而邪气内侵是发病的条件，正如《杂病源流犀烛》曰"必其人正气不足，邪气留着，而后患此"。肺、脾之间联系密切，脾胃一虚则易致肺、脾俱虚。一方面，肺主气司呼吸，吸入自然界中的清气，另一方面，脾主运化水谷，胃主受纳水谷，脾主升清，胃主降浊，二者共同参与谷气的生成；清气与谷气在肺中又汇聚成宗气，宗气是人体一身之气的重要组成部分。正如《素问·经脉别论》曰"饮入于胃，游溢精气，上输于脾。脾气散精，上归于肺，通调水道，下输膀胱"、"食气入胃，浊气归心，淫精于脉。脉气流经，经气归于肺，肺朝百脉，输精于皮毛"。脾气健运，精气上承于肺脏，以助其宣发肃降之功；若湿阻脾胃或脾气亏虚，运化无力，则气血津液生化乏源，母病及子，肺宣发肃降无能，进而出现一系列肺脾俱虚的病证，如气短、喘息、咳嗽、咳痰等症，即所谓土不生金。故李东垣亦曰"脾胃一虚，肺气先绝"，张仲景则明确提出"四季脾旺不受邪"的观点，脾胃健旺是肺气充足的重要保证，只要脾胃之气充沛，则邪不可犯。总而言之，气虚是贯穿肺癌始终的中心病机，在肺癌治疗过程中，应做到"善治病者，唯在调和脾胃"，也应注意依据五行相生规律确定的培土生金法的应用，正如《难经·六十九难》所言："虚则补其母，实则泻其子"。

培土生金是健脾益气以补益肺气的治法，本用于脾肺气虚证，在肺癌临床应用于"脾虚痰湿证"。培土生金法在临床运用的不同时期中可以体现为：在肺癌患者刚行手术后，可以健脾和中、益气养血为法，既可减轻手术之斫伤元气，又可促进机体的早日修复，保证术后辅助放化疗按时按计划地进行，或在以攻伐为主的方药中配伍顾护脾胃之品，以减少对机体正气的损伤，达到抑制肿瘤的最大效果。在进行放化疗期间治以降逆止呕、补气养血，可减少放化疗的副作用，提高放化疗的耐受性，以保障治疗周期的顺利完成，又可减轻放化疗对正气的损害，祛邪而不伤正，使放化疗无损胃气。遣方用药时，宜选用平和之品，做到补益而不碍脾胃。中医学认为，甘平恒用，无伤中之害，药用党参、太子参、黄芪、黄精、白术、山药、芡实、莲子肉、茯苓、灵芝、甘草等。

（徐婉琳　李柳宁）

五、案例 5

苏某，男，57 岁，2012 年 9 月 7 日来诊。

主诉　肺癌术后 2 个月余，伴气促、咳嗽、声嘶 2 个月。

现病史　患者 2012 年 3 月因"发现肺部占位 2 个月"在某医院查 PET/CT 提示左下肺占位性病变，考虑左肺周围型肺癌伴空洞。2012 年 3 月行穿刺活检提示高分化腺癌。2012 年 4 月 5 日、4 月 28 日、5 月 24 日行培美曲塞+洛铂化疗 3 个疗程。2012 年 6 月 26 日行胸腔镜下左下肺癌根治术。术后病理：左下肺高至中分化腺癌（T1bN0M0　I A 期）。患者术后出现气促、咳嗽、声嘶，为求中医药治疗来诊。症见：精神尚可，觉气促，少许咳嗽，咳少量黄黏痰，声嘶，口干无口苦，时有泛酸，纳欠佳，眠可，二便调。舌暗红，苔少，脉弦细。

辅助检查　2012 年 3 月在某医院行 PET/CT 提示左下肺占位性病变，考虑左肺周围型肺癌伴空洞。2012 年 3 月行穿刺活检提示高分化腺癌。

中医诊断　肺癌。

中医证型　阴虚痰热。

西医诊断　肺腺癌化疗后术后（T1bN0M0 ⅠA 期）。

治法　养阴清热，化痰抑瘤。

中药处方　北沙参 20g，麦冬 20g，法半夏 15g，天花粉 10g，瓜蒌皮 10g，全蝎 10g，蜈蚣 2 条，半枝莲 20g，白花蛇舌草 20g，海螵蛸 20g，甘草 10g，砂仁（后下）10g，浙贝母 20g，桃仁 15g。

水煎 2 次服，日 1 剂，共 21 剂。

2012 年 9 月 28 日二诊

症见　精神尚可，活动后少许气促，诉泛酸、口干、声嘶均好转，咳嗽咳痰减少，痰少色白，纳欠佳，大便烂，日 2～3 次，夜尿多。舌淡暗，苔薄白，脉弦细。

中药处方　人参 15g，五味子 10g，麦冬 15g，法半夏 15g，天花粉 10g，炒麦芽 30g，全蝎 10g，蜈蚣 2 条，半枝莲 20g，白花蛇舌草 20g，补骨脂 15g，甘草 10g，砂仁（后下）10g，浙贝母 20g。

水煎 2 次服，日 1 剂，共 21 剂。

2012 年 10 月 19 日三诊

症见　精神可，活动后气促好转，时有咳嗽，咳少量白黏痰，少许口干，纳改善，无泛酸，大便成形，日 1～2 次，夜尿多。舌淡暗，苔薄白，脉弦细。

中药处方　人参 15g，五味子 10g，麦冬 15g，法半夏 15g，炒麦芽 30g，全蝎 10g，蜈蚣 2 条，半枝莲 20g，白花蛇舌草 20g，补骨脂 15g，怀山药 15g，蜜枇杷叶 15g，甘草 10g，砂仁（后下）10g，浙贝母 20g。

水煎 2 次服，日 1 剂，共 21 剂。

后以上方辨证加减论治，经调理后，患者咳嗽咳痰、气促等症状逐渐减轻。患者每 3～4 周复诊一次，每年复查胸部 CT，未见肿瘤复发转移。

按语

本医案为肺癌化疗后术后患者，由于化疗和手术损伤及消耗，病虽在肺，其源在胃，盖土为金母，胃主津液，胃津不足，则肺之阴津亦亏，终成肺胃阴虚之证。肺虚而肃降失职，则咳逆上气；肺伤而不布津，加之虚火灼津，则脾津不能上归于肺而聚生浊唾涎沫，随肺气上逆而咳出，且咳唾涎沫愈甚，郁久化热，则肺津损伤愈重，日久不止，终致痰、咳、喘诸症。而咽喉为肺胃之门户，肺胃阴伤，津不上承，则口干咽燥声嘶；胃阴不足，胃土过燥，纳食必少，则胃纳差；舌暗红少苔、脉弦细为阴虚痰热之佐证。其总体病机为肺胃阴虚，痰郁化热，乃本虚标实、虚实错杂之证。肺属金，胃属土，胃与肺在五行关系上属于母子"相生关系"，故而联系密切。胃阴久耗必损及肺阴，导致肺阴亏虚、肺失清润，蒸液为痰，痰郁久化热，更耗伤阴液，肺宣降失常，而出现咽干声嘶、咳痰黄黏不爽、气促、舌暗红苔少等肺胃之气上逆的表现。正如叶天士所说"胃津日耗，不可供肺"，从五行相生关系来看，土能生金，《中医大辞典》将其定义为"借五行相生的理论，用补脾益气的方药补益肺气的方法"，而实际肺脏之阴阳气血津液皆赖脾胃滋养，对于胃阴久耗未愈、燥火内生、灼伤肺金导致的肺胃阴虚病证，名医叶天士采用润胃益肺之法，"养胃阴以供肺"，使"胃土日旺，柔金自宁"，方用麦门冬汤治疗阴虚咳嗽。脾胃虚则肺易受邪，临床常见脾胃气上冲喉咽、胸膈者，故以补土伏上逆火气疗痰，从补土伏火法论治。

本医案以麦门冬汤加减治疗肺癌术后之咳嗽、咳痰、气促、声嘶、口干等症状，方中以麦冬、北沙参、天花粉甘寒清润，既养肺胃之阴，又清肺胃虚热；法半夏、浙贝母、瓜蒌皮理气化痰；佐以甘草、砂仁醒脾补中；桃仁活血祛瘀，海螵蛸敛酸和胃；配合辨病加入全蝎、蜈蚣、白花蛇舌草、半枝莲以解毒抗癌。二诊时患者口干、泛酸及咳嗽均有所减轻，但仍有胃纳欠佳，且出现大便稀烂情况，考虑脾胃之气受损，故去桃仁、海螵蛸、瓜蒌皮等润肠通便、寒凉之品，合用人参补气健脾、益胃生津，改北沙参为五味子以养阴兼收敛固涩，胃气津液充足，自能上归于肺，加炒麦芽醒脾开胃，活动后少许气促，故佐以补骨脂补肾纳气、阴阳并补以固本。三诊时，患者胃纳改善，大便成形，仍时有咳嗽，咳少许黏痰，故上方去天花粉，加蜜枇杷叶以润肺止咳化痰，加怀山药以健脾补肺阴。诸药合用，使肺胃气阴得复，则虚火得平，上逆之气得降，而脾胃健运，则痰涎清，咽喉利，咳喘自愈。

（洪宏喜 李柳宁）

六、案例 6

雷某，男，77 岁，2012 年 11 月 5 日来诊。

主诉 发现肺部占位 1 个月余。

现病史 患者 2012 年 10 月体检发现右肺阴影，查 CT 考虑周围型肺癌，2012 年 11 月活检，病理示原发肺腺癌，T1bN0M0 IA 期。15 年前乙状结肠癌手术史。患者及其家属拒绝进一步检查及治疗，要求以中医药保守治疗。患者来诊，精神稍疲倦，偶有咳嗽，喉间燥痒，音低气馁，纳差，眠可，小便调，大便时干结。舌暗红，苔微黄，脉细。

辅助检查 2012 年 10 月 3 日胸片示右肺阴影，2012 年 10 月 9 日胸部 CT 示周围型肺癌。2012 年 11 月 2 日穿刺活检病理：原发肺腺癌，中分化。免疫组化结果：Napsin-A（-），TTF-1（+），SPA（部分+），P63（-），CK7（+），Syndrome（-），CgA（-）。T1bN0M0。

中医诊断 肺癌。

中医证型 气阴两虚，痰瘀热结。

西医诊断 肺腺癌（T1bN0M0 IA 期）。

治法 润胃益肺，清热化痰，祛瘀抑瘤。

中药处方 人参 10g, 麦冬 20g, 白扁豆 15g, 桑叶 20g, 黄芪 15g, 甘草 10g, 粳米 10g, 杏仁 10g, 紫苏子 15g, 天花粉 15g, 芦根 10g, 茜茎 20g, 玉竹 10g, 桃仁 10g, 薏苡仁 20g, 半枝莲 20g, 白花蛇舌草 20g, 全蝎 10g, 蜈蚣 2 条, 黄芩 15g, 淫羊藿 15g。

水煎 2 次服, 日 1 剂, 共 7 剂。

2012 年 11 月 15 日二诊

症见 纳稍差, 大便仍干结, 余未诉特殊不适。舌淡暗, 苔白, 脉沉细。

中药处方 人参 10g, 北沙参 20g, 麦冬 20g, 白扁豆 15g, 桑叶 20g, 黄芪 15g, 甘草 10g, 粳米 10g, 杏仁 10g, 紫苏子 15g, 天花粉 15g, 芦根 10g, 茜茎 20g, 玉竹 10g, 桃仁 10g, 薏苡仁 20g, 半枝莲 20g, 白花蛇舌草 20g, 全蝎 10g, 蜈蚣 2 条, 黄芩 15g, 淫羊藿 15g, 柏子仁 20g。

水煎 2 次服, 日 1 剂, 共 21 剂。

二诊后患者病情稳定, 症状好转, 中药处方加北沙参 20g, 柏子仁 20g, 余药物维持同前。再服 21 剂, 患者大便改善, 纳、眠可, 二便调。患者每 3 周复诊一次, 中药在上方的基础上辨证加减。患者在门诊治疗至今, 一般情况良好, 未见明显转移及病情进展, 生活自理, 获得较好的生活质量。

按语

本医案患者早期肺癌, 因年老拒绝手术等治疗。来诊时偶有咳嗽, 喉间燥痒, 声低气馁, 纳差, 大便干, 均因土虚不能上承以养肺阴, 日久肺胃气阴两亏, 而出现上述症状。

本案例患者年老素体体虚, 经肠癌手术后, 脾胃后天之本损伤。《素问·经脉别论》云: "饮入于胃, 游溢精气, 上输于脾。脾气散精, 上归于肺。" 肺为水之上源, 全赖脾胃之输布, 肺方得津液之养, 若胃阴亏虚则中焦无津可布, 故肺胃阴亏。咳者, 叶氏认为"议养胃阴以杜阳逆, 不得泛泛治咳", 见咳而不治咳, 反养胃阴, 胃阴足则生肺金而咳自止。声低气馁者因土虚不能上承以养肺阴, 日久肺胃气阴两亏。大便不爽者, 胃津亏则通降失司, 肠腑不得润养而推动艰涩, 加之肺与大肠相表里, 故大便不爽或数日一行。

本案例以麦门冬汤为主进行治疗。麦门冬汤原方出自《金匮要略方论本义》: "火逆上气, 夹热气冲之也; 咽喉不利, 肺燥津干也, 主之以麦冬生津润燥, 佐以半夏, 开其结聚; 人参、甘草、粳米、大枣, 概施补益于胃土, 以资肺金之胁, 是为肺虚有热津短者立法也。亦所以救乎肺虚而有热之痿也。" 而叶天士在运用该方时, 常在麦门冬汤原方的基础上去掉半夏, 将治疗的重点放在补养胃阴上。此外, 叶天士还将原方中的北沙参改为人参, 强调益气生津的治疗法则, 总体上牢牢把握住胃阴虚这一核心病机, 并兼顾其他脏腑病变, 随证加减。法叶氏明示"法当补养胃阴, 虚则补母之治也", 用药以麦冬、白扁豆、沙参等药以益胃阴, 桑叶、玉竹等药益肺津。其中更以桑叶所用为多, 以桑叶味苦甘润而秉承秋天肃降之性,所谓叶落归根是也，也于诸滋阴之药中寓以通降之意以防呆补滞腻。加入桑叶、天花粉等轻清灵动之品，体现了"治上焦如羽，非轻不举"的用药思想。久咳而气阴皆伤者，除了滋肺胃之阴，亦加黄芪、人参、甘草、粳米等药补气之不足。大便不爽者，用药以诸子沉降为治，于滋胃阴之药基础上加柏子仁、杏仁、紫苏子等药。对于胃阴久耗未愈、燥火内生、灼伤肺金导致的肺胃阴虚病证，叶天士则采用润胃益肺之法，使"胃土日旺，柔金自宁"。叶天士在养胃阴的同时加入桑叶、天花粉、芦根等清润之品，补益肺金。此外，对于肺胃气虚的患者，叶天士则在麦门冬汤的基础上，联合运用北沙参与人参，气阴双补。

　　润胃益阴法是叶天士的"胃阴学说"的一种重要治法。其理论思想的来源可追溯到秦汉时期，以《内经》为代表。汉代医家张仲景广泛运用"存胃阴"理论治疗疾病，至金元时期，临床各医家不断丰富和完善了"存胃阴"理论，特别是"补土派"代表医家李东垣倡导重视脾胃病的治疗，提出了"人以胃气为本"、"内伤脾胃，百病由生"的观点，奠定了"存胃阴"思想的理论基础。金元时期李东垣著《脾胃论》，辨脾胃内外伤之不同，开创脾胃学说，但李东垣善用益气升阳之法，重脾阳而略胃阴，实为缺憾。明清以降，温病学派代表医家叶天士提出"脾胃分治"，创立了"胃阴学说"，进一步深化和发展了"存胃阴"理论。叶天士对李东垣之说推崇备至，但却不泥于此，认为脾胃虽同为中土，但生理属性不同，故而病理表现有异。脾为阴脏，喜燥恶湿，以升为健；胃为阳脏，喜湿恶燥，宜降则和。胃为体阳用阴之腑，胃阴对于维持胃体的功能有着非常重要的作用。为此叶氏有了"太阴湿土，得阳始运，阳明燥土，得阴自安，以脾喜则燥，胃喜柔润也"的相关论述。治疗上应顺从胃的脏腑属性特点，通过保养胃阴，达到和胃的目的。《临证指南医案》（华岫云按）提到："所谓胃宜降则和者，非用辛开苦降，亦非苦寒下夺，以损胃气，不过甘平，或甘凉濡润，以养胃阴，则津液来复，使之通降而已矣。"对于脾阳不虚，胃有燥火的患者，应另立治法，选方用药应以甘平、甘凉之属。叶氏的"脾胃分治"的观点，既弥补了李东垣脾胃学说中详于治脾，略于治胃之不足，也是对张仲景、刘完素等众多医家"存胃阴"学术思想的进一步拓展。肺属金，胃属土。胃与肺在五行关系上属于母子"相生关系"，胃阴久耗必损及肺阴，导致肺阴亏虚，肺失清润，出现咽干喉痒、咳痰不爽，甚至咯血、舌红苔薄等临床表现。正如叶天士所说："胃津日耗，不可供肺。"对于胃阴久耗未愈，燥火内生，灼伤肺金导致的肺胃阴虚病证，叶天士则采用润胃益肺之法，使"胃土日旺，柔金自宁"。

　　本例病案早期肺癌拒绝手术、放化疗及靶向治疗，单纯依靠中医药以达改善生存质量，延长生存期的目的。

（何春霞　李柳宁）

第2节 治疗肺癌术后放化疗后案例

一、案例1

何某，女，50岁，2014年10月22日来诊。

主诉 肺癌综合治疗3年余。

现病史 患者2014年3月体检发现左肺占位。胸部CT：①右肺上叶肿物，符合周围型肺癌；②左肺门多发淋巴结轻度增大。于2014年4月17日于当地医院行右肺癌根治术，术后病理诊断为肺腺癌（pT2N1M0ⅡB期）。术后行4周期TC方案（紫杉醇＋卡铂）化疗。至2016年8月复查CT：右肺癌术后改变，右肺下叶小结节，不除外复发可能。临床考虑肺癌术后复发，再次行手术切除，病理诊断腺癌。二次肺癌术后行AP（培美曲塞+顺铂）方案化疗1个疗程。因出现恶心呕吐等副作用，寻求中医药治疗，2016年10月22日门诊就诊。临床症见：精神疲倦，咳嗽，痰多，恶心呕吐，胃纳差，睡眠可，夜尿多。舌质淡，舌苔黄微腻，脉弦细。

辅助检查 2014年3月29日胸部CT提示如下：①右肺上叶肿物，符合周围型肺癌；②左肺门多发淋巴结轻度增大。2014年4月17日行右肺癌根治术，术后病理诊断为肺腺癌。2016年8月15日复查CT示右肺癌术后改变，右肺下叶小结节，不除外复发可能。

中医诊断 肺癌。

中医证型 肺脾亏虚，痰瘀互结。

西医诊断 肺腺癌术后（pT2N1M0 ⅡB期）复发化疗后。

治法 益火补土，消痰散结。

中药处方 桃仁15g，薏苡仁20g，冬瓜子20g，半枝莲20g，白花蛇舌草20g，女贞子20g，桑椹20g，猫爪草20g，甘草5g，续断15g，补骨脂20g，淫羊藿20g，党参20g，熟附子15g，肉桂（焗服）3g。

水煎2次服，日1剂，共14剂。

2016年11月5日二诊

症见 患者咳嗽较前明显减轻，恶心呕吐基本缓解，胃纳一般，睡眠可，二便调。舌质淡，舌红苔白腻，脉弦细。

中药处方 桃仁15g，薏苡仁20g，冬瓜子20g，女贞子20g，桑椹20g，猫爪草20g，甘草5g，续断15g，补骨脂20g，淫羊藿20g，党参20g，熟附子15g，肉桂（焗服）3g，砂仁（后下）10g，法半夏10g。

水煎2次服，日1剂，共14剂。

服中药治疗后患者恶心呕吐症状逐渐改善，并继续坚持配合服用中药完成 3 个疗程辅助化疗。定期复查未见肿瘤复发转移。

2017 年 1 月 6 日三诊

症见　患者自诉晨起咳痰，痰中夹黑褐色血块，胃纳有所好转，睡眠可，二便调。舌质淡，舌苔黄微腻，脉弦细。中药处方加肿节风 20g，仙鹤草 30g，余药物维持同前。再服 60 剂，患者各症状减轻，未再诉咳血痰，胃纳改善，眠可，二便调。此后电话随访患者一般情况良好，定期复查未见肿瘤复发。

按语

益火补土法是根据五行生克关系所确立的一种治疗法则。历代医家对"益火补土"理论的学术争议，主要围绕"火"的性质而各说纷呈，有五行相生类，如"君火论"（心阳论）、"命门火论"（肾阳论）、"两火论"，有自脏腑体用阐发者，如"本脏火论"，亦有学说认为益火补土指心、脾二脏生理病理关系，非补阳一途，亦涉及精气血阴阳，即补心生脾论、心脾互用论。而益火补土中的"土"，意指中焦脾胃之阳，补土即意指恢复脾胃正常的生理功能。其中以肾阳脾阳关系阐发益火补土论为主。《中医学基础理论》《伤寒论讲义》等教材亦从肾阳脾阳关系对益火补土论进行阐释。

本案例患者因肺癌术后复发，化疗毒副作用明显，求中医治疗。辨其证为肺脾亏虚，痰瘀互结，处方以千金苇茎汤合回阳救急汤化裁加减，两方一温一寒，一泻一补，治疗以党参、续断、补骨脂、淫羊藿、女贞子、桑椹补益脾肾，桃仁、薏苡仁、冬瓜子止咳化痰，半枝莲、白花蛇舌草、猫爪草散结抑瘤，并佐以熟附子、肉桂引火归原。

化疗容易引起消化道反应、骨髓抑制、机体免疫功能降低等，产生恶心呕吐、头晕耳鸣、神疲乏力、胃纳不佳等症状。中医学认为，肺癌化疗治疗过程中应遵循"扶正"与"解毒"相结合的原则。其"正虚"主要是肾精亏虚，"邪毒"主要是痰热之邪留恋肺脏。苇茎汤为清热剂，具有清脏腑热、清肺化痰、逐瘀排脓之功效；主治肺痈，热毒壅滞，痰瘀互结证；身有微热，咳嗽痰多，甚则咳吐腥臭脓血，胸中隐隐作痛，舌红苔黄腻，脉滑数，常用苇茎汤治疗肺癌正是取其清肺化痰逐瘀以攻伐邪实之力。回阳救急汤为温里剂，具有回阳固脱、益气生脉之功效，主治寒邪直中三阴，真阳衰微证。四肢厥冷，神衰欲寐，恶寒蜷卧，吐泻腹痛，口不渴，甚则身寒战栗，或指甲口唇青紫，或吐涎沫，舌淡苔白，脉沉微，甚或无脉。其临床常用于急性胃肠炎吐泻过多、休克、心力衰竭等属亡阳欲脱者。本患者属于肺癌术后化疗中，故去寒性苇茎，保留桃仁、薏苡仁、冬瓜仁化痰逐瘀，肺癌术后，祛瘀生新。取回阳救急汤温里回阳几味主药，同时加续断、补骨脂、淫羊藿、女贞子、桑椹多味补益肾气药物正是体现了补肾益火以健脾补土，脾阳健运，胃气和降，故呕吐得止。

明代张景岳亦在《类经附翼·求正录真阴论》中云："命门之火谓之元气，命门之水谓之元精。"认为命门的功能即是肾阴、肾阳两个方面的作用，认为"命门为元气之根，为水火之宅。五脏之阴气非此不能滋，五脏之阳气非此不能发"。从中看出命门之火（肾阳）为全身阳气的根本，五脏的阳气都要依赖于肾阳的温煦作用，益火补土法成为益命门之火即温肾阳以补脾阳的一种治疗方法。肾为先天之本，命门火衰致脾运失常，水液内停，化为痰湿，另肾有收纳肺气以助肺司呼吸的功能，故若脾阳健运，水湿得化，肾阳充盛，摄纳有权，则症状自除。

（陈志坚　李柳宁）

二、案例 2

刘某，男，59 岁，2015 年 10 月 6 日来诊。

主诉　肺癌术后 1 个月。

现病史　患者 2015 年 8 月体检发现右上肺占位。2015 年 8 月 15 日外院 CT 考虑为右肺上叶周围型肺癌（5.0cm×5.7cm）并周围阻塞性改变及纵隔淋巴结转移。于 2015 年 8 月 25 日行手术切除。术后病理：腺癌（pT3N0M0 ⅡB 期）。2015 年 9 月行 TP（紫杉醇+顺铂）方案化疗 2 个疗程。为寻求中医药治疗来门诊就诊。临床症见：精神疲倦，自汗，时有干咳，少痰，无胸闷胸痛，纳、眠可，二便调。舌暗红苔白，脉弦滑。

辅助检查　2015 年 8 月 15 日外院 CT 考虑为右肺上叶周围型肺癌（5.0cm×5.7cm）并周围阻塞性改变及纵隔淋巴结转移。2015 年 8 月 25 日行手术切除。病理：腺癌。

中医诊断　肺癌。

中医证型　气阴两虚，痰瘀互结。

西医诊断　肺腺癌术后（pT3N0M0 ⅡB 期）化疗后。

治法　益气养阴，化痰散结。

中药处方　苇茎 20g，冬瓜仁 20g，太子参 20g，五味子 5g，白花蛇舌草 20g，蜈蚣 2 条，桃仁 15g，薏苡仁 20g，麦冬 15g，半枝莲 20g，全蝎 10g，猫爪草 15g，炙甘草 10g。

水煎 2 次服，日 1 剂，共 14 剂。

2015 年 10 月 20 日二诊

症见　精神较前改善，自汗，仍时有干咳，少痰，无胸闷胸痛，纳、眠可，二便调，舌暗红苔白，脉弦滑。

中药处方　苇茎 20g，冬瓜仁 20g，太子参 20g，五味子 10g，蜈蚣 2 条，桃仁 15g，薏苡仁 20g，麦冬 15g，全蝎 10g，猫爪草 15g，炙甘草 10g，浙贝母 15g，桔梗 10g。

水煎 2 次服，日 1 剂，共 14 剂。

患者继续完成化疗至 4 个疗程，末次化疗时间为 2015 年 12 月，期间间断按上方服用。

2016 年 4 月 8 日三诊

症见 患者无明显咳嗽，诉四肢肢端麻木，左上肢指节疼痛，考虑化疗后神经毒性。

中药处方 苇茎 20g，冬瓜仁 20g，太子参 20g，五味子 10g，蜈蚣 2 条，桃仁 15g，薏苡仁 20g，麦冬 15g，全蝎 10g，猫爪草 15g，炙甘草 10g，淫羊藿 15g，续断 15g，补骨脂 15g，北芪 20g。

水煎 2 次服，日 1 剂，共 28 剂。

上述症状逐渐减轻。患者每 4 周复诊一次，中药在上方的基础上辨证加减。患者在门诊治疗至 2017 年初，一般情况良好，定期复查未见肿瘤复发，病情稳定。

按语

本案例患者因肺癌术后，为求中医药治疗预防肿瘤复发来我院治疗。因年老体虚，术后化疗后，伴有精神萎靡、自觉短气、心中动悸、自汗出、胃纳欠佳等心肺气阴亏损之候。其病虚实兼杂，但清热涤痰，则气阴更耗；只补益气阴，则必助热痰之势。故以千金苇茎汤与生脉散合用，既攻又补而获奇效。千金苇茎汤属于辨病用方，清痰散结利肺，生脉散出自《医学启源》，其曰："补肺中元气不足。"《医方考》曰："肺主气，正气少故少言，邪气多故多喘。此小人道长，君子道消之象。人参补肺气，麦冬清肺气，五味子敛肺气，一补一清一敛，养气之道毕矣。名曰生脉者，以脉得气则充，失气则弱，故名之。东垣云：夏月服生脉散，加黄芪、甘草，令人气力涌出。若东垣者，可以医气极矣。"该患者正气亏虚为本，痰瘀互结为标，加之化疗后进一步损伤脾胃，采取辨证与辨病相结合的方式，以生脉散为汤底益气养阴，同时配合具有抗肿瘤作用的蜈蚣、全蝎、白花蛇舌草、半枝莲、猫爪草等药物，攻补兼施，配以淫羊藿、续断、补骨脂补益肾气，扶正抑瘤，达到长期防止肿瘤复发的目的。

《内经》和《伤寒论》奠定了中医理论基础，至金元时期，李东垣创立脾胃学说，李氏《脾胃论》开篇言："历观[内经]诸篇而参考之，则元气之充足，皆由脾胃之气无所伤，而后能滋养元气……脾胃之气既伤，而元气亦不能充，而诸病之所由生也。"元气是人体生存的根本，东垣谓"脾胃为元气之本"，突出了《内经》脏腑学说以脾胃为核心的思想，促进了后世临床的长足发展。金元医家李东垣提出"内伤脾胃，百病由生"，以《内经》中的相关理论为立论依据，提出治疗诸虚不足，以调理脾胃为主，创立脾胃学说。脾居中土，主升清。中气虚衰，脾土空虚，必然形成脾气虚陷，气陷成郁。其治疗是根据"虚者补之"、"陷者举之"、"郁者发之"的治则，李东垣除了采用芪、参、术、草，填补中土，还配用升麻、柴胡等升阳药。他释补中益气汤方义言"胃中清气在下，必加升麻、柴胡以引之"，"引胃气上腾而复其本位"，并言"惟当以辛甘温之剂，补其中而升其阳"，使用辛少甘多温平之味，先补其阳气升腾，使"脾胃俱旺而复于中焦之本位，则阴阳气平矣。"临床上，许多因素，例如化疗，都会造成脾虚气陷，进而引起外邪、阴火、湿热、痰瘀等乘虚侵入而发生诸多疾病，治疗统在脾胃。脾胃功能是生命存在的基本特征，一旦发病，无不牵涉脾胃。东垣言："善治病者，惟在调理脾胃。"疾病的发生与治疗转归，关键在脾胃。

（陈志坚　李柳宁）

三、案例 3

薛某，男，55 岁，2016 年 2 月 28 日来诊。

主诉　肺癌术后 5 个月，伴气促 1 个月。

现病史　患者于 2015 年 9 月体检发现左肺占位。进一步查胸部 CT 示左肺上叶肿物，符合周围型肺癌。10 月 13 日在某医院行左肺上叶切除术后，术后病理提示为肺中分化腺癌（pT2bN0M0 ⅡA 期），并行化疗 4 个周期。2016 年 1 月患者开始出现气促症状，无发热，于某大学附属肿瘤医院复查胸部 CT 提示肺癌术后改变，无明显复发征象。遂至门诊就诊。症见：现患者时有气促，活动后加重，无咳嗽咳痰，二便调。舌红，苔薄白，脉沉弦。

辅助检查　2015 年 9 月 5 日胸部 CT 示左肺上叶肿物，符合周围型肺癌。2015 年 10 月 13 日行左肺上叶切除术后，术后病理提示为肺中分化腺癌。2016 年 1 月 20 日胸部 CT 示肺癌术后改变，无明显复发征象。

中医诊断　肺癌。

中医证型　气阴两虚，痰瘀阻络。

西医诊断　肺腺癌术后（pT2bN0M0 ⅡA 期）化疗后。

治法　益气扶正，化痰散结。

中药处方　太子参 20g，麦冬 15g，五味子 10g，半枝莲 20g，白花蛇舌草 20g，全蝎 10g，蜈蚣 2 条，女贞子 20g，黄芪 20g，续断 15g，补骨脂 15g，甘草 5g，猫爪草 20g，淫羊藿 15g。

水煎 2 次服，日 1 剂，共 21 剂。

2016 年 3 月 23 日二诊

症见　患者气促症状减轻，偶有咳嗽，少痰。舌红，苔薄白，脉沉弦。

中药处方　太子参 20g，麦冬 15g，五味子 10g，半枝莲 20g，白花蛇舌草 20g，全蝎 10g，蜈蚣 2 条，女贞子 20g，黄芪 20g，续断 15g，补骨脂 15g，甘草 5g，猫爪草 20g，淫羊藿 15g，紫苏子 15g。

水煎 2 次服，日 1 剂，共 21 剂。

继续服药治疗，患者每 4 周复诊一次，中药在上方的基础上辨证加减。2016 年 4 月复查 CT 未见肿瘤复发征象。

2016 年 5 月 11 日三诊

症见　患者诉受凉后咳嗽明显，无咳痰，肢体乏力，左胸部紧束感，纳可，眠差，二便调。舌淡暗，苔黄厚腻，脉弦。

中药处方　苇茎 20g，桃仁 10g，薏苡仁 20g，冬瓜子 20g，鱼腥草 20g，黄芩 15g，全蝎 10g，蜈蚣 2 条，半枝莲 20g，白花蛇舌草 20g，女贞子 20g，甘草 5g，大黄 10g，黄芪 20g。

水煎 2 次服，日 1 剂，共 14 剂。

经治疗后，患者咳嗽逐渐缓解，患者每 3～4 周复诊一次，中药在上方的基础上辨证加减。于 2016 年 8 月 20 日某大学附属肿瘤医院复查 CT 示胸部无明显复发征象，左侧胸膜稍增厚。患者在门诊坚持中医治疗至今，一般情况良好，生活自理，获得较好的生活质量。

按语

本例患者肺癌术后化疗后，先后出现气促、咳嗽之症，处方以生脉散合千金苇茎汤加减，黄芪、续断、淫羊藿、补骨脂健脾益气，益肾扶正，配以全蝎、蜈蚣、半枝莲、白花蛇舌草、猫爪草等以散结抑瘤。本方特点以生脉散顾护肺胃，以苇茎汤清肺化痰，扶正祛邪兼顾，使患者正安邪去，癌瘤无存。完成手术、放化疗之后的抗复发转移治疗是中医药治疗癌症的最大优势所在。患者在完成西医手术及化疗后，肿瘤病灶已不存在。但正气受损，癌毒余邪仍待清除，否则难保日后癌毒久蓄而再发。扶正之药借正气以运达流布周身，正气夹攻毒祛邪药势以消癌，攻补兼顾而不可偏废。正气先虚常是肺癌发生的主要前提，癌瘤一旦成形，又可狂攫正气以自养，肺气首当其冲而先受其害，使正愈虚而邪愈炽，瘤愈大而肺愈衰。因此治疗恢复期肺癌，益气强肺以强化支撑后劲，提高耐耗能力，增强免疫功能而达到箍围癌瘤病灶的方药就必不可少。

补土理论作为中医学术流派重要思想之一，有着系统完善的核心理论与内涵，《内经》以来，至金元李东垣，补土理论为补土学术流派的发展奠定了基础。东垣对中土气机运行而影响其他四脏进行了详尽的论述，如《脾胃论·脏气法时升降浮沉补泻之图》言："五行相生，木火土金水，循环无端，惟脾无正行，于四季之末各旺一十八日，以生四脏……戊土其本气平，其兼气温、凉、寒、热，在人以胃应之。已土其本味咸，其兼味辛、甘、酸、苦，在人以脾应之。"正因为东垣对中土的气化作用有着深刻的认识，故其提出"内伤脾胃，百病由生"的观点。土化四象论，是"补土"学术思想的理论基础。《脾胃论·阴阳升降论》言："易曰'两仪'生'四象'，乃天地气交，八卦是也。在人则清浊之气皆从脾胃出，营气营养周身，乃水谷之气味化之也。"人体中阴阳升降运动则以中焦土地为枢纽，中焦升清降浊，将水谷精气布散周身，以"助肺天真"、"荣华腠理"、"充实四肢"、"维持神明"、"坚强骨髓"等。如《脾胃论·阴阳升降论》言："清阳为天，清中清者，清肺以助天真。清阳出上窍，清中浊者，荣华腠理。清阳发腠理，清阳实四肢。

浊阴为地，浊中清者，荣养于神。浊阴出下窍，浊中浊者，坚强骨髓。浊阴走五脏，浊阴归六腑。"因此，我们可以进一步得知，扶正之要在于后天之本，故常选用生黄芪、太子参、党参、白术等补气益肺之品来强固早虚易馁之气。盖以益气养阴扶正之法使正气先立于不败之地，配合化痰，活血，清热解毒诸法以消蛰伏之邪，以达长期生存的目的。

（陈志坚　李柳宁）

四、案例4

郭某，男，54 岁，2010 年 10 月 13 日来诊。

主诉　肺癌术后 1 年余，呕吐伴胃痛 1 周。

现病史　患者于 2009 年 9 月在某医院行肺癌根治术，术后病理示腺癌（pT1N2M0 ⅢA 期）。已行 6 个疗程紫杉醇+顺铂方案化疗（紫杉醇 240mg，静脉滴注，第 1 天+顺铂 120mg，静脉滴注，第 1 天）。于 2010 年 8 月出现咳嗽，伴少痰、胸闷、纳眠差，经治疗后症状无改善。2010 年 10 月 13 日至门诊就诊，查胸部 CT 未见肿瘤复发及转移征象。患者来诊，情绪焦虑，呕吐，胸闷，偶有心悸，无胸痛，纳、眠差，大便少，小便调。舌红，苔少，脉细。

辅助检查　2009 年 9 月某医院肺手术病理示（右上肺肿物）腺癌，低分化；免疫组化结果示 Napsin-A（部分+），TTF-1（+），SPA（部分+），P63（-），CK7（+），Syndrome（-），CgA（-），Ki67（70%+）。病理学分期 pT1N2。2010 年 10 月 13 日胸部、全腹部 CT 平扫+增强示：右上肺切除术后改变，右侧少量胸腔积液；左肺气肿，并多发肺大疱形成；肝多发囊肿；前列腺增生；胆、肾、肾上腺、胰、脾、膀胱未见明显异常。

中医诊断　肺癌。

中医证型　肝胃阴虚。

西医诊断　肺腺癌术后（pT1N2M0 ⅢA 期）化疗后。

治法　补肝和胃。

中药处方　人参 10g，炙甘草 20g，生姜 10g，桂枝 10g，生地黄 20g，麦冬 10g，大枣 10g，阿胶（烊化）10g，火麻仁 15g，石斛 15g，茯苓 15g，桑寄生 15g，枸杞子 10g，半枝莲 20g，白花蛇舌草 20g。

水煎 2 次服，日 1 剂，共 7 剂。

2010 年 10 月 27 日二诊

症见　呕吐、心悸、情绪焦虑等症状减轻，进食好转。舌红，苔少，脉细。

中药处方　人参 10g，炙甘草 20g，生姜 10g，桂枝 10g，生地黄 20g，麦冬 10g，大枣 10g，阿胶（烊化）10g，火麻仁 15g，石斛 15g，茯苓 15g，桑寄生 15g，枸杞子 10g，半枝莲 20g，白花蛇舌草 20g，酸枣仁 15g。

水煎 2 次服，日 1 剂，共 14 剂。

中药处方加酸枣仁 15g，余药物维持同前。再服 14 剂，患者各症状减轻，纳、眠可，二便调。患者每 2 周复诊一次，中药在上方的基础上辨证加减。患者在门诊治疗至今，一般情况良好，生活自理，获得较好的生活质量。

按语

本医案患者中期肺癌术后化疗，出现较大毒副作用伴焦虑。来诊时情绪焦虑，呕吐，胸闷，偶有心悸，纳差，此均因肝胃阴虚导致肝风内动、胃失和降。

本案例患者经肺癌手术化疗后，因情志抑郁，日久耗伤肝阴，络脉空虚，气攻乘络，内风旋动，侵袭阳明，胃阴不足，继而引起胃痛、呕逆不能进食等症状。仲景提出"见肝之病，知肝传脾，当先实脾"的肝与脾病证关系学说，《临证指南医案》中提出"肝木肆横，胃土比伤"、"木乘土位，以致胃衰"、"肝为起病之源，胃为传病之所"、"胃汁竭，肝风动"等见解，进一步提出了肝胃同治的方法。

本案例以炙甘草汤为主加减进行治疗，炙甘草汤为《伤寒论》中益气养血、通阳复脉、滋阴补肺的代表方，治疗由阴血不足、心失所养、阳气虚弱引起的脉结代、心悸、肺痿等病证。叶天士推崇仲景学说，擅于化裁经方，极大扩大了原方的适用范围，取得了很好的临床疗效。而叶氏在炙甘草汤的基础上，灵活加减，用于治疗由肝胃阴虚导致的肝风内动证。例如，《临证指南医案·胃脘痛门》记载患者因情志抑郁，日久耗伤肝阴，络脉空虚，气攻乘络，内风旋动，侵袭阳明，胃阴不足，继而出现胃痛放射至背胁、呕逆不能进食等症状。叶氏在炙甘草汤原方的基础上，加用生地黄、茯苓、石斛等滋补胃阴的药物，加用桑寄生、枸杞子、阿胶等补益肝肾阴虚药物，治疗由肝胃阴虚引起的肝风内动证，深刻地体现了叶氏"阳明胃土，独挡厥阴风木"、"治肝不应，当取阳明"的临证思想。不仅如此，叶氏对炙甘草汤精于化裁，将其用于治疗中风、虚劳、呕血、咳嗽等多种疾病，极大地扩大了原方的临床应用范围。

补肝和胃法是叶天士的"胃阴学说"的一种重要治法。中医学自《内经》以来，就重视脾胃系统的作用，将其视为后天之本和气血生化之源。随着李杲《脾胃论》的刊行，中医脾胃学说有了明确的理论、临床参考，逐渐产生了"脾胃法东垣"的临床习惯，历代医家也以益气、升阳、散火之法视为治脾胃病的常法。但脾胃互为表里，有阴土、阳土之分，二者生理、病理、病机变化均有差别。人以胃气为本。《灵枢·五味》提出："水谷皆入于胃，五脏六腑皆禀气于胃……津液已行，荣卫大通，乃化糟粕，以次传下。"强调了胃腑纳谷生气、靠津液润泽而下行糟粕的生理特点，并描述了胃腑"水谷之海不足，则饥不受谷食"的病理状态。故胃阴学说提出脾阳胃阴分治，治脾之药不可治胃，叶天士认为"太阴湿土得阳始运，阳明阳土得阴自安"。肝属木，胃属土。肝病常引起胃病，胃病也会影响肝。肝与胃之间的病理关系可概括为土虚木乘、土侮木。肝胃同治是叶天士"胃阴理论"的重要治法之一。"治肝不应,当取阳明"(《临证指南医案·痉厥门》),对于肝胃阴虚导致的肝风内动、胃失和降的病证,则宜采用肝胃同治之法,补损伤之肝胃之阴。

本例病案肺癌手术后、化疗后毒副作用大,中医药可减轻化疗毒副作用以达改善患者生存质量、延长生存期的目的。

(何春霞 李柳宁)

五、案例 5

崔某,女,80 岁,2012 年 2 月 23 日来诊。

主诉 肺癌术后化疗后 7 个月余,咳嗽咳痰 6 个月。

现病史 2011 年 7 月初因咳嗽咳痰查胸部 CT 提示右肺周围型肺癌,进一步行肺穿刺活检明确为肺鳞状细胞癌,2011 年 7 月下旬行手术切除治疗,术后分期示 pT2N1M0 ⅡB 期,术后常规行辅助化疗 6 个疗程。患者来诊时,症见:精神疲倦,头晕,咳嗽,咳白黏痰,活动后易气促,口淡,无胸闷胸痛,无口干口苦,纳一般,眠差,二便调。舌淡暗,苔白微腻,脉弦细。

辅助检查 2012 年 2 月 22 日胸片示慢性支气管炎肺气肿,右侧胸膜局部增厚,粘连。

中医诊断 肺癌。

中医证型 气虚痰瘀阻络。

西医诊断 肺鳞状细胞癌术后(pT2N1M0 ⅡB 期)化疗后。

治法 培土生金。

中药处方 党参 20g,茯苓 20g,白术 15g,法半夏 15g,浙贝母 15g,砂仁(后下)10g,桂枝 10g,怀山药 15g,莪术 10g,全蝎 6g,白花蛇舌草 15g,薏苡仁 20g,桔梗 15g,陈皮 5g,炙甘草 10g。

日 1 剂,再煎服用,分早晚各服 1 次,共 14 剂。

2012 年 3 月 9 日二诊

症见 精神好转,头晕减轻,咳嗽咳痰明显减少,活动后气促及胃纳改善,口干,二便调。舌淡暗,苔白质干,脉弦细。

中药处方 党参 20g,茯苓 20g,白术 15g,法半夏 15g,浙贝母 15g,砂仁(后下)10g,大枣 10g,怀山药 15g,莪术 10g,全蝎 6g,白花蛇舌草 15g,补骨脂 15g,桔梗 15g,麦冬 10g,炙甘草 10g。

共 28 剂,煎服方法同前。

2012 年 4 月 6 日三诊

症见 精神可,仍少许头晕,咳嗽咳痰较少,活动后仍稍气促,纳、眠可,口干减轻,二便正常。舌淡暗,苔白,脉弦细。

中药处方　党参 20g，茯苓 20g，白术 15g，黄芪 20g，浙贝母 15g，砂仁（后下）10g，当归 10g，怀山药 15g，莪术 10g，全蝎 6g，白花蛇舌草 15g，补骨脂 15g，麦冬 10g，炙甘草 10g。

28 剂，煎服方法同前。

后续中药在上方的基础上继续辨证加减。2013 年 3 月 20 日复查胸部 CT 未见肿瘤复发转移。

按语

本医案病患年事已高，肺、脾、肾三脏俱虚，而中枢之脾气运化失职乃其关键，脾虚不运，受纳失职，故见口淡、纳一般，脾虚失运，水湿内停，聚而为痰为饮，上犯于肺，痰湿内蕴，而致肺气壅实，可见咳嗽咳痰、活动后气促等症，加之久病中焦受损耗，中气不足，无以升清阳，故见头晕。脾胃主中焦，中焦枢纽得运，则清阳上升、浊阴得降，因此，治疗但以健运中焦脾土为要，培土以生金，则肺、脾均安。

中医古籍并无肺癌之病名，但积聚、息贲、咯血、咳嗽、肺积等病证的描述与肺癌相类似。如《难经·五十六难》记载："肺之积，名曰息贲。在右胁下，覆大如杯。"宋代《圣济总录》曰："凡积气在右胁下，覆大如杯者，肺积也，气上贲冲，息有所妨，名曰息贲。"详细定义了"肺积"、"息贲"的病名。其中关于寒热、喘咳、包块及大小的论述与肺癌十分相似。

肺积病位在肺，病因病机错综复杂，常涉及饮食、情志、外邪、正虚等诸多方面，但总以正虚为本，外邪为标。这也与古代医家观点不谋而合。《素问》曰："若劳伤肺气，腠理不密，外邪所搏而壅肿者……名曰气瘤。"《诸病源候论》曰："积聚者，由阴阳不和，腑脏虚弱……所为也……诸脏受邪……乃成积聚。"脏腑虚弱，外邪袭之，积聚因虚而成。明代李中梓在《医宗必读》中指出"积之成者，正气不足，而后邪气踞之"，认为"正虚"是积证发病的先决条件。清代《杂病源流犀烛》中提出机体正气亏虚，阴阳失衡，外邪乘虚而侵犯，使肺脏宣发肃降失常，血液、津液聚积为瘀、为痰，痰瘀互结，日久发为肺积。

气虚为肺癌术后的常见病因，脾胃运化不足，而致气血生化乏源，或为手术气血耗散得过多，致脾气不足，脾失运化，痰湿内生，上犯于肺，而见咳嗽、喘促等肺系病证，如仅从肺脏论治，则咳喘难止或虽止而易复发，往往难收良效，此时当用"培土生金"法，通过补益脾气而达到补益肺气之效。如参苓白术散、六君子汤、黄芪建中汤等。另亦可通过补中益气和中，使中气充盛，脾土健旺，则津液自能上归于肺，生养肺津以润肺，可治肺痿之证。如麦门冬汤、清燥救肺汤等。

"培土生金法"是根据五行相生规律确立的治则，通过补益脾气以益肺气，即"虚则补其母"。《灵枢·经脉》曰"肺手太阴之脉，起于中焦，下络大肠，还循胃口，上膈属肺"，肺经起源于中焦，肺经与脾胃经关系密切。《素问·经脉别论》

曰"饮入于胃，游溢精气，上输于脾。脾气散精，上归于肺，通调水道，下输膀胱"、"食气入胃，浊气归心，淫精于脉。脉气流经，经气归于肺，肺朝百脉，输精于皮毛"。脾气健运，精气上承于肺脏，以助其宣发肃降之功；若湿阻脾胃，运化无力，则气血津液生化之源，母病及子，肺宣发肃降无能，进而出现一系列肺脾俱虚的病证。李东垣亦曰："脾胃一虚，肺气先绝。"脾胃健旺是肺气充足的重要保证。

本医案患者肺癌术后化疗后出现疲倦，咳嗽咳痰，色白质黏，活动后气促，皆源于手术伤及肺脾正气，加之化疗导致脾胃虚弱，脾胃之气不足即可导致血液生化乏源，无以升清降浊，而致痰湿内生，阻碍肺脉，肺失宣降，而出现咳、喘、痰、湿等症状。一诊处方先以参苓白术散加减，以健脾益气、祛湿化痰，再结合辨病加莪术、白花蛇舌草、全蝎以解毒抗癌通络。通过调理脾胃，使脾运化功能正常，则湿浊分清，痰湿自消，患者咳嗽、咳痰症状自然缓解；调理脾胃，改善患者疲倦、口淡、纳一般等症状，促进患者进食，气血生化有源则正气升。二诊时患者出现口干等提示肺胃之阴不足表现，故去桂枝、陈皮、薏苡仁等温燥淡渗之品，合麦门冬汤养胃阴以补肺，加用补骨脂补肾纳气固本，先后天之本兼顾，而达"正气存内，邪不可干"之效，扶正亦是抗邪。三诊时，患者邪气渐退，正气仍有不足，故于二诊方去法半夏、桔梗，加黄芪以加强补肺气以固本，并易大枣为当归以加强养血通经脉之力，且当归与黄芪相配以奏气血生化有源、气血双补以顾护正气之功。

本医案中，参苓白术散与麦门冬汤均为"培土生金法"代表方，前者平调中焦，佐桔梗上行保肺，后者重用滋阴益气之品，补脾气、滋胃阴，使脾土旺而生化有源，两方合用，益气滋阴兼顾，肺、脾二脏均调，脾主运化有力，肺主宣发有源，二者相得益彰，扶正而病邪自去。

（洪宏喜　李柳宁）

六、案例 6

何某，男，52 岁，2008 年 5 月 12 日来诊。

主诉 肺癌术后化疗后 4 个月，疲倦乏力 1 个月余。

现病史 患者 2008 年 1 月因常规体检发现左肺占位性病变，进一步行胸部 CT 增强检查，考虑为左肺周围型肺癌，遂于 2008 年 1 月 10 日外院行左肺癌切除术，术后病理示鳞状细胞癌（pT2bN0M0 ⅡA 期），术后行辅助化疗 4 个疗程，末次化疗时间为 2008 年 4 月。治疗后患者自觉疲倦，肢体乏力，伴咳嗽，咳少量稀白痰，故来诊。症见：精神疲倦，肢体乏力，偶有咳嗽，咳少量稀白痰，无明显气促，纳、眠可，大便难解，小便清长，夜尿频，每晚 3～4 次。舌淡暗，苔薄白，脉沉。

辅助检查　2008 年 1 月因常规体检发现左肺占位性病变，进一步行胸部 CT 增强检查提示左肺周围型肺癌，2008 年 1 月 10 日左肺癌切除术后病理示鳞状细胞癌。

中医诊断　肺癌。

中医证型　脾肾两虚。

西医诊断　肺鳞状细胞癌术后（pT2bN0M0 IIA 期）化疗后。

治法　健脾补肾法。

中药处方　党参 20g，川续断 15g，白术 15g，陈皮 10g，黄芪 20g，补骨脂 15g，茯苓 20g，女贞子 20g，全蝎 10g，蜈蚣 2 条，甘草 5g，锁阳 15g，淫羊藿 15g，肉苁蓉 15g。

水煎 2 次服，日 1 剂，共 14 剂。

2008 年 5 月 26 日二诊

症见　疲倦、肢体乏力、小便清长等症状减轻，精神仍稍疲倦，偶有咳嗽，但咳痰减少，口干苦，夜尿减少，每晚 2～3 次，大便通畅。舌淡暗，苔薄黄，脉沉。

中药处方　党参 20g，川续断 15g，白术 15g，陈皮 10g，黄芪 20g，补骨脂 15g，茯苓 20g，女贞子 20g，全蝎 10g，蜈蚣 2 条，甘草 5g，白花蛇舌草 15g，半枝莲 15g，淫羊藿 15g，猫爪草 15g。

水煎 2 次服，日 1 剂，共 21 剂。

2008 年 6 月 16 日三诊

症见　精神尚可，肢体乏力进一步好转，偶有咳嗽，咳痰少色白，口干苦缓解，夜尿减少，每晚 1～2 次，大便可解。舌淡暗，苔薄白，脉沉。

中药处方　党参 20g，川续断 15g，白术 15g，陈皮 10g，黄芪 20g，补骨脂 15g，浙贝母 15g，女贞子 20g，全蝎 10g，蜈蚣 2 条，甘草 5g，白花蛇舌草 15g，半枝莲 15g，淫羊藿 15g，猫爪草 15g。

水煎 2 次服，日 1 剂，共 21 剂。

患者服药后精神状态及咳嗽咳痰症状逐渐好转，后嘱其每 3～4 周复诊一次，中药在上方的基础上辨证加减。定期每年复查胸部 CT，未见肿瘤复发转移。

按语

本医案为早期肺癌术后患者，其本身由于手术损伤，正气受损，后加之化疗药物毒副作用影响，正气进一步亏虚，导致患者治疗后出现疲倦，肢体乏力，咳嗽咳痰，大便难解等症状，疲倦乏力乃肺脾气虚，气机失运，不能濡养四肢百骸；"脾为生痰之源，肺为贮痰之器"，咳嗽咳痰为肺气不足，不能宣发肃降，加之脾虚失健运，痰湿内生，停滞于肺之征；小便清长、夜尿频多为母病及子，肾气亏虚，气化功能失常，津液输布失常之象。故整体采用健脾补肾、温化痰湿的方法，并配合中医药抗肿瘤之品，以预防肿瘤复发及转移，使患者获得较好的生活质量。

李东垣提出"内伤脾胃，百病由生"、"火与元气不两立"等重要学术观点，对补土思想独有发挥，对后世影响深远。脾胃居于中焦，脾主运化，以升发为健；胃主受纳，以通降为顺。脾胃强健则纳运正常，升降有序，元气充足。肾居下焦，主封藏，也主水液之气化。肾气固，则水液蒸腾气化、肾精藏泄相宜。《脾胃论·脾胃虚实传变论》曰："元气之充足，皆由脾之气无所伤，而后能滋养元气。"此言对于补肾与补脾如何权衡有着重要的指导作用。脾为后天之本，肾为先天之本，二者是相互资生，相互促进的。脾乃仓廪之官，气血津液生化之源，能运化水谷，产生精微物质充养五脏。脾胃虚衰则五脏不能得到滋养，至于脾则运化无权，水反为湿，谷反为滞，久而湿热内蕴；至于肾封藏失司则精微下泄；温煦气化无权则水液代谢紊乱，水道失调。

中医学认为，肺癌之发生，多见由饮食、起居、劳倦、情志等因素导致元气受损，脏腑功能失调，邪毒侵肺，肺气膹郁，津液失于输布，聚津成痰，痰凝气滞，痰瘀毒结于肺脏，日久形成肺积。肺癌发病后，治疗上加以手术、化疗等现代治疗手段进一步损伤脾胃、损伤元气，进一步发展，则伤及先天肾气之本。正虚在本病的发病过程中尤为重要，特别与脾、肾两脏相关，正如《景岳全书·积聚》曰："脾肾不足及虚弱失调之人，多有积聚之病。"因此，治疗本病，重视调脾补肾，恢复中土健运及顾护肾气之本均尤为关键。

李东垣补土思想的核心内涵是恢复中土之气化功能，以推动四维之转动。运用补土理论遣方用药，并不是单纯运用温补之药，而是补中有攻，寓攻于补，关键是抓住脾胃之偏颇，助其恢复正常的生理功能。结合李东垣之学术与经验，肺癌术后化疗后患者的治疗，多从脾胃着手而论，理清脉络，务必使中土健运，后思补肾固精，且时时注意顾护脾胃，勿令其伤。常用的方剂包括四君子汤、香砂六君子汤、补中益气汤、升阳益胃汤之类，辨证加减则纳入有清热解毒功效且有较强抗癌作用的白花蛇舌草、半枝莲等，或有行气化湿功效且有调节胃肠动力作用的砂仁、半夏、陈皮等；若腑气不通，则加大黄、桃仁、肉苁蓉、枳实等润肠通腑泻浊之品，使浊阴得降，清阳得升，从而恢复脾胃气机升降。

本病例采用了健脾补肾的治疗方法，肾为先天之本，脾为后天之本，气血生化之源，健脾补肾是重要的扶正固本的治法，脾肾双补，正气得复，气血则充，有利于术后化疗人体功能的快速恢复。对于预防肿瘤复发、转移有重要意义。方中党参、黄芪补气健脾益肺，白术、茯苓、陈皮健脾行气、化痰祛湿，再以女贞子、锁阳、淫羊藿、补骨脂、肉苁蓉等品补肾阳肾阴，以助肾之气化，配伍使用虫类药物全蝎、蜈蚣攻积破瘀、搜剔攻毒。二诊时患者服药后正气亏虚得以改善，精神较前改善，但舌苔转黄，口干苦，有温补太过而见化热之象，正所谓气有余便是火，故上方去温补之锁阳、肉苁蓉，加白花蛇舌草、半枝莲、猫爪草以化痰散结抑瘤。反佐白花蛇舌草、半枝莲、猫爪草，既起到清热解毒的作用，又有抗癌抑制肿瘤之功效。三诊时，患者化热之象已不明显，且痰湿已明显消退，故去茯苓以减少清利淡渗之力，加浙贝母配伍猫爪草以加强化痰散结之力，整体处方具有健脾补肾、化痰散结之效，组方攻补兼施，扶正抑瘤，既改善症状，取得良好的生活质量，又能预防肿瘤复发转移。

（洪宏喜　李柳宁）

七、案例 7

麦某，男，47 岁，2009 年 7 月 15 日来诊。

主诉　肺癌术后放化疗后 5 个月余，疲倦乏力、咳嗽咳痰 1 个月余。

现病史　患者 2009 年 2 月初因反复咳嗽未愈，于外院行胸部 CT 检查提示左下肺周围型肺癌，遂于 2009 年 2 月 10 日外院行左下肺癌切除术。术后病理：鳞状细胞癌（pT2N2M0 ⅢA 期），术后行辅助放化疗，完成放化疗时间为 2009 年 5 月下旬。经治疗后患者开始逐渐出现精神疲倦，乏力，咳嗽，咳黄黏痰，故来诊。来诊时症见：精神疲倦，少许头晕，自觉乏力，咳嗽，咳少量黄白黏痰，活动后气促，口干无口苦，胃纳可，睡眠差，二便调。舌暗红，苔白花剥，脉弦细。

辅助检查　患者 2009 年 2 月 23 日于外院胸部 CT 检查提示左下肺周围型肺癌。2009 年 2 月 10 日外院行左下肺癌切除术，术后病理示鳞状细胞癌。

中医诊断　肺癌。

中医证型　气阴两虚，痰瘀互结。

西医诊断　肺鳞状细胞癌术后（pT2N2M0 ⅢA 期）放化疗后。

治法　益气养阴，化痰祛瘀抑瘤。

中药处方　太子参 30g，麦冬 15g，五味子 5g，法半夏 15g，桃仁 15g，鱼腥草 20g，半枝莲 20g，白花蛇舌草 20g，全蝎 10g，蜈蚣 2 条，女贞子 20g，桑椹 20g，猫爪草 20g，甘草 5g，大枣 10g，酸枣仁 20g，钩藤 20g。

水煎 2 次服，日 1 剂，共 14 剂。

2009 年 7 月 29 日二诊

症见　精神尚可，诉头晕好转，咳嗽咳痰减少，痰色白量少，睡眠改善，二便调。舌淡暗，苔薄白，脉弦细。

中药处方　太子参 30g，麦冬 15g，五味子 5g，法半夏 15g，桃仁 15g，浙贝母 20g，半枝莲 20g，白花蛇舌草 20g，全蝎 10g，蜈蚣 2 条，女贞子 20g，桑椹 20g，猫爪草 20g，甘草 5g，大枣 10g，淫羊藿 10g。

水煎 2 次服，日 1 剂，共 28 剂。

2009 年 8 月 26 日三诊

症见　精神可，已无头晕，咳嗽进一步减少，偶有痰，色白量少，胃纳欠佳，睡眠可，大便稀烂，每日 1～3 次，小便调。舌淡暗，苔薄白，脉弦细。

中药处方　党参 30g，麦冬 10g，五味子 5g，法半夏 15g，陈皮 10g，浙贝母

20g，半枝莲 20g，白花蛇舌草 20g，全蝎 10g，蜈蚣 2 条，女贞子 20g，补骨脂 15g，猫爪草 20g，甘草 5g，大枣 10g，淫羊藿 10g。

水煎 2 次服，日 1 剂，共 28 剂。

后嘱患者每 4 周复诊一次，中药在上方的基础上辨证加减。每年复查胸部 CT，未见肿瘤复发转移。

按语

本医案为肺癌术后患者，由于手术及放化疗热毒损伤，患者治疗后出现疲倦乏力、咳嗽咳痰、口干等气阴两虚、痰瘀互结症状。其中疲倦乏力乃气虚失运，加之血虚失于濡养，机体不荣之象；咳嗽咳痰乃肺脾气虚，运化失职，痰浊内蕴，阻碍气机，而致宣肃升降失常之象；口干为阴虚津液亏损，不能上承濡养咽喉之象；睡眠差乃阴血不足，不能濡养心脉，心神失养之象。故采用了益气养阴、化痰祛瘀抑瘤的治疗方法，既益气养阴减轻放化疗后气阴两虚的症状，亦化痰祛瘀兼抗癌抑瘤以祛邪，通过扶正、祛邪相结合，而达到了养阴不恋邪、祛邪不伤正的效果。

本医案之病症，以咳嗽、咳痰、气促为主症，其属于中医学的"内伤咳嗽"、"肺痿"范畴。中医咳嗽病名最早见于《内经》："五气所病……肺为咳。"明代张介宾将咳嗽分为外感、内伤两大类："以余观之，则咳嗽之要，止惟二证。何为二证？一曰外感，一曰内伤而尽之矣。……但于二者之中当辨阴阳，当分虚实耳。"内伤咳嗽是脏腑功能失调、内邪干肺所致。有肺脏自病，也有他脏先伤而病及于肺者，最终均导致肺的宣发肃降功能失调而引起咳嗽，内伤咳嗽尤以肺、肝、脾三脏的失调最为常见。《张氏医通·诸气门下》中对肺痿描述为："肺痿其积渐，已非一日……肺中小管日窒，咳声以渐不扬，胸中脂膜日干，咳痰艰于上出，行动数武，气即喘鸣，冲击连声，痰始一应。"其对肺痿的描述与该局部晚期肺癌患者放化疗后的咳嗽、咳痰、活动后气促的临床表现和病理形态极为相似，由于肺恶性肿瘤的发生耗伤人体正气，加之手术创伤，更加剧损伤人体正气和阴血，难以抵抗外邪，中医学认为化疗及放疗射线是热毒之邪，放射日久更加耗气伤阴，热毒蕴而不去，蒸液为痰，久病入络，气滞血瘀，损伤肺络，故而形成以气阴两虚为本，痰热瘀血为标，加之癌毒附着，更加缠绵难愈。本虚标实、虚实错杂，气阴两伤和瘀毒互结是该病的主要病机特点。

《张氏医通·肺痿》将肺痿的治疗大要概括为"缓而图之，生胃津，润肺燥，下逆气，开积痰，止浊唾，补真气"。结合李东垣学术思想及经验分析，肺痿之病虽在肺，其源在胃，盖土为金母，胃主津液，胃津不足，则肺之阴津亦亏，终成肺胃阴虚之证。肺虚而肃降失职，则咳逆上气；肺伤而不布津，加之虚火灼津，则脾津不能上归于肺而聚生浊唾涎沫，随肺气上逆而咳出，且咳唾涎沫愈甚，则肺津损伤愈重，日久不止，终致肺痿。其治疗"不离乎肺，然不止于肺"，应以补脾土益脾气、养胃阴而润肺降逆为基础，辨证遣方用药，从整体把握保证疗效。

生脉散是主要治疗气阴两虚证的常用方剂，源于金代医家张元素所著《医学启源》，该书曰其能"补肺中元气不足"，其弟子李东垣《内外伤辨惑论》中阐述："圣人立法，夏月宜补者，补天真元气，非补热火也，夏食寒者是也。故以人参之甘补气，麦门冬苦寒泻热，补水之源，五味子之酸，清肃燥金，名曰生脉散。"而日久内伤咳嗽之肺胃阴虚证，当用甘凉濡润法。此法源于《金匮要略》麦门冬汤，而充实于刘完素麦门冬饮子，而刘完素认为麦门冬汤"以寒温之药，补阴泻阳，除热润燥，而土气得其平。"

本医案患者肺癌术后放化疗出现疲倦，咳嗽咳痰，色黄白质黏，活动后气促，口干诸症，热（射线）毒（化疗药物）直中肺络，伏于体内，随着放射剂量的累积逐渐耗伤人体气阴，导致气血阴阳紊乱，因饮食、外感或情志等诱发与痰、瘀、湿、热等病理因素蓄积而发病。其病在肺，其源在胃，母子同病。处方以生脉散合麦门冬汤加减，以益气养阴，敛肺化痰，再结合辨病加虫类药物全蝎、蜈蚣，取其祛瘀攻毒、攻积破坚的作用，并配伍使用白花蛇舌草、半枝莲、猫爪草、鱼腥草等具有清热解毒抗肿瘤作用的中草药，起到解毒抗癌通络之功效；加酸枣仁、大枣酸甘化阴、养阴血以助运化，加钩藤息风止眩，合用二至丸以资肾阴，取金水相生之效。二诊时，患者阴血得以充盈，故心神可宁，脾气运、胃气合则睡眠得安，气血得以濡养，清阳上升，故头晕缓解，故上方去酸枣仁、钩藤，改鱼腥草为浙贝母以加强化痰之效，加淫羊藿以补肾固本。三诊时，患者因久服养阴寒凉、滑肠通便之品，故去桑椹、桃仁、太子参，并麦冬减量，加党参、陈皮、补骨脂以益气健脾燥湿、补肾收敛止泻。整体组方补脾益气、滋肺胃肾之阴，使脾土旺而生化有源，母子之病同治，先后天之本并调，使得正气存内，而邪气渐安。

（洪宏喜　李柳宁）

八、案例 8

黄某，男，62 岁，2019 年 1 月 11 日来诊。

主诉 反复咳嗽半年，气促 1 周。

现病史 患者于 2018 年 7 月 25 日因咯血至某中医院查 CT 示左肺门占位病变，肺癌可能性大，不除外左肺下叶后段支气管受侵。2018 年 8 月 7 日我院 PET/CT 示左肺下叶近左肺门旁软组织肿块，代谢明显增高，考虑肺癌，伴左肺门淋巴结转移，并左肺下舌段、下叶基底段支气管受压变窄并外周肺野少量阻塞性炎症、下叶基底段外周支气管轻度扩张并有黏液栓形成，余全身未见异常高代谢病灶。排除手术禁忌证，于 2018 年 8 月 13 日行肺叶切除术（左下肺）+纵隔淋巴结切除术+肺（胸膜）粘连松解术+胸腔闭式引流术，手术过程顺利。术后病理：（左下肺及肿物）肺鳞状细胞癌，中分化。淋巴结：肺门检及淋巴结 6 枚，其中 1 枚可见癌转移；左侧支气管残端可见癌残留；余淋巴结未见癌转移。2018 年 9 月 28 日我院行第一个疗程 DP 方案化疗，具体方案为：多西他赛注射液（90mg，静脉滴注，第 1 天）+顺铂注射液（90mg，静脉滴注，第 1 天）。后于 2018 年 10 月 17 日至 11 月 27 日行肺部病灶局部放疗，总剂量 60Gy/30F，1 周前患者出现气促，活动后加重，间中胸闷，咳嗽无咳痰，咽喉少许疼痛，为求进一步治疗，来院求诊。患者入院症见：神清，精神疲倦，少许头晕，无头痛，少许胸闷气促，活动后加重，少许咳嗽，无咳痰，左胸术口及左肋缘麻木疼痛不适，腹胀，胃脘不适，食后加重，无恶寒发热，无腹痛腹泻，纳一般，眠欠佳，口干口苦，二便调，舌淡红，舌苔白微腻，脉弦滑。2016 年外院确诊为慢性阻塞性肺疾病，2017 年确诊为支气管扩张，均未行系统治疗；在某中医院诊断为高脂血症、高尿酸血症，饮食控制。否认冠心病、糖尿病、肾病等内科病史。否认肝炎、结核病等传染病病史。否认重大外伤。

　　辅助检查　2018 年 8 月 7 日我院 PET/CT 示左肺下叶近左肺门旁软组织肿块，代谢明显增高，考虑肺癌，伴左肺门淋巴结转移，并左肺下舌段、下叶基底段支气管受压变窄并外周肺野少量阻塞性炎症、下叶基底段外周支气管轻度扩张并有黏液栓形成，余全身未见异常高代谢病灶。排除手术禁忌证，于 2018 年 8 月 13 日行肺叶切除术（左下肺）+纵隔淋巴结切除术+肺（胸膜）粘连松解术+胸腔闭式引流术，手术过程顺利。术后病理：（左下肺及肿物）肺鳞状细胞癌，中分化。淋巴结：肺门检及淋巴结 6 枚，其中 1 枚可见癌转移。左侧支气管残端可见癌残留。

　　中医诊断　肺癌。

　　中医证型　脾肺气虚，兼有肝气郁结。

　　西医诊断　①肺鳞状细胞癌术后（pT4N1M0 ⅢA 期）；②慢性阻塞性肺疾病。

　　治法　培土生金，疏木补土。

　　中药处方　党参 30g，白术 15g，黄芪 20g，龙葵果 3g，砂仁（后下）10g，炒麦芽 20g，甘草 10g，茯苓 20g，黄连 5g，薏苡仁 30g，陈皮 10g，法半夏 15g，浙贝母 15g，紫苏梗 15g，枳壳 15g，桑白皮 15g。

　　水煎服，日 1 剂，15 剂。

　　2019 年 2 月 25 日二诊

　　症见　患者神清，精神疲倦，胸闷气促改善，偶有胸胁隐痛，咳嗽咳痰，痰色白质稀量一般，无咯血，无头晕头痛，无恶寒发热，胃脘不适、腹胀改善，无恶心呕吐，纳、眠差，大便烂，小便调。舌淡红，苔白微腻，脉弦滑。

　　中药处方　党参 20g，陈皮 10g，紫苏梗 15g，炒麦芽 30g，黄芩 15g，白术 15g，法半夏 15g，山药 15g，甘草 10g，生姜 10g，茯苓 20g，砂仁（后下）10g，炒山楂 30g，柴胡 15g。

　　水煎服，日 1 剂，15 剂。

　　2019 年 3 月 18 日三诊

　　症见　患者神清，精神好转，偶感胸闷气促，较前改善，胸胁隐痛好转，仍有少许咳嗽咳痰，痰色白质稀，量一般，无咯血，无头晕头痛，无恶寒发热，偶有胃脘不适，无腹胀腹痛，无恶心呕吐，纳、眠改善，大便先硬后溏，小便调。舌淡红，苔白微腻，脉弦滑。

中药处方 党参20g，炒白术15g，茯苓20g，法半夏15g，陈皮5g，木香（后下）10g，砂仁（后下）10g，黄芪20g，柴胡10g，黄芩15g，延胡索20g，干姜10g，龙葵果6g，甘草10g，枳壳15g，三七片10g，紫苏梗15g，炒麦芽30g，鸡内金20g。

患者诸症改善，目前仍在门诊维持中药治疗中。

按语

肺癌是最常见的恶性肿瘤之一，近年来发病率不断上升。目前西医普遍的治疗方法为手术、放疗、化疗、靶向药物、免疫治疗。临床中大部分患者确诊时已属中晚期肿瘤，多以放化疗、靶向治疗、免疫治疗为主，其中放化疗毒副作用较大，大部分患者应用治疗后，身体不能耐受，从而终止治疗。

《内经》曰："邪之所凑，其气必虚。"明确指出"正气"在疾病发病过程中处于关键地位。《外证医案汇编》中说"正气虚则成岩"。外因（六淫邪气）、内因（精神、劳倦等）皆可导致机体的正气亏虚，从而病邪侵袭人体，导致脏腑生理功能的失调，痰、湿、瘀等病理产物因此产生，形成了肿瘤发病的病机。正如明代皇甫中在《明医指掌》中指出："若人之气循环周流，脉络清顺流通，焉有瘤之患也。"清代高锦庭说："癌病者，非阴阳之气所结肿，乃五脏瘀血、浊气、痰滞而成。"

本案患者既往有慢性阻塞性肺疾病的病史，肺气已有亏虚，明确诊断后先行手术治疗，后行放疗及全身化疗，频繁的西医治疗过程已大大损耗了人体的正气，特别是肺脾之气耗损更为严重，故见疲倦、气促、咳嗽、腹胀等症。脾肺同属太阴，肺经起源于脾胃，故两经密切相连，经气相通，气血相贯。脾肺在脏腑功能上关系紧密，相互为用，肺主气司呼吸，脾主运化水谷，两者在气的生成特别是在宗气的生成过程中相互协调，缺一不可。而其中脾胃属土，位于中央，总统四维，人体清阳的生成与升发有赖于脾土的斡旋能力，浊阴的下降同样如此。命门之火为先天之阳，从下焦逐渐上升至肝木，通过肝木疏泄和脾土升清而到达心脏，形成君火，盛于上焦。同样，浊阴由肺金的作用向下运动至胃土，通过其通降作用，到达肾脏，盛于下焦。《医宗必读》明言："盖脾土主运行，肺金主气化，肾水主五液，凡五液所化之气，悉属于肺，转输二脏，以制水生金者，皆属于脾。"充分说明脾土在治疗中的重要性。

方药中以香砂六君子汤加减为底，补益脾土从而达到补益肺金的目的，培土而生金。本方药性平和，补而不滞。方中黄芪、党参补脾益气为主。臣以白术健脾燥湿，助脾运化。茯苓甘则能补，淡则能渗，善入脾经，使参、术补而不滞，再在四君子汤补气的基础上合用行气化痰之品，法半夏辛温而燥，善燥湿化痰，兼以辛散而消痞满。陈皮理气行滞，兼燥湿化痰之功。诸药合用，补而不滞，温而不燥，具有健脾和胃、益气化痰、行气温中、理气止痛之功。《删补名医方论》

中柯琴有云："四君子汤气分总方也，人参致冲和之气，白术培中宫，茯苓清治节，甘草调五脏，胃气既治，病安从来……"

患者除肺脾气虚的表现外，亦见胸胁不适，胃脘胀满纳差，脉弦滑等肝郁气滞之象。从上所言，脾胃属中州，主升清降浊，为各脏腑之枢纽，肝木疏泄有赖于脾土运行功能的正常。正如《脾胃论·脏气法时升降浮沉补泻之图》中提到："五行相生，木火土金水，循环无端，惟脾无正行，于四季之末各旺一十八日，以生四脏……"《四圣心源·脉法解》有更为详细的论述，其中提及："土者，四维之中气也。脾以阴土而含阳气，故脾阳左升，则化肝木，胃以阳土而胎阴气，故胃阴右降，则化肺金。金降于北，凉气化寒，是谓肾水，木升于南，温气化热，是谓心火。肺肝心肾，四象攸分，实则脾胃之左右升降变化者也。"由此可见，脾胃中土对于其他四脏的生理功能有着关键性的调节作用。故本案出现肝郁之象，应当疏木培土，"疏"即寓于培土（补脾）之中，亦有"土厚则木气自荣"之意。与"泄"不同，所谓肝强，是由脾虚、精血衰少所致的，非肝旺实证。故稍加紫苏梗、柴胡等疏肝行气，健脾理气之药。

（刘　柏　李柳宁）

九、案例9

庄某，女，38岁，2018年9月11日来诊。

主诉 反复咳嗽咳痰1年余。

现病史 患者2017年8月出现咳嗽，未予系统诊治，2017年12月咳嗽症状加重，于当地医院就诊完善胸部CT提示左肺内占位性病变，遂于2017年12月19日至某大学附属医院行胸腔镜下左下肺肿物切除术，病理活检提示低分化鳞状细胞癌，分期为pT2N3M0 ⅢB，EGFR、ALK、ROS1基因检测均为阴性。术后于2017年12月25日至2018年2月28日行4个疗程DP方案化疗（多西他赛120mg，静脉滴注，第1天＋奈达铂130mg，静脉滴注，第1天），自诉第2个疗程化疗后复查未见复发。2018年3月27日复查胸部CT提示左肺下叶肿瘤复发，双侧肺门、纵隔多发淋巴结转移，遂2018年4月8日至我院行第1个疗程GP方案化疗（吉西他滨1.7g，静脉滴注，第1、8天＋顺铂120mg，静脉滴注，第1天）。2018年4月28日至2018年6月20行肺部病灶放射治疗控制肿瘤进展，总剂量：纵隔淋巴结GTV为60Gy，原发病灶GTV为30Gy。其间2018年5月18日、5月25日、6月4日、6月12日配合顺铂增敏，具体用药：顺铂40mg，静脉滴注，第1天。2018年6月14日复查CT评价为部分缓解。2018年7月20日复查胸部CT示左肺下叶后基底段气管旁病灶较前略增大。2018年8月8日行第2个疗程GP方案化疗。后于我院行中医药治疗。现症见：神清，精神疲倦，咳嗽咳痰，痰少色黄，无血丝，深呼吸右侧胸部牵扯不适感，无胸闷气促，无恶寒发热，无头晕头痛，周身无骨痛，无腹痛腹泻，无口干口苦，纳欠佳，眠差，二便调。舌淡红，苔薄黄，脉滑。

辅助检查 2017年12月17日某大学附属医院病理示（左下肺肿物）低分化鳞状细胞癌，分期为PT2N3M0 ⅢB，EGFR、ALK、ROS1基因检测均为阴性。

2018年3月27日胸部CT：左肺下叶肿瘤复发，双侧肺门、纵隔多发淋巴结转移。

2018年7月20日胸部CT：左肺下叶后基底段气管旁病灶较前略增大。

中医诊断 肺癌。

中医证型 气虚痰热瘀阻。

西医诊断 肺鳞癌术后（pT2N3M0 ⅢB期）化疗后复发并双侧肺门、纵隔多发淋巴结转移（cT2N3M0 ⅢB期）放化疗后。

治法 益气清热，化痰祛瘀。

针灸处方 百会，四神聪，曲池（双），太渊（双），内关（双），合谷（双），天枢（双），大横（双），中脘，下脘，气海，关元，血海（双），阴陵泉（双），足三里（加灸，双），丰隆（双），三阴交（加灸，双），太溪（双），太冲（双）。

留针30分钟，每周1次，4周为1个疗程。

2018年10月16日二诊

症见 疲倦减轻，少量咳嗽咳痰，纳稍差，睡眠正常，二便调。舌淡红，苔薄白，脉滑。

维持前针灸处方，持续巩固治疗。

按语

本医案患者为晚期肺癌患者，以咳嗽咳痰、疲倦、纳眠差为主症，以延长生存期为主要目标。本例患者以针灸治疗为主。

李东垣，名杲，字明之，金代真定人，师从张洁古，金元四大家之一，为脾胃学派的代表人物。后世多重视其在中医方药上的成就，忽视了他在针灸学术上的贡献。明代高武为弘扬东垣针灸学术，从东垣名著中摘录若干内容，"表而出之，引伸触类"命题为"东垣针法"。杨继洲复将其收入《针灸大成》中。

《灵枢·官能》曰："从下上者，引而去之；上气不足，推而扬之。"又曰："从阴引阳"、"从阳引阴"。其认为治病注重引和导，与主张升发阳气吻合。《素问·阴阳应象大论》关于"阳病治阴、阴病治阳"只有短短几句简单叙述："阳病治阴，阴病治阳，定其血气，各守其乡。血实宜决之，气虚宜掣引之。"而东垣则将治阴、治阳之理法与藏象、经络、腧穴理论相结合，对此作了充分的阐论。《脾胃论·阴病治阳阳病治阴》说："夫阴病在阳者，是天外风寒之邪乘中而外入，在人之背上腑俞、脏俞。是人之受天外客邪，亦有二说：中于阳则流于经，此病始于外寒，终归外热。故以治风寒之邪，治其各脏之俞，非止风寒而已。六淫湿、暑、燥、火，皆五脏所受，乃筋、骨、血、脉受邪，各有背上五脏俞以除之。伤寒一说从仲景。中八风者，有风论；中暑者，治在背上小肠俞；中湿者，治在胃俞；中燥者，治在大肠俞。此皆六淫客邪有余之病，皆泻在背之腑俞。若病久传变，有虚有实，各随病之传变，补泻不定，只治在背腑俞。"又说："阳病在阴者，病从阴引阳，是'水谷之寒热，感则害人六腑'。又曰：饮食失节及劳役形质，阴火乘于坤土之中，致谷气、营气、清气、胃气、元气不得上升滋于六腑之阳气，是五阳之气先绝于外，外者天也，下流伏于坤土阴火之中，皆先由喜、怒、悲、忧、恐五贼所伤，而后胃气不行，劳役、饮食不节继之，则元气乃伤，当从胃合三里穴中推而扬之以伸元气。故曰从阴引阳。若元气愈不足，治在腹上诸腑之募穴。若传在五脏，为九窍不通，随各窍之病治其各脏之募穴于腹。故曰：五脏不平，乃六腑元气闭塞之所生也。又曰，五脏不和，九窍不通，皆阳气不足，阴气有余。故曰：阳不胜其阴。凡治腹之募，皆为元气不足，从阴引阳勿误也。"总之，在东垣看来，所谓"阴病在阳"，"是天外风寒之邪乘中而外入，在人之背上腑俞、脏俞，是人之受天外客邪"，是"始于外寒，终归外热"的，应该"以治风寒之邪，治其各脏之俞"。而在六淫，则"中暑者，治在背上小肠俞；中湿者，治在胃俞；中燥者，治在大肠俞……皆泻在背之腑俞"。如果饮食、情志、劳役等戕伐机体，损伤元气，病属初起，治当取"胃合三里穴"，以便"推而扬之以伸元气"。"推而扬之"的"推"，应指拇指向前捻转时用力稍重，有从后往前推之感，乃一种针刺补法；足三里穴位于足胫，属胃经下部，针感向上传导，是谓"扬"；另外，此法可使下陷的脾气得以升发，与补中益气汤有异曲同工之妙，亦为"扬"。脾胃乃一身气机升降枢纽，脾气得以伸展，元气可复。倘若元气久虚，气机就会紊乱，终致五脏不调，九窍不通。其因皆为"阳气不足，阴气有余"，"阳不胜其阴"。此时，在治法上东垣并不直接补阳，而是"阳病在阴者"，治以"从阴引阳"，"治腹之募"，即针刺胸腹部的募穴。背为阳，腹为阴，取腹部募穴，故曰"从阴引阳"。"阳病治阴，阴病治阳"可谓《内经》之奥旨，而东垣对这一治疗理论的理解和应用发挥，不仅深化了《内经》理论，对针灸俞募治法实践也是一大贡献。《针灸聚英·东垣针法》称："东垣针法，悉本《素》、《难》，近世医者，止读《玉龙》、《金针》、《标幽》等歌赋，而于先生之所以垂教者废而不讲，宜其针之不古若而病之不易瘳也。"

《脾胃论·胃气下溜五脏气皆乱其为并互相出见论》说："岐伯曰'气在于心者，取之手少阴、心主之输'，神门、大陵[穴名为东垣所加，下同]。滋以化源，补以甘温，泻以甘寒，以酸收之，以小苦通之，以微苦辛甘轻剂，同精导气，使复其本位。'气在于肺者，取之手太阴荣、足少阴输'，鱼际并太渊输。太阴以苦甘寒，乃乱于胸中之气，以分化之味去之。若成痿者，以导湿热；若善多涕，从权治以辛热，仍引胃气前出阳道，不令湿土克肾，其穴在太溪。气在于肠胃者，取之足太阴、阳明；不下者，取之三里（章门、中脘、三里）。因足太阴虚者，于募穴中导引之于血中。有一说，腑输，去腑病也。胃虚而致太阴无所禀者，于足阳明胃之募穴中引导之。如气逆上而霍乱者，取三里，气下乃止，不下复始。气在于头，取之天柱、大杼；不知，取足太阳荥、输，通谷，深；束骨，深。先取天柱、大杼，不补不泻，以导气而已。取足太阳膀胱经中，不补不泻，深取通谷、束骨。丁，心火，己，脾土穴中以导引去之。如用药于太阳引经药中，少加苦寒、甘寒以导去之，清凉为辅佐及使。气在于臂足，取之先去血脉，后取其阳明、少阳之荥、输，二间、三间深取之，内庭、陷谷深取之。视其足、臂之血络尽取之，后治其痿、厥，皆不补不泻，从阴深取引而上之。上之者，出也去也，皆阴火有余，阳气不足，伏匿于地中者，血，营也，当从阴引阳，先于地中升举阳气，次泻阴火，乃导气同精之法。"可见东垣对"五乱"的病机、针灸治疗等方面都做了详尽的剖析，其见解深刻、独到，充分发挥了《内经》"五乱"理论，并为后世针家、医家诊疗此病开拓了眼界。

　　本案中患者以疲倦、咳嗽、痰少色黄、纳差为主症，既往接受过放化疗治疗，放射线在中医看来为热毒的一种，结合患者症状、舌脉，辨为气虚痰热瘀阻。肿瘤疾病显然非外感疾病，根据"阳病在阴者"，治以"从阴引阳"，故选穴多取腹部穴位：天枢为大肠之募穴，体现出"腧穴所在，主治所在"的选穴规律；大横属足太阴脾经，有理气健脾、通调肠胃的作用；气海主一身之气疾，可补气之不足，以治疗虚证为主；关元主诸虚损，有补气补血之功效，气海与关元皆为任脉之穴位，合用则可体现阴中求阳之意；中脘、下脘共调脾胃气机。其他选穴中，百会提升全身阳气，配合四神聪，缓解疲倦，清醒头脑；曲池属于手阳明大肠经之合穴，太渊为手太阴肺经原穴，二者共奏清肺热、缓解咳嗽咳痰之功；合谷、太冲合称为"四关"，合谷配太冲，一阴一阳，一气一血，一上一下，一手一足，重在调气调血，通畅经脉气血；血海、阴陵泉、三阴交、足三里、丰隆均为脾胃经穴位，脾胃居中州，斡旋饮食精微，化生气血，灌溉五脏六腑、四肢百骸，是气血精微及糟粕升降、转输、运化的枢纽，是人体气机升降运动的枢纽，枢纽运转正常，则全身气机方可周流无碍。足三里、三阴交二穴配合艾灸，可增强补益作用；太溪为足少阴肾经原穴，益气清热，既具补益作用，又可防止太过伤阴。

　　本案例提示我们在肺癌的治疗中不仅中医药汤剂可发挥作用，针灸治疗也可起到扶正祛邪的功效，为肺癌的治疗提供了新的思路和方法。

（田万朋　李柳宁）

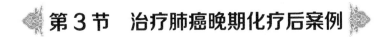 第3节　治疗肺癌晚期化疗后案例

一、案例1

林某，男，49岁，2019年1月4日来诊。

主诉 肺癌根治术后 5 年余，咳嗽咳痰 3 个月余。

现病史 2013 年 5 月 4 日广州某中心医院行胸腔镜下右下肺癌根治术，术后病理示腺癌（pT2aN2M0 ⅢA 期），基因检测 EGFR19 外显子缺失突变。2013 年 5 月 28 日行 1 个疗程 DP（多西他赛 120mg，第 1 天+顺铂注射液 110mg，第 1 天）方案化疗。后因个人原因拒绝继续化疗，遂于 2013 年 6 月 1 日起服用靶向药物吉非替尼治疗，2013 年 7 月广州某医院 CT：肝 S5 段病灶，考虑局部胆管扩张，与占位性病变鉴别。定期复查未见肿瘤复发。2015 年 4 月 6 日复查 CT 提示双肺多发小结节，考虑转移瘤，仍继续吉非替尼靶向治疗。2015 年 6 月 8 日复查双肺多发小结节较前明显减少。随后定期复查病情稳定。2017 年 2 月广州某医院 CT 提示双肺多发转移瘤较前增多增大，右肺门出现肿大淋巴结。我院 CT 提示 L_2~L_3 椎体骨质破坏，并 L_3 椎体病理性压缩骨折，局部软组织有肿块形成，椎管狭窄，腹膜后多发肿大淋巴结，考虑恶性肿瘤性病变。评价病情进展（PD）。遂于 2017 年 2 月 12 日行 1 个疗程 AP（培美曲塞二钠 0.85g，静脉滴注，第 1 天+奈达铂 100mg，静脉滴注，第 2 天）方案化疗。因患者不能耐受副作用而停止化疗，继续口服吉非替尼。2017 年 7 月腰痛加重，改服靶向药物奥希替尼。2018 年 10 月 11 日出现咳嗽咳痰。2018 年 11 月 13 日复查 CT 考虑病情进展，遂停服奥希替尼，于 2018 年 11 月 15 日、12 月 7 日行 2 个疗程 A+AP（安维汀+培美曲塞、顺铂）方案化疗。患者入院症见：神清，精神稍倦，偶有咳嗽，咳白稀痰，无发热恶寒，无头晕头痛，偶有心悸，无胸闷胸痛，无腹痛，无下肢水肿，纳可，眠一般，小便调，大便溏。舌淡暗，苔薄白，脉弦滑。

个人史 2018 年 12 月我院住院期间完善动态心电图提示心律失常（偶发房性期前收缩，部分成对；频发室性期前收缩，部分成对，部分呈室性期前收缩三联律），专科门诊就诊予稳心颗粒维持治疗。既往有吸烟史 10 余年，现已戒。

辅助检查 2013 年 5 月 4 日术后病理示腺癌（pT2aN2M0 ⅢA 期），基因检测 EGFR19 外显子缺失突变。2015 年 4 月 6 日 CT 提示双肺多发小结节，考虑转移瘤。2017 年 2 月广州某中心医院 CT 提示双肺多发转移瘤较前增多增大，右肺门出现肿大淋巴结。腰部 CT 提示 L_2~L_3 椎体骨质破坏并 L_3 椎体病理性压缩骨折，局部软组织有肿块形成，椎管狭窄，腹膜后多发肿大淋巴结，考虑恶性肿瘤性病变。

中医诊断 肺癌。

中医证型 肺脾阳虚。

西医诊断 ①肺腺癌术后（pT2aN2M0 ⅢA 期）复发并肝、骨、腹膜后淋巴结转移；②心律失常[偶发房性期前收缩，部分成对；频发室性期前收缩，部分成对；部分呈室性期前收缩三联律（病史）]。

治法 培土生金，益火补土。

中药处方 党参 20g，黄芪 30g，白花蛇舌草 15g，莪术 15g，浙贝母 15g，茯苓 30g，熟附子（先煎）15g，陈皮 5g，白术 15g，桑白皮 20g，蜜麻黄 15g，瓜蒌皮 15g，枳壳 15g，桂枝 10g，砂仁（后下）10g，炙甘草 30g。

水煎服，日 1 剂，共 21 剂。

2019 年 1 月 25 日二诊

症见 神清，精神改善，偶有咳嗽，咳少量白黏痰，无发热恶寒，无头晕头痛，心悸好转，无胸痛胸闷，无腹痛腹泻，无下肢水肿，纳可，眠一般，二便调。舌淡暗，苔薄白，脉弦滑。

中药处方 党参 20g，黄芪 20g，白术 15g，白花蛇舌草 15g，陈皮 5g，莪术 10g，桑白皮 20g，熟附子 15g，桂枝 10g，蜜麻黄 10g，茯苓 30g，砂仁（后下）10g，炙甘草 15g。

水煎服，日 1 剂，共 28 剂。

经治疗后，患者各症状明显改善，目前在门诊维持治疗，间断回院行全身化疗。

按语

肺癌严重危害人类健康和生存，全球发病率和死亡率均呈上升趋势，随着我国工业化速度加快、环境污染加重等，肺癌发病率呈上升趋势，根据中国 2015 年癌症统计数据分析，男性及女性肺癌的高发年龄段分别为 75 岁、60 岁以上。可见，随着年龄的增长，肺癌已成为我国癌症死亡的主要原因。

《内经》提出"肺者，气之本，魄之处也"、"肺主一身之气"、"气虚者肺虚也"的观点。故肺癌患者，首先伤气导致气虚，早期即可出现气短、乏力、自汗等肺脾气虚症状。加上肺乃娇脏，喜润恶燥，外合皮毛，易受邪侵，外邪犯肺，首伤肺脏。肺癌日久，癌肿不去，正气愈耗，或化疗损伤脾胃，致化源不足，亦会严重耗竭人体气血津液。肺癌的病位在肺，与脾密切相关，《素问·五脏生成》谓："诸气者，皆属于肺。"因先天禀赋不足或后天失养，肺气亏虚，宣降失常，邪毒乘虚而入，客邪留滞，肺气膹郁，脉络阻塞，痰郁互结而成肺积。在五行学说中，肺属金，脾胃属土，土能生金，故有"脾有生肺之能，土旺而金生"之说。当土病不能生金，或肺病而脾虚无以资肺时，用补益脾土的药物调补中州，充实后天，益其生化之源，使中气足，气血旺，从而使肺脏受益。正如《石室秘录》所云："治肺之法，正治甚难，当转治以脾，脾气有养，则土自生金。"可以说，肺癌是全身性疾病的一个局部表现，常因虚致病，其中肺脾气虚贯穿肺癌疾病的始终，故益气扶正、培土生金法是临床治疗肺癌的基本大法。

本案患者肺癌手术后出现复发，经历多种治疗，包括多程全身化疗及靶向药物治疗，正气损耗，脾胃大伤，水谷精微化生不足，不能上润肺脏，肺气更为虚弱。故见疲倦，气促，咳嗽咳白痰等症。用方以四君子汤为底加减，党参、黄芪、大补元气，健脾养胃；白术健脾以助运化，助党参的益气健脾之功；茯苓渗湿健脾，苓、术合用，促进健脾除湿和运化之力；甘草为使，能调诸药。本案患者既往有心律失常病史，常年服药治疗，来诊时便有心悸不适，考虑肺脾气虚，运化失常，导致水谷精微无力滋养心脏，且中阳素虚，脾失健运，气化不利，水湿内停亦致。盖脾主中州，职司气化，为气机升降之枢纽，若脾阳不足，健运失职，则湿滞而为痰为饮。而痰饮随气升降，无处不到，停于胸胁，则见胸胁支满；阻滞中焦，清阳不升，则见头晕目眩；上凌心肺，则致心悸、短气而咳；故治疗中当合用益火补土法，益火补土大多为益肾阳补脾阳，多为脾肾双补。此指温心阳以补脾阳，火为土之母，在治疗脾土疾病时，重在补心火之母，达到温补脾土的目的。正如《质疑录》载"少阴心火，正补太阴脾土，此虚则补母之义，但不可大旺。"《保婴撮要》言："盖心为脾母，脾为心子，然心既病则脾土益虚矣，用者审之。"心火温煦脾阳，对于脾运化水谷、生成气血有重要作用。用药上合用苓桂术甘汤以益气温阳定悸，其中茯苓，性味甘淡，以健脾利水，渗湿化饮，既能消除已聚之痰饮，又善平饮邪之上逆。桂枝，甘温，可温阳化气，平冲降逆。苓、桂相合能温阳化气，利水平冲。白术健脾燥湿，苓、术相合，可加强健脾祛湿之效，炙甘草可合桂枝以辛甘化阳，以助温补中阳之力；另除桂枝之辛温可助心阳外，加用熟附子以加强温阳之力。

（刘　柏　李柳宁）

二、案例 2

唐某，女，49 岁，2019 年 2 月 13 日来诊。

主诉　反复咳嗽 1 年半余。

现病史　患者于 2017 年 7 月开始出现咳嗽，在医院门诊查胸片提示两肺弥漫性粟粒灶，考虑肺结核可能。遂于 2017 年 9 月 26 日至广州市某医院住院，完善胸部 CT 提示右中、左下肺癌（同源多发？）并双肺、纵隔、双肺门淋巴结、心包转移可能性大。2017 年 10 月于我院住院治疗，完善全身 PET/CT，提示左肺下叶前内基底段肿物伴双肺弥漫转移、癌性淋巴管炎，双侧肺门区、纵隔、双侧锁骨上下区、左侧颈区多发淋巴结转移，左侧额叶转移瘤，C_7、$T_1 \sim T_3$、T_5 椎体多发骨转移。基因检测提示 EGFR19 外显子存在缺失突变。遂于 2017 年 10 月 21 日开始口服厄洛替尼治疗。2017 年 11 月复查 CT 提示病情部分缓解（PR）。2018 年 1 月复查 CT 提示病情进展，基因检测：受检者血浆 DNA 中，未检测到 EGFR、KRAS、BRAF 和 ERBB2 敏感和耐药突变；未检测到 MET 基因扩增及敏感/耐药突变；未检查到 ALK、ROS-1 和 MET 基因融合及敏感和耐药位点突变。后患者自行改服奥斯替尼靶向治疗。2018 年 3 月复查 CT 示肺癌伴双肺弥漫转移、癌性淋巴管炎，范围较前略增大。颅脑 MRI 示左侧额叶转移瘤，较前稍缩小。2018 年 6 月复查胸部 CT 提示右侧门区、纵隔多发小淋巴结，双侧腋窝淋巴结增大；余较前相仿。2018 年 10 月胸腹部增强 CT 提示肿瘤较前增多增大；10 月 26 日完善气管镜（左下叶前基底段组织物）病理活检符合腺癌。10 月 28 日基因检测：受检者血浆游离 DNA 和组织 DNA 中监测到 EGFR19 外显子缺失突变（p.E746-A750delELREA）。后服用奥希替尼+阿法替尼靶向治疗。2019 年 1 月 16 日胸部 CT 提示病情进展，后于 2019 年 1 月 18 日行第 1 个疗程 A+AC 方案化疗，具体用药：贝伐珠单抗注射液 400mg，静脉滴注，第 1 天+注射用培美曲塞二钠 0.8g，静脉滴注，第 1 天+注射用卡铂 0.5g，静脉滴注，第 1 天，化疗结束，现患者为求下一步治疗来院治疗。患者来诊时症见：神清，面色萎黄，精神疲倦，活动后易气促，咳嗽咳痰，痰色白量中夹泡沫，无恶寒发热，头部昏沉感，无头痛，无胸闷胸痛，无心慌心悸，无恶心呕吐，口干、咽干，无口苦，口周稍麻痹，纳、眠一般，小便调，大便溏。舌淡暗，苔白微腻，脉沉细。

辅助检查　全身 PET/CT 提示左肺下叶前内基底段肿物伴双肺弥漫转移、癌性淋巴管炎，双侧肺门区、纵隔、双侧锁骨上下区、左侧颈区多发淋巴结转移，左侧额叶转移瘤，C_7、T_1～T_3、T_5 椎体多发骨转移。基因检测提示 EGFR18、EGFR20、EGFR21 外显子突变检测结果为阴性，EGFR19 外显子突变检测结果为阳性（存在缺失突变）。该标本 ALK 基因融合和 ROS-1 基因融合检测结果为阴性。

中医诊断　肺癌。

中医证型　肺脾气虚。

西医诊断　①肺腺癌并脑、骨、双肺多发转移（cT4aN3M1a c ⅣB 期，EGFR19 外显子缺失）；②淋巴管炎（癌性）。

治法　补中益气。

中药处方　人参 10g，黄芪 30g，甘草 10g，茯苓 20g，白术 15g，生姜 10g，大枣 10g，升麻 10g，柴胡 10g，当归 10g，浙贝母 20g，海螵蛸 30g，补骨脂 15g，天麻 15g，地龙 15g，苦杏仁 10g，陈皮 5g，法半夏 15g，砂仁（后下）10g，蜜麻黄 10g。

水煎服，日 1 剂，共 15 剂。

2019 年 3 月 20 日二诊

症见　神清，精神疲倦，活动后气促改善，咳嗽咳痰，痰色白量中，夹泡沫，头部昏沉感好转，无头痛，无胸闷胸痛，无心慌心悸，无恶心呕吐，少许口干、咽干，无口苦，口周稍麻痹，纳、眠一般，二便调。舌淡暗，苔白微腻，脉沉细。

中药处方　人参 10g，黄芪 30g，甘草 10g，茯苓 20g，白术 15g，大枣 10g，升麻 10g，柴胡 10g，当归 10g，浙贝母 20g，海螵蛸 30g，补骨脂 15g，天麻 15g，地龙 15g，苦杏仁 10g，陈皮 5g，法半夏 15g，砂仁（后下）10g，红豆杉 3g，莪术 10g。

水煎服，日 1 剂，共 15 剂。

经治疗后，患者各症状明显改善，目前在门诊维持治疗，间断回院行全身化疗。

按语

《素问》有曰："正气存内，邪不可干。"《外证医案汇编》亦云："正气虚则成岩。"劳倦耗损、饮食内伤、久病迁延等均可导致机体的正气亏虚，抗病祛邪的能力下降，内外邪气由此侵袭人体。《医宗必读》言："积之成者，正气不足，而后邪气踞之"。由于正气虚弱，脏腑生理功能的失调，痰、湿、瘀等病理产物因此产生，此为肿瘤发病的病机。明代张景岳云："脾肾不足及虚弱失调之人，多有积聚之病。"金代张元素《活法机要》则曰："壮人无积，虚人则有之，脾胃虚弱，气血两衰，四时有感，皆能成积。"肿瘤产生的原因极为复杂，但从根源来讲"正气亏虚"是其主要病机。

肺癌发病由外因及内因所致，其中包括六淫邪气、情志、饮食劳倦等，但正如上述所言，最终皆由正气虚损导致，正气虚弱，则脏腑功能失调，邪毒侵肺，肺失宣肃，津液代谢异常，进而聚津成痰，痰凝气滞，痰瘀毒结于肺脏，日久形成肺积，总体以本虚标实为根本病机，故补虚为治法机要。从五行脏腑关系而言，肺属金，脾属土，肺为脾之子，脾为肺之母。母病及子，脾土不足，不能滋养肺金，肺金随之虚弱，进而肺、脾两虚，脾失健运，聚湿成痰，致使肺失宣降，而生痰饮、喘咳之症。而脾为生气之源，肺为主气之枢。脾是化生气血的源泉，脾气虚，则气血生化乏源，必影响肺"主气，司呼吸"的功能，致短气、喘咳等症。脾胃是升降气机的枢纽，肺的宣发肃降功能与脾胃气机的升降出入有密切的联系，若脾胃气机不畅，则肺的宣发肃降功能必然出现障碍，津液布散无源，清阳不升，浊阴不降。故肺癌患者肺气虚弱，当以补益肺脾为主，培土生金。

本案例患者确诊肺癌后，虽未行手术治疗，但已属晚期，多发脏腑转移，整体状态欠佳，正气虚弱，后期经过多程的靶向药物治疗及化疗，患者正气亏虚更甚，肺气虚则见咳嗽咳痰；肺脾气虚则见咳泡沫痰，清阳不升则见头晕；见此症当以大补元气为要。本案以补中益气汤为主加减治疗，补中益气汤出自李东垣的《内外伤辨惑论·饮食劳倦论》。《脾胃论》中有言："饮食不节则胃病，胃病则气短精神少而生大热。……形体劳役则脾病，脾病则怠惰嗜卧，四肢不收，大便泄泻。"该方为治疗阳气不升之证而设。脾胃是元气之本，气机升降之枢，故方药中重用黄芪，黄芪补益肺卫，"益皮毛而闭腠理"；人参补气，止"上喘气短"；甘草泻心火，补脾胃之气；陈皮理胸中乱气，"助阳气上升，以散滞气"，当归以和气血，升麻引胃气上腾复其本位，便是行春生之令，柴胡引清气行少阳之气上升，白术除胃中热，利腰脊间血。全方意在使脾胃健旺，清阳上升，元气充足，则人体正气旺盛，病邪自去。久病伤肾，补脾益气升提是主要治疗方法，同时应兼顾脾肾同治，正如《景岳全书》曰："命门为精血之海，脾胃为水谷之海，均为五脏六腑之本。"脾为后天之本，肾为先天之本，命门火衰则脾胃不得温煦，水谷精微运化失常，导致痰湿积聚产生，正如《济阴纲目》曰："命门之气藏于肾，为生土之母。"《景岳全书·论治脾胃》曰："今饮食进少，且难消化，属脾胃虚寒。盖脾胃属土，乃命门火虚不能生土而然。"故在方药中，可稍加补骨脂等补肾之品兼顾脾肾同治。

（刘　柏　李柳宁）

三、案例 3

胡某，男，54 岁，2018 年 6 月 13 日来诊。

主诉 发现肺癌 1 年余，反复咳嗽咳痰 10 个月。

现病史 患者 2017 年 3 月体检胸片发现右上肺占位，大小 2.5cm×2.5cm，考虑周围型肺癌可能，当时患者无咳嗽咳痰、气促等不适，拒绝进一步检查及治疗。2017 年 5 月患者逐渐出现咳嗽咳痰，间断门诊中医药治疗。2018 年 3 月咳嗽咳痰明显加重伴稍气促，至我院住院。全身 PET/CT 示：右上肺肿物（大小约 5.5cm×3.5cm），考虑周围型肺癌可能；纵隔 4R、6R 区增大淋巴结，代谢增高，考虑转移；双肺下叶背段多发小结节，代谢增高，考虑多发转移；肝 S7 段小结节，代谢增高，考虑转移。肺穿刺活检病理示腺癌，EGFR、ALK、ROS1 阴性，cT2N2M1 ⅣB 期。已行贝伐珠单抗注射液+培美曲塞+顺铂化疗 4 个疗程（具体用药为贝伐珠单抗 400mg，静脉滴注，第 1 天+培美曲塞 0.8g，静脉滴注，第 1 天+顺铂 110mg，静脉滴注，第 1 天），于 2018 年 6 月 13 日至门诊就诊。患者来诊，神清，精神乏力，咳嗽，咳白色清稀痰，纳呆，夜眠差，大便稀，小便调。舌质淡，苔白腻，脉细。

辅助检查 2018 年 3 月行全身 PET/CT 示：①右上肺肿物（大小约 5.5cm×3.5cm），考虑周围型肺癌可能；②纵隔 4R、6R 区增大淋巴结，代谢增高，考虑转移；③双肺下叶背段多发小结节，代谢增高，考虑多发转移；④肝 S7 段小结节，代谢增高，考虑转移；⑤前列腺轻度增大并多发钙化灶形成；⑥脊柱退行性变；⑦余全身未见明显异常高代谢病灶。肺穿刺活检病理示（肺组织）符合肺低分化腺癌。免疫组化结果：Napsin-A（−），TTF-1（−），SPA（少数+），P63（−），CK7（+），Syndrome（−），CgA（−）。基因分型：EGFR 基因 18、19、20、21 外显子为阴性。ALK 基因融合和 ROS1 基因融合结果为阴性。

中医诊断 肺癌。

中医证型 肺脾气虚。

西医诊断 肺腺癌并纵隔淋巴结转移双肺、肝转移（cT2N2M1 ⅣB 期）。

治法 培土生金。

中药处方 党参 20g，炙甘草 10g，炒薏苡仁 15g，黄芪 30g，炒白术 15g，茯苓 20g，枳壳 10g，山药 15g，木香（后下）10g，砂仁（后下）10g，桔梗 10g，陈皮 10g。

水煎 2 次服，日 1 剂，共 7 剂。

2018 年 6 月 20 日二诊

症见 乏力较前明显改善，食欲较前好转。舌质淡，苔白腻，脉细。

中药处方 党参 20g，炙甘草 10g，炒薏苡仁 15g，黄芪 30g，炒白术 15g，茯苓 20g，枳壳 10g，山药 30g，砂仁（后下）10g，桔梗 10g，陈皮 10g。

水煎 2 次服，日 1 剂，共 7 剂。

中药处方去木香，加大山药量至 30g，余中药维持同前，嘱上方继续服用 7 剂，患者各症状减轻，纳、眠可，二便调。患者之后化疗方案调整为贝伐珠单抗+培美曲塞化疗，每 2 周复诊一次，中药在上方的基础上辨证加减。患者在门诊中医药治疗至今，一般情况良好，生活自理，获得较好的生活质量。

按语

本医案患者晚期肺癌化疗后，出现较大毒副作用。来诊时精神乏力，咳嗽，咳白色清稀痰，纳呆，夜眠差，大便稀，均因患者肺脾气虚。

本案例患者经肺癌化疗后，因"正虚邪盛"是目前癌症发病的重要病机之一。当代社会，随着工业化、城市化进程的推进，人们生活节奏加快，工作与精神压力剧增，环境问题日益尖锐。作息紊乱，身心疲乏，使机体免疫力下降，与此同时，工业废气、汽车尾气、受污水源等，作为新的"外邪"内容，来势汹汹。机体虚弱，外邪峻猛，"肺为娇脏"，必先受之。毒邪客于肺脏，致使肺络受损，宣发肃降失司，使气血津液失调，瘀滞化生痰湿，日久而生瘤病。晚期肺癌患者多肺脾气亏虚，化疗后加重损伤脾胃之气，脾气虚则运化无能，清气不升，浊气不降，饮邪聚积而为痰湿，出现咳嗽痰多、便溏、纳呆乏力、舌淡、苔白腻、脉细或滑等症状。

本案例以参苓白术散为主加减进行治疗。参苓白术散出自《太平惠民和剂局方》，治疗由脾虚湿盛引起的纳呆乏力、便溏等病证。党参味甘平，健脾补气；黄芪味甘微温，入肺脾经，内升补脾气，外益肺固表；苦温之白术、甘淡之茯苓、甘淡之薏苡仁共奏健脾燥湿之功，甘温之山药补脾益肺，陈皮苦辛性平，理气和胃，使诸药补而不滞；桔梗甘而微苦，为诸药舟楫，培土生金；炙甘草调和诸药。共奏健脾补肺、益气固本之功。

培土生金法是中医治法的重要内容，根据中医五行相生理论，脾胃属土，肺属金，肺为脾母，脾为肺子，二者为母子相生关系，培土以健脾，增益后天之本，脾运强健，母子相生，肺脏气血得充，故培土生金法又称健脾益肺法。根据中医藏象理论，肺主一身之气，脾主运化，肺所主之气一部分来源于脾胃水谷精气。脾为后天之本，脾气虚衰，气血生化乏源，肺气亦虚，或肺气虚衰，脾运不健，运化失司，气血津液运行失常，酿生痰浊，随病情而加重，均可用培土生金法论治。培土生金法是根据五行相生规律确立的治则，通过补益脾气以益肺气，即"虚则补其母"。《灵枢·经脉》曰："肺手太阴之脉，起于中焦，下络大肠，还循胃口，上膈属肺。"肺经起源于中焦，肺经与脾胃经关系密切。《素问·经脉别论》曰"饮入于胃，游溢精气，上输于脾。脾气散精，上归于肺，通调水道，下输膀胱"、"食气入胃，浊气归心，淫精于脉。脉气流经，经气归于肺，肺朝百脉，输精于皮毛"。脾气健运，精气上承于肺脏，以助其宣发肃降之功；若湿阻脾胃，运化无力，则气血津液生化乏源，母病及子，肺宣发肃降无能，进而出现一系列肺脾俱虚的病证。李东垣亦曰"脾胃一虚，肺气先绝"，脾胃健旺是肺气充足的重要保证。中医文献无肺癌病名，但有不少类似肺癌记载，肺癌多散见于中医学"咳嗽"、"肺积"、"肺痈"、"息积"等范畴。肺癌多由于禀赋差异、外邪犯肺、饮食失调、劳倦过度、情志不畅等因素长期作用于机体，日久脏腑阴阳失调，正气虚损，气血津液运行失常，气滞、痰浊、瘀血、毒邪搏结于肺部，日久形成癥块。肺癌临证应用培土生金法，在于扶助正气，使气血津液运行恢复正常，痰浊得化，扶正以祛邪，扶正祛邪兼顾。培土生金法有甘平、甘温、甘凉之异，此患者属肺癌之肺脾气虚，脾胃虚弱，健运失司，痰浊滋生，或肺气虚损，母病及子，脾气亦虚，症见咳而无力、神疲乏力、食少纳呆，或咳痰清稀、舌质红、苔白、脉细或无力等，以甘平培土生金法。

本例病案晚期肺癌化疗后毒副作用大，中医药可减轻化疗毒副作用以达改善生存质量，延长生存期的目的。

（何春霞　李柳宁）

四、案例 4

吴某，男，60 岁，2018 年 9 月 28 日来诊。

主诉　反复咳嗽 4 个月余。

现病史　2018 年 5 月出现咳嗽，少痰，于广州市某医院查 CT 提示右下肺癌，穿刺病理活检示腺癌，EGFR、ALK、ROS1 阴性，cT3N2M0 ⅢB 期。行 4 个疗程培美曲塞+卡铂（培美曲塞 0.85g，静脉滴注，第 1 天+卡铂 0.4g，静脉滴注，第 1 天）化疗。2018 年 9 月 28 日患者来诊，短气乏力，动则尤甚，咳嗽、咳少量黏痰，纳差，失眠。舌质红，苔少，脉细弱。

辅助检查　2018 年 5 月 10 日于广州市某医院查 CT 提示右下肺癌。穿刺病理活检示右肺组织符合肺低分化腺癌。免疫组化结果：Napsin-A（-），TTF-1（-），SPA（少数+），P63（-），CK7（+），Syndrome（-），CgA（-）。基因分型：EGFR 基因 18、19、20、21 外显子阴性。ALK 基因融合和 ROS1 基因融合检测结果为阴性。

中医诊断　肺癌。

中医证型　气阴亏虚。

西医诊断　肺腺癌（cT3N2M0 ⅢB 期）。

治法　培土益肺，宣肺止咳。

中药处方　党参 20g，白术 15g，茯苓 15g，百合 20g，麦冬 15g，炙甘草 10g，陈皮 10g，五味子 5g，山药 15g。

水煎 2 次服，日 1 剂，共 14 剂。

2018 年 10 月 8 日二诊

症见　短气乏力、纳差、失眠等症状均减轻，舌质红，苔少，脉细弱。

中药处方　人参 15g，白术 15g，茯苓 15g，百合 20g，麦冬 15g，炙甘草 10g，陈皮 10g，五味子 5g，山药 15g，五指毛桃 20g。

水煎 2 次服，日 1 剂，共 14 剂。

中药处方改党参为人参 15g，加五指毛桃 20g，余中药维持同前。

2018 年 10 月 22 日三诊

症见　稍乏力，无明显气促，纳稍差，眠可。舌质淡红，苔薄，脉细弱。

中药处方　人参 15g，白术 15g，茯苓 15g，百合 20g，炙甘草 10g，陈皮 10g，山药 15g，五指毛桃 20g，砂仁（后下）10g，炒山楂 20g，炒麦芽 20g。

水煎 2 次服，日 1 剂，共 14 剂。

中药处方去麦冬、五味子，加砂仁 10g，炒山楂 20g，炒麦芽 20g，余中药维持同前。患者每 2 周复诊一次，以上方为基础加减化裁、结合化疗，已治疗 5 个月，病情稳定。

按语

本医案患者化疗后，出现化疗癌因性疲乏明显。来诊时短气乏力，动则尤甚，咳嗽、咳少量黏痰，纳差、失眠，均因患者气阴亏虚，肺络瘀阻，肺失清肃。

本医案患者肺癌晚期化疗后出现肺癌癌因性疲乏，它不仅由肿瘤本身引起，也可由治疗手段、治疗并发症、社会环境、情绪、经济压力等引起，且各因素之间互相干扰、错综复杂，是多因素共同引起的结果。癌因性疲乏以疲劳为主要临床特征，包括虚弱、全身衰弱、嗜睡、疲劳、失眠、不能集中注意力、肢体沉重、行动迟缓、易怒、易于悲伤等。这些症状并未完全包含在中医某个单独的疾病中。从中医证候学角度分析，癌性疲乏可归为古代"虚劳"范畴，虚劳又称虚损，是多种慢性虚弱证候的总称。综合古代与"肺癌"相类的文献可以看出，以咳嗽、咯血、胸闷、胸痛、气短等症状为多见，而晚期肺癌属于"虚劳"的范畴，《诸病源候论·虚劳咳嗽候》言："虚劳而咳嗽者，脏腑气衰，邪伤于肺故也。久不已，令人胸背微痛，或惊悸烦满，或喘息上气，或咳逆唾血，此皆脏腑之咳也，然肺主于气，气之所行，通荣脏腑，故咳嗽俱入肺也。"描述了肺癌晚期常见的症状，指出其病机与邪伤于肺有关。虚劳与肿瘤两者互为病因，病机相似，肿瘤病情缠绵，病势深重，易于形成虚劳，而虚劳又会造成病理产物难以排出，水谷精微摄入不足，使疾病进一步加重。虚劳亦可并发于肿瘤，尤其在肿瘤后期，气血津液亏耗，痰瘀互结，造成虚实夹杂，病情难愈。且虚劳可随病情的好转、体质的增强趋于愈合，但也会病情变化而反复发作，缠绵难愈。然而肿瘤一旦罹患，则难以治愈。李东垣曾言"脾胃一虚，肺气先绝"，肺脾相关，土旺则金健。

本案例以四君子汤合麦门冬汤加减进行治疗。方中党参、白术、茯苓益气健脾、淡渗利湿；陈皮、麦冬、百合、五味子顾护肺阴，润肺生津。该方具有补虚扶弱、补中益气、随症加减、量体裁方等特点，在扶正的同时兼顾祛邪，顾护脾胃，能够大大改善肺癌癌性疲乏症状、提高患者生存质量、延长患者寿命。李东垣从脾胃论治为主，理宗《内经》，喜用甘温之剂，认为"内伤脾胃，百病由生"，《脾胃论》曰："劳者温之，损者温之。盖甘温能除大热，大忌苦寒之剂泻胃土尔。"论治虚劳以补益后天脾胃为主。而同时代的朱丹溪力主滋阴，倡"阳有余阴不足"论，擅用滋阴降火及泻火保阴之法，《丹溪心法》曰："阴虚火动难治，火郁当发，看在何经，轻者当降，重者则从其性而升之，实火可泻……虚火可补，有补阴即火自降，以黄柏、生地黄之类；阴虚证本难治，用四物汤加黄柏降火补阴，乃阴中之至阴也。"此案例为气阴两虚，故结合李东垣的甘温补脾的四君子汤，结合朱丹溪的补阴降肺阴虚火的麦门冬汤，共求培土生金、肃肺止咳，改善癌因性疲乏。

"培土生金"依据《内经》当中的五行理论，脾属土，肺属金，五行相生中土生金。《石室秘录》言："治肺之法，正治甚难，当转治以脾，脾气有养，则土自生金。"脾为肺之母，肺为脾之子，故而"虚则补其母"的治疗方法，又称补脾益肺法。水谷精微津液，需要依靠脾主运化得以生成，从而滋养肺来维持机体的生命活动。脾气充足，则运化能力正常，若脾气虚弱，便会运化失常，影响肺气，使肺气受损，出现咳嗽、咳痰、胸闷、气急、乏力等肺气不足等症状，就是所谓的土不生金。就需要补脾生金，肺脾同补。《脾胃论》言："饮食入胃，而精气先输脾归肺。"肾为先天之本，脾为后天之本，气血生化之源，五脏六腑气机升降之枢纽。脾气充足则机体可以克服外感六淫的侵袭，同时影响肺气，肺气充足则可抵抗外邪。《医碥·咳嗽》云："脾胃先虚，不能制水，水泛为痰，乘肺而嗽。"肺又为贮痰之器，脾则为生痰之源。肺癌患者大都先天之本不足，无法抵御外邪，后期的化疗手术，不思饮食，脾胃水谷精微不足，导致患者形体消瘦，机体气血不足，脏腑得不到濡养，脾胃功能大大下降，无法运化水湿。培土生金法结合化疗对肺癌的治疗可以提高患者的生活质量，减轻病灶；可以改善白细胞下降；减轻恶心呕吐等不良反应；减轻肝功能的损伤。肺癌在其发病发展的过程中，由于患者自身的先天之精不足，后天的饮食和情志、环境的影响，肺脾皆虚的患者会很常见，因此培土生金法受到广泛的应用。肺癌主要的现代治疗手段为手术治疗与化疗，但身体的不良反应也不容忽视，培土生金法运用传统的中医疗法可以健脾益气，培补后天之本以养先天之本，使肺气条达，肺不敛邪。进而提高免疫力，战胜肺部癌症，减轻患者痛苦，提高患者的生存年限。本法值得在临床中广泛地应用。

本病案肺癌化疗后出现癌因性疲乏，属晚期肺癌及化疗后常见症状，中医药可减轻癌因性疲乏以达改善生存质量，延长生存期的目的。

（何春霞　李柳宁）

五、案例5

陈某，男，51岁，2016年3月10日来诊。

主诉 肺癌综合治疗 3 年余，咳嗽 1 个月。

现病史 患者 3 年前因咳嗽咳痰于外院住院治疗。查胸部 CT：①右肺下叶肿块，符合周围型肺癌，并右肺多发转移并癌性淋巴管炎可能性大；②纵隔及右肺门多发淋巴结增大，考虑淋巴结转移；③心包增厚，心包少量积液；④多个胸椎体多发转移。头颅 MRI：右侧半卵圆中心及左侧枕叶异常强化灶，考虑转移瘤。右肺肿物穿刺病理：低分化腺癌。基因检测：未检测到 EGFR、KRAS、BRAF 和 ERBB2 敏感和耐药突变；未检测到 MET 基因扩增及敏感/耐药突变；未检测到 ALK、ROS-1 和 MET 基因融合及敏感和耐药位点突变。明确诊断为肺腺癌伴骨、脑转移。化疗 6 次（具体方案不详），后复查 CT 提示肿瘤情况稳定，但自诉化疗后感体质下降，常恶风寒，容易感冒。1 个月前患者受凉后出现咳嗽、痰多，服用抗生素治疗症状无减轻。现症见：精神疲倦，咳嗽咳痰，夜间重，声音嘶哑，咽喉干燥，偶有头晕头痛，无胸闷胸痛，纳、眠差，二便可。舌暗红，苔白腻，脉滑。

辅助检查 2013 年 5 月 7 日胸部 CT：①右肺下叶肿块，符合周围型肺癌，并右肺多发转移并癌性淋巴管炎可能性大；②纵隔及右肺门多发淋巴结增大，考虑淋巴结转移；③心包增厚，心包少量积液；④多个胸椎体多发转移。头颅 MRI：右侧半卵圆中心及左侧枕叶异常强化灶，考虑转移瘤。2013 年 5 月 20 日右肺肿物穿刺病理：低分化腺癌。基因检测：未检测到 EGFR、KRAS、BRAF 和 ERBB2 敏感和耐药突变；未检测到 MET 基因扩增及敏感和耐药突变；未检测到 ALK、ROS-1 和 MET 基因融合及敏感和耐药位点突变。

中医诊断 肺癌。

中医证型 肺脾气虚，痰瘀内阻。

西医诊断 肺腺癌伴骨、脑转移化疗后（cT2N2M1c ⅣB 期）。

治法 培土生金，消痰散结。

中药处方 生晒参 10g，白术 15g，茯苓 15g，陈皮 10g，制半夏 10g，炙黄芪 30g，当归 10g，白芍 15g，瓜蒌皮 15g，熟地黄 30g，鸡血藤 30g，黄精 20g，厚朴 10g，杏仁 10g，猫爪草 15g，石见穿 30g，炒麦芽 15g，大枣 15g，生姜 3 片。

水煎服，日 1 剂，共 14 剂。

2016 年 3 月 20 日二诊

症见 精神较前明显改善，咳嗽稍减轻，痰少，胃纳一般，声音嘶哑，咽干，偶有头晕头痛，无胸闷胸痛，二便调。舌暗红，苔白腻，脉滑。

中药处方 生晒参 10g，白术 15g，茯苓 15g，陈皮 10g，制半夏 10g，炙黄芪 30g，当归 10g，白芍 15g，瓜蒌皮 15g，熟地黄 30g，黄精 20g，杏仁 10g，猫爪草 15g，石见穿 30g，炒麦芽 15g，麦冬 15g，天冬 15g，大枣 15g，生姜 3 片。

水煎服，日 1 剂，共 14 剂。

2016 年 4 月 12 日三诊

症见　精神可，咳嗽较前减轻，无痰，胃纳可，声音嘶哑，咽干较前减轻，偶有头晕头痛，无胸闷胸痛，二便调。舌暗红，苔白，脉稍滑。

中药处方　生晒参 10g，白术 15g，茯苓 15g，陈皮 10g，炙黄芪 30g，当归 10g，白芍 15g，瓜蒌皮 15g，熟地黄 30g，黄精 20g，杏仁 10g，猫爪草 15g，石见穿 30g，炒麦芽 15g，桔梗 10g，麦冬 15g，天冬 15g，大枣 15g，生姜 3 片。

水煎服，日 1 剂，共 14 剂。

继续中药治疗 1 年余，中药在上方的基础上辨证加减，2019 年因脑转移进展去世。

按语

中医学认为，肺癌是因虚而得，因虚致实，全身属虚，局部属实的病变，可采用单独培土生金法或采用培土生金法结合清热、化瘀、祛痰、软坚等法。尤其晚期肺癌患者体质较差，免疫功能低下，此时单纯给予化疗，常会出现严重的毒副作用，可能肿瘤还没消灭掉，患者正气已经受到严重损伤，体质垮了，化疗不能顺利进行下去，不仅失去了化疗本身的意义，甚至还促进了肿瘤转移扩散。

本案例治以益气健脾、化痰散结，处方以六君子汤合当归补血汤加减。六君子汤由人参、白术、茯苓、甘草、陈皮、半夏六种草药煎熬而成，具有益气健脾、燥湿化痰的功效，出自《医学正传》，也有说是《丹溪心法》，是健脾益气最常用的方剂。当归补血汤出自《内外伤辨惑论》，本方为补气生血之基础方，也是体现李东垣"甘温除热"治法的代表方。黄芪甘温，益气升提，补卫实表，为君；人参、炙甘草甘温补气，当归辛温补血，芍药味酸，收卫气，为臣；白术、陈皮甘苦温，养卫气，生发阳气，上实皮毛腠理，为佐。熟地黄、白芍、鸡血藤养血活血通络。厚朴、杏仁、瓜蒌皮顺气化痰止咳，石见穿、猫爪草化痰散结，黄精、炒麦芽、大枣、生姜联用，补益精血以防化疗后气血生化不及。

培土生金法治疗肺癌，可以减轻化疗的毒副作用，同时可以提高机体的免疫力，增强化疗药对肺癌的敏感性。只有在祛邪（攻癌）时处处顾护机体自身的抗癌能力，才能体现治病救人的思想。这点对于晚期肺癌患者来说显得尤为重要。肺脾两虚兼有气滞血瘀，往往兼有胸胁胀痛或刺痛，咳嗽气短或夜间口干明显，舌质有瘀斑或暗紫，脉弦或涩，治当在培土生金法的基础上配合行气活血、化瘀解毒。肺脾两虚兼有痰湿瘀阻者，往往兼有咳嗽痰多，憋气胸闷，脘痞纳呆，胸胁疼痛，或胸胁痞块，舌苔厚腻，脉弦滑，或兼数。病已晚期，肿块增大，侵袭范围广，又有远处脏器转移，多脏器功能受损，所以合并症状繁杂，虽以痰湿凝聚、气滞血瘀为主，但终为本虚标实，治疗上要虚实兼顾。肺癌在其发病发展的过程中，由于患者自身的先天之精不足，受后天的饮食、情志、生活环境的影响，肺脾皆虚的患者会很常见，因此培土生金法得到广泛的应用。《经脉别论》云："饮入于胃，游溢精气，上输于脾。脾气散精，上归于肺，通调水道，下输膀胱。水精四布，五经并行，合于四时五脏阴阳，揆度以为常也。"脾位于中焦，是津液运化的枢纽，脾失健运，水液不能化生，长时间聚集便成痰。正如《素问》中所云"诸湿肿满，皆属于脾"，就会有咳嗽咳痰，胸腔积液、腹水的现象。健脾益气会有明显的治疗效果。

现代主要治疗肺癌的手段为手术与放化疗及靶向治疗、免疫治疗，但其给人体带来的不良反应也不容忽视，培土生金法运用传统的中医疗法可以健脾益气，培补后天之本以养先天之本，使肺气条达，肺不敛邪，进而提高免疫力，战胜肺癌，减轻患者痛苦，提高患者的生存年限。

（陈志坚　李柳宁）

六、案例 6

李某，女，70 岁，2016 年 11 月 2 日来诊。

主诉 反复咳嗽伴气促 8 个月。

现病史 患者 2016 年 3 月因出现咳嗽伴气促，在外院就诊，查胸片及 CT 发现左侧肺癌并左侧大量胸腔积液伴多发纵隔淋巴结肿大，左侧肾上腺转移，胸腔积液送检确诊为肺腺癌。胸腔积液 TCT 基因检测：未检测到 EGFR、KRAS、BRAF 和 ERBB2 敏感和耐药突变；未检测到 MET 基因扩增及敏感/耐药突变；未检查到 ALK、ROS-1 和 MET 基因融合及敏感和耐药位点突变。于 2016 年 3 月至 8 月在外院行 6 个疗程 AP 方案化疗，经治疗后左肺病灶缩小，左侧胸腔积液基本吸收，左侧肾上腺转移灶消失，评价疗效为部分缓解。2016 年 11 月来我院门诊就诊。查胸部 CT：左肺下叶背段及基底段慢性炎症纤维灶形成，左侧胸膜增厚，左侧少量包裹性胸腔积液。症见：患者神清，精神疲倦，左胸背部隐痛，偶有咳嗽，少痰，活动后气促，胃纳欠佳，眠可，二便调。舌淡暗，苔少，脉细。

辅助检查 2016 年 3 月 2 日胸部 CT 示左侧肺癌并左侧大量胸腔积液伴多发纵隔淋巴结肿大，左侧肾上腺转移。2016 年 3 月 10 日胸腔积液送检确诊为肺腺癌。胸腔积液 TCT 基因检测：未检测到 EGFR、KRAS、BRAF 和 ERBB2 敏感和耐药突变；未检测到 MET 基因扩增及敏感/耐药突变；未检查到 ALK、ROS-1 和 MET 基因融合及敏感和耐药位点突变。

中医诊断 肺癌。

中医证型 气虚痰湿。

西医诊断 肺腺癌并胸膜、纵隔淋巴结、肾上腺转移（cT2N2M1c ⅣB 期）。

治法 培土生金，祛湿抑瘤。

中药处方 太子参 30g，茯苓 15g，麦冬 15g，天冬 15g，瓜蒌皮 15g，川芎 10g，浙贝母 15g，甘草 5g，仙鹤草 30g，白花蛇舌草 30g，鱼腥草 30g，桃仁 10g。

水煎服，日 1 剂，共 21 剂。

2016 年 12 月 2 日二诊

症见　患者神清，精神改善，左胸背部隐痛减轻，偶有咳嗽，少痰，胃纳改善，眠可，二便调。舌淡暗，苔少，脉细。

中药处方　太子参 30g，茯苓 15g，麦冬 15g，天冬 15g，瓜蒌皮 15g，浙贝母 15g，甘草 5g，仙鹤草 30g，白花蛇舌草 30g，鱼腥草 30g，桃仁 10g，桔梗 10g。

水煎服，日 1 剂，共 21 剂。

2017 年 3 月 24 日三诊

症见　患者神清，精神可，左胸背部少许隐痛，无明显咳嗽，少许气促，胃纳可，眠可，二便调。舌淡暗，苔少，脉细。2017 年 3 月复查 CT：左肺下叶背段及基底段慢性炎症纤维灶形成，左侧胸膜增厚，大致同前。左侧肾上腺转移灶消失。整体疗效评价为稳定。

中药处方　太子参 30g，茯苓 15g，麦冬 15g，天冬 15g，浙贝母 15g，甘草 5g，仙鹤草 30g，白花蛇舌草 30g，鱼腥草 30g，桃仁 10g，全蝎 10g，蜈蚣 2 条。

水煎服，日 1 剂，共 28 剂。

继续中医药治疗，此后定期复查 CT 未见肿瘤进展，病情稳定。

2017 年 10 月 15 日四诊

症见　精神可，无明显特殊不适。舌淡暗，苔薄白，脉细。

中药处方　党参 30g，茯苓 15g，天冬 15g，山慈菇 15g，浙贝母 15g，炙甘草 6g，仙鹤草 30g，白花蛇舌草 30g，猫爪草 15g，三七片 10g，蛇泡簕 15g。

水煎服，日 1 剂，共 14 剂。

此后定期复查胸部 CT 未见明显变化，坚持门诊随访至 2018 年 8 月，复查 CT 提示病情相对稳定，无特殊不适。

按语

本患者确诊肺癌时属于晚期，伴恶性胸腔积液及肾上腺转移，行多个疗程化疗后，气阴耗损，正气虚弱，中医治疗以扶正为主，固本培元，兼以抑瘤，采用四君子汤合生脉散为主方，配以山慈菇、浙贝母、猫爪草、仙鹤草、白花蛇舌草、蛇泡簕软坚散结，川芎、桃仁化瘀通络，使患者症状缓解，促使机体正气恢复，对预防肿瘤复发、稳定病情，起到关键作用。化疗及分子靶向药物治疗是目前对于不能手术的晚期肺癌患者最主要的治疗手段之一。中医中药治疗有抗癌和扶正的作用，中医药在晚期肺癌的综合治疗中优势体现在能提高生存质量，达到延长寿命的目的。

肺癌在中医学上属于"咳嗽"、"咯血"、"胸痛"、"痰饮"、"积聚"等范畴。病机是正气虚弱，外邪内侵。肺主一身之气，气虚者则肺虚也。《素问·玉机真脏论》言："大骨枯槁，大肉陷下，胸中气满，喘息不便，内痛引肩项，身热脱肉破䐃。"肺为华脏，天生娇弱，喜润而恶燥，易受外感风寒热所侵扰，加之对烟酒辛热之品的好嗜，损伤其阴，热郁结湿成痰。肺朝百脉，主治节。肺主呼吸，将气输布于全身。肺气虚弱，失于升降，无力推动，阻塞气机。肿瘤肿块，阻塞于肺部。肺气郁阻，血行瘀滞，导致血瘀内生。《杂病源流犀烛》言："邪积胸中，阻塞气道，气不得通，为痰，为食，为血。"皆邪正相搏，邪既胜，正不得而制之，逆结成形而有块。正气虚弱，肺气阻滞，津液不得流通，积聚成痰，瘀阻于肺部。痰瘀长期瘀阻于肺部，成块而形成肺癌。痰又黏滞，夹杂六淫邪毒，使气虚、血瘀、痰凝、毒相互夹杂。《灵枢》有云："虚邪之人，于身也深，寒与热相搏，久留而内储，邪气居其间而不反，发为瘤。"正气虚弱，毒恋肺脏，瘀阻络脉，久成癥积，外感邪气与机体内伤情志相结形成癌毒。培土生金法依据《内经》当中的五行理论，脾属土，肺属金，五行相生中土生金。《石室秘录》言："治肺之法，正治甚难，当转治以脾，脾气有养，则土自生金。"脾为肺之母，肺为脾之子，故而"虚则补其母"治疗方法，又称补脾益肺法。水谷精微津液，需要依靠脾主运化得以生成，从而滋养肺来维持机体的生命活动。脾气充足，则运化能力正常，若脾气虚弱，便会运化失常，影响肺气，使肺气受损，出现咳嗽、咳痰、胸闷、气急、乏力等肺气不足等症状，就是所谓的土不生金。《医学入门·积聚门》载："五积六聚皆属脾。"脾气无力，聚而成积。又脾胃居中，脾气宜升，胃气宜降，脾为气血生化之源，若气虚不行，则中焦无力。中焦为气机升降枢纽，一身之气赖于脏腑、环于周身，故肺宣降不利，通而不畅或阻于局部，则积而聚之。土生金，土旺则金安，脾主运化，散津于肺，肺的功能依靠脾的健运，脾土不行，肺本虚更甚。只有一身之气充足，全身脏腑功能正常，才能不受癌邪侵犯。

（陈志坚·李柳宁）

七、案例7

崔某，男，58岁，2014年12月9日来诊。

主诉 反复咳嗽1年余。

现病史 患者2013年4月开始出现咳嗽咳痰，至外院行胸部CT提示右肺下叶背段脊柱旁不规则软组织肿块，考虑周围性肺癌，右侧肺门、纵隔多发淋巴结肿大，腹膜后淋巴结肿大，胸椎、L₁椎体、肋骨多发转移瘤。2013年8月行病理穿刺活检提示非小细胞肺癌，考虑淋巴上皮瘤样癌。后8月底在外院行肺内病灶放疗30次（具体剂量不详），复查CT提示肺内肿瘤较前缩小。2014年5月22日广州某医院复查胸部CT提示右肺病灶稍缩小，胸腰椎及肋骨转移瘤大致相仿，右下肺放射性炎症。2014年7～8月患者出现发热，复查CT提示病情进展，故于2014年9月在外院行AP（培美曲塞+奈达铂）方案化疗1个疗程。患者来诊，疲倦乏力，面色少华，咳嗽咳痰明显，少许胸痛，纳、眠可，二便调。舌淡红，苔白腻，脉弦细。

辅助检查 2014年5月22日广州某医院复查胸部CT提示右肺病灶稍缩小，胸腰椎及肋骨转移瘤大致相仿，右下肺放射性炎症。

中医诊断 肺癌。

中医证型 气虚痰瘀互结。

西医诊断 肺淋巴上皮瘤样癌并骨转移放化疗后（cT4N2M1b ⅣA 期）。

治法 健脾补肾，扶正抑瘤。

中药处方 女贞子 20g，红景天 6g，薏苡仁 20g，桃仁 10g，半枝莲 20g，白花蛇舌草 20g，全蝎 10g，蜈蚣 2 条，茯苓 20g，白术 15g，炙甘草 10g，黄芪 20g，太子参 15g，续断 15g，补骨脂 15g，淫羊藿 15g，肉苁蓉 15g，巴戟天 15g，砂仁（后下）10g，款冬花 15g，紫菀 15g。

水煎服，日 1 剂，共 30 剂。

2015 年 2 月 3 日二诊

经治疗后患者各项症状逐步改善，2015 年 1 月 20 日患者体质恢复，在外院再行 1 个疗程 AP 方案化疗。

症见 患者精神稍倦，咳嗽同前，咳痰较多，色黄白相间，胸痛好转，纳、眠可，二便调。舌淡红，苔白腻，脉弦细。

中药处方 上方去款冬花、紫菀，加用枇杷叶 15g、鱼腥草 15g、苦杏仁 15g。

水煎服，日 1 剂，共 35 剂。

此后定期复查胸部 CT 未见明显变化，坚持门诊随访至 2017 年 6 月，复查 CT 提示病情相对稳定，无特殊不适。

按语

肺癌病机中，以本虚标实为主，在本身疾病治疗中以时时顾护人体正气为主；而西医传统放化疗在杀伤肿瘤的同时亦耗伤人体正气，使得本身肺癌正虚的人体正气进一步损耗，其中以损伤脾肾之气为甚。正如《杂病源流犀烛》言："邪积胸中，阻塞气道，气不宣通，为痰为血，皆邪正相搏，邪既胜，正不得而制之，遂结成形而有块。"

化疗药物多为寒凉之品，攻邪之时亦耗伤人体之气血津液，病患多出现精神萎靡，疲倦乏力，纳差嗜睡，二便失调等症；脾胃为后天之本，气血津液皆有赖于脾胃生化水谷之精气而得以充盈，土具坤德，有承载万物之意。后天中土为人身先天肾气之根，土能生万物。脾升胃降，气机运转，则五脏得养，只要脾胃升降功能得以恢复，则其余脏腑病症亦会相应好转，如《伤寒论》第 332 条："食以索饼，不发热者，知胃气尚在，必愈。"若脾胃功能衰惫，气化不司，血不化精，则精微亏虚不能灌溉，血虚不能营养，气虚不能充达，无以生髓养血；正如《素问玄机原病式》曰："五脏六腑，四肢百骸，受气皆在于脾胃。"故病案中，健脾益气之品贯穿始终。而除了补益脾胃外，化疗药物损耗的不单单是人体脾胃之气，还有骨髓精血。肾为先天之本，主骨生髓，为封藏精血之源。《素问·四时刺逆从论》曰"肾主身之骨髓"，《素问·六节藏象论》云"其充在骨"，说明肾精充足，才能滋养骨髓。若肾虚精亏髓少，髓海空虚，则不能生血。《素问·逆调论》指出：

"肾不生则髓不能满";进一步阐述了肾、血髓之间的病理联系。

"益火补土法"初始依据五行相生理论而建,心属火,脾属土,通过温补心阳以达到振奋脾阳之效。随着命门相火学说的发展和成熟,"益火补土法"被赋予了新的内涵,即温养命门之火以健脾土之阳。正如《景岳全书·传忠录命门余义》所言:"命门为元气之根,为水火之宅……而脾胃以中州之土,非火不能生。"脾阳主升,温煦推动之力是其发挥运化水液、布散精微功能的原动力。而肾乃先天之本,水火之脏,肾中所藏精气乃先天之禀赋,后天发育之根本,而脾阳充盛依赖于肾中原阳的蒸化。故《景岳全书·论治脾胃》曰:"今饮食进少,且难消化,属脾胃虚寒。盖脾胃属土,乃命门火虚不能生土而然。不宜直补脾胃,当服八味丸补火以生土也。"因而"益火补土法"在肺癌治疗中扮演着不可或缺的重要角色。命门火衰可致脾运失健、水液内停化为痰浊,治宜温肾补脾,使肾阳得充、脾阳得健、水湿得化而痰浊自除。相火不足,元阳亏虚、血行无力积而成瘀,治宜益肾健脾,肾阳得滋,脾阳得养,血脉得行而瘀血自化。正如前文所提及,水湿、瘀血乃肺癌最主要的病理因素,而"益火补土法"能同消此二者,可见其重要性。

此患者为肺癌晚期放化疗的患者,患者接受放化疗,病情虽一度得到缓解,但亦出现治疗相关性放射性肺炎、肿瘤相关性疲乏等不良反应,正气已伤,髓海空虚,已经不能够耐受积极的放化疗,故遣方用药上以扶正抗瘤为主,重点以调理机体中焦之气,以求减轻患者相关症状,安全度过治疗间歇期,发挥中医药减毒增效的作用。方药以四君子汤为底方,建中和气。在配伍用药方面,结合化疗易伤髓血的特点,配合使用益气补肾药物,如女贞子、淫羊藿、续断、补骨脂、巴戟天等益气补肾的药物,经过多个疗程调理,患者正气得复,顺利完成放化疗。

(刘 柏 李柳宁)

八、案例 8

周某,男,63 岁,2019 年 11 月 20 日来诊。

主诉 反复咳嗽 4 年余。

现病史 患者 2015 年 9 月 13 日因咳嗽咳痰至某医院查胸部 CT 提示右肺下叶占位,考虑周围型肺癌。2015 年 9 月 15 日至某大学肿瘤医院复查胸部 CT:右肺下叶肿块,考虑肺癌;行纤维支气管镜涂片未见癌细胞。2015 年 9 月 28 日患者于我院行 PET/CT 示右肺下叶占位,考虑周围型肺癌。穿刺活检病理报告:(右下肺肿物)肺腺癌。基因检测:EGFR 阴性、ALK+ROS1 联检阴性,当时患者拒绝手术、放疗及化疗。分别于 2016 年 6 月、2017 年 6 月、2018 年 1 月、2018 年 8 月、2019 年 3 月复查 CT 提示病情缓慢进展,双肺多发转移。后于 2019 年 4 月 7 日至 9 月 17 日行 6 个疗程 AC 方案化疗,具体用药:注射用培美曲塞二钠(0.9g,静脉滴注,每日 1 次)+注射用卡铂(0.5g,静脉滴注,每日 1 次)。

2019 年 11 月 14 日予注射用培美曲塞二钠（1g，静脉滴注，每日 1 次）行第 7 个疗程维持化疗。过程顺利无特殊不适，期间 5 月、7 月复查胸部 CT 均提示好转。现患者为求中医药治疗，遂至我院门诊就诊。症见：患者神清，精神倦怠，少许咳嗽，无咳痰，腰部疼痛，活动时加重，无恶寒发热，无头晕头痛，无胸闷气促，无胸痛心悸，纳可，眠欠佳，夜尿 3～4 次，大便正常。舌暗红，苔白腻，脉弦细。

辅助检查 2015 年 9 月 15 日至某大学肿瘤医院复查胸部 CT 示右肺下叶肿块，考虑肺癌。2015 年 9 月 28 日患者于我院行 PET/CT 示右肺下叶占位，考虑周围型肺癌。穿刺活检病理报告：（右下肺肿物）肺腺癌。基因检测：EGFR 阴性、ALK+ROS1 联检阴性。

中医诊断 肺癌。

中医证型 肺脾气虚，痰瘀互结。

西医诊断 肺腺癌双肺多发转移（cT3N2M1a ⅣA 期，无敏感驱动基因）。

治法 益气化痰祛瘀。

中药处方 人参 10g，白术 15g，干姜 5g，法半夏 10g，砂仁 10g，陈皮 10g，麦芽 30g，枳壳 15g，浙贝母 20g，苦杏仁 15g，羌活 15g，红豆杉 1 袋，甘草 5g。

水煎服，日 1 剂，共 14 剂。

2019 年 12 月 8 日二诊

症见 患者神清，精神倦怠，咳嗽稍好转，无咳痰，腰部疼痛，活动时加重，无恶寒发热，无头晕头痛，无胸闷气促，无胸痛心悸，纳可，眠欠佳，夜尿 3～4 次，大便正常，舌暗红，苔白腻，脉弦细。

中药处方 在前方的基础上加山慈菇 20g、独活 15g、牛膝 15g。

水煎服，日 1 剂，共 28 剂。

后患者定期在我院复查胸部 CT 提示病情稳定，因患有腰椎间盘突出症，故腰痛时有反复，而精神疲倦、咳嗽的症状明显减轻。

按语

《灵枢·九针论》称"肺者，五脏六腑之盖也"。其上连气道，通喉咙，开窍于鼻。又主一身之气，是外界气体与人体交换的场所，又为娇脏，其性喜润而恶燥。而《脾胃论》云："火之与气，势不两立。"又曰："火与元气不两立，一胜则一负。"在肺癌的形成、治疗、转归过程中，火灼气虚贯彻始终。其一，肺癌患者往往有吸烟或吸入二手烟史，烟为火毒，肺为娇脏，烟毒辛燥之气可直损肺络，耗气伤阴；而烟毒入络，则可导致络脉瘀阻，久之肺癌由生。其二，癌症患者多使用化疗药进行治疗，而化疗药，包括烷化剂类，抗代谢类，抗肿瘤抗生素类，植物碱类，激素类等，往往损伤人体脾胃之气，造成乏力、纳差、恶心呕吐、腹胀、便秘、便溏、呃逆等消化道反应，故而中医将化疗药对人体造成的影响归于火毒的范畴。

上述两种火毒虽然对人体造成了损伤，却并非存在于人体之中，属于外来因素，故而一味清热并不能解决问题。应注重火毒对人体之气的影响，如《内经》所言："壮火食气，气食少火，少火生气，壮火散气。"补益被火毒所伤的脾肺之气，其中尤其应当注重补益脾胃，脾胃为后天之本，是气血生化之源。《脾胃论》云："脾胃之气既伤，而元气亦不能充，诸病之由生也。"而脾属土，肺属金，故脾为肺之母，经言："实则泻其子，虚则补其母。"《脾胃论》又云："饮食入胃，而精气先输脾归肺。"故而补益脾气可使脾气充足，则肺健气旺，宗气充盛；若脾气不足则肺气虚少，宗气不足。此即"培土生金"之法的由来。而补气之品多入肺、脾两经，其理在此。气虚气滞、痰瘀互结亦是肺癌发展过程中至关重要的推动因素，如张元素《医学启源》曰"盖积聚癥瘕，必由元气不足不能运化流行而致之，欲其消散，必借脾胃气旺，能渐渐消磨开散，以收平复之功"，《杂病源流犀烛》有云"邪积胸中，阻塞气道，气不得通，为痰……为血，皆邪正相搏，邪既胜，正不得而制之，遂结成形而有块"，《医林绳墨》载"积者，痰之积也"，《疡科心得集》云"癌瘤者，非阴阳正气所结肿，乃五脏瘀血，浊气痰滞而成"，《松崖医径》言"善治痰者顺气为先"。亦即是说癌症的形成离不开脾胃虚弱，脾失健运，致痰浊内生，痰瘀互结，气滞血瘀，热毒蕴结等病机。指出了补气理气、化痰散瘀的治法在癌症治疗过程中的关键作用。

患者初次就诊时，年过六旬，素体正气亏虚，脾胃之气衰弱，故见精神倦怠，加之吸烟多年，烟毒致络脉瘀阻，表现为舌暗红，苔白腻，脉弦细。舌暗红为瘀血，细脉主气血虚弱，腻苔主痰湿内蕴，弦脉亦为痰饮水湿之脉，脉证合参，为气虚痰瘀内结于肺之象。中药方由木香人参生姜枳术丸化裁而来，人参、白术益气健脾使气血生化有源，半夏燥湿化痰，山慈菇、浙贝母化痰解毒，砂仁、陈皮、麦芽、枳壳行气健脾开胃，杏仁宣肺化痰，干姜温中焦治痰之源，红豆杉活血祛瘀利水，且其所含有的紫杉醇兼有抗肿瘤功效。木香人参生姜枳术丸出自《脾胃论》，由《金匮要略》"枳术汤"演变而来，仲景用该方治疗"心下坚，大如盘，边如旋盘，水饮所作"之症，具有散脾胃水结之效，李东垣于方中增添生姜、木香、陈皮、人参，易汤为丸用以缓消伤食之证。诚如李东垣所说："白术者，本意不取其食速化，但令人胃气强实，不复伤也"，此方先补其虚，后化其伤，行气消积却不峻利，可称为"养正积自除"的代表。方中所含有的陈皮、枳实、白术又为橘皮枳术丸，为治"老幼元气虚弱，饮食不消，脏腑不调，心下痞闷"而设，东垣云："夫内伤用药之大法，所贵服之强人胃气，令胃气益浓，虽猛食、多食、重食而不伤，此能用食药者也。此药久久益胃气，令不复致伤也。"肿瘤患者放化疗后，正气虚弱，脾之运化益败，脾胃升降失常，进食后饮食易积难消，故以该方为基础贴合正虚邪在的病机，可起补正消积之效。加减之后更具有健脾益气、理气消积、化痰祛瘀之功，契合肿瘤病机。

《慎斋遗书》云："诸病不愈，必寻到脾胃之中，方无一失。"正虚邪实是肺癌的基本病机，中焦脾胃虚弱是正气不足的基础，而其中的关键则是土不生金，因此在肺癌的治疗中可选用健脾益气、理气消积、化痰祛瘀之法。正气调养充足，方中可加红豆杉、山慈菇等解毒抑瘤之药。

癌症是一种虚实夹杂的疾病，在治疗肺癌的过程中，需要抓住癌症脾肺气虚、痰瘀互结的基本病机。补脾益气，调畅脾胃气机，补其虚的一面，同时化痰散瘀，治疗实的一面。故方中攻补兼施，既有补益中焦的理中汤（人参、白术、干姜、甘草），又有理气化痰、散瘀消积之半夏、砂仁、陈皮、麦芽、枳壳、红豆杉、浙贝母、山慈菇，故能收效。

（任晓琳　李柳宁）

九、案例 9

莫某，男，64 岁，2019 年 3 月 6 日来诊。

主诉 发现肺癌 3 个月余。

现病史 患者 2018 年 12 月 7 日于广东省某医院行胸部 CT 示左肺上叶占位，考虑恶性病变，周围型肺癌可能大，并纵隔及左肺门多发淋巴结肿大，左肺上叶癌性淋巴管炎，左侧第 9 后肋、右侧第 2 肋小斑点状高密度影，不排除转移。于 2018 年 12 月 21 日行纵隔淋巴结穿刺活检：考虑恶性肿瘤，腺癌。基因检测：BRAF 错义突变，NRAS 错义突变。2019 年 2 月 3 日、2019 年 2 月 23 日已行 2 个疗程奈达铂+培美曲塞+贝伐珠单抗方案化疗。患者来诊时见神清，精神焦虑，咽痛声嘶，咳嗽咳痰，痰黄带血质黏，纳可，眠差，难入睡，二便调。舌红，苔薄黄，脉细数。

辅助检查 2018 年 12 月 7 日于广东省某医院行胸部 CT 示左肺上叶占位，考虑恶性病变，周围型肺癌可能大，并纵隔及左肺门多发淋巴结肿大，左肺上叶癌性淋巴管炎，左侧第 9 后肋、右侧第 2 肋小斑点状高密度影，不排除转移。2018 年 12 月 21 日行纵隔淋巴结穿刺活检：考虑恶性肿瘤，腺癌。基因检测：BRAF 错义突变，NRAS 错义突变。

中医诊断 肺癌。

中医证型 阴虚内热。

西医诊断 肺腺癌并纵隔及肺门淋巴结转移（cT2N3M0 ⅢB 期）。

治法 养阴清热，化痰散结。

中药处方 仙鹤草 20g，三七 10g，陈皮 5g，法半夏 15g，茯苓 15g，白术 10g，党参 20g，半枝莲 15g，白花蛇舌草 20g，红豆杉 10g，补骨脂 15g，续断 15g，柴胡 15g，龙骨（先煎）30g，牡蛎（先煎）30g。

水煎服至 200ml，日 1 剂，共 7 剂。

2019 年 3 月 13 日二诊

症见　神清，精神一般，咽痛声嘶减轻，咳嗽咳痰，痰淡黄带血质黏，纳可，眠差好转，二便调。舌红，苔薄黄，脉细数。

中药处方　仙鹤草 20g，三七 10g，白茅根 30g，陈皮 10g，法半夏 15g，茯苓 15g，白术 10g，党参 20g，半枝莲 15g，白花蛇舌草 20g，红豆杉 10g，补骨脂 15g，续断 15g，女贞子 15g，阿胶（烊化）15g，酸枣仁 30g。

水煎服至 200ml，日 1 剂，共 7 剂。

此后定期复查胸部 CT 未见明显变化，坚持门诊随访至 2019 年 12 月复查 CT 提示病情相对稳定。

按语

患者年过六旬，肺、脾、肾三脏俱虚，气虚津液生化失常，易生痰湿，加之既往嗜好烟酒、久居岭南湿热之地，痰热之邪侵袭入络，迫血妄行，故见咳血痰；热扰心神则见焦虑、失眠；热伤津液，不能荣养咽喉则见咽痛、声嘶。舌红，苔薄黄，脉细数均为阴虚内热之象。此病病位在肺，涉及脾、胃、肾，病性属本虚标实。治以标本兼治为原则。以仙鹤草收敛止血，三七活血止血；陈皮、法半夏、茯苓、白术、党参取六君子汤之意健脾益气，化痰除湿，有形之阴液不能速生，无形之气可亟补；配以半枝莲、白花蛇舌草、红豆杉清热解毒抗癌，补骨脂、续断调补肝肾；柴胡、龙骨、牡蛎则疏肝解郁，并重镇安神。二诊时，患者阴虚内热之象好转，精神焦虑好转明显，故予去柴胡、龙骨、牡蛎之苦寒重镇，予阿胶、酸枣仁以养阴安神，患者仍有咯血，故加用白茅根以凉血止血，予女贞子以加强滋阴补肾之力。

肺癌咯血属于中医学"血证"范畴，肺癌咯血有火与气之分，病机主要为火热熏灼迫血妄行，早期多见；气虚不摄血，血溢脉外，则以晚期多见；瘀血阻络，血不循经，则在整个病程均可见。因此肺癌咯血常反复出现，有时可贯穿整个病程。癌积为本，咯血为标。对于肺癌咯血的治疗应遵循"急则治其标，缓则治其本"的原则。患者咯血急性期应以止血为要，而止血最易瘀，临床上应加入止血不留瘀药物，如三七、蒲黄炭、茜根炭等。病情缓解期要注意全身的辨证调护，如祛除外邪，内清里热，补气摄血等。在这些治法中，尤以温脾清胃与升脾降胃为重。正如张景岳云"凡欲察病者，必须先察胃气，凡欲治病者，必须常顾胃气，胃气无损，诸可无虑"；李中梓在《医宗必读》指出，"经云：'安谷则昌，绝谷则亡。'犹兵家之饷道也，饷道一绝，万众立散，胃气一败，百药难施。一有此身，必资谷气，谷入于胃，洒陈于六腑而气至，和调于五脏而血生，而人资之以为生者也，故曰后天之本在脾。"一方面，患者本身多具有脾胃虚弱之症，理应培土生金，促进病愈；《医碥》云："饮食入胃，脾为运行其精英之气，虽曰周布诸脏，实先上输于肺，肺先受其益，是为脾土生肺金，肺受脾之益，则气愈旺，化水下降，泽及百体。"另一方面，从"保得一分胃气，即得一分生机"来看，胃气存则可望生机，余师愚亦云："四时百病，胃气为本。"

凡兼夹外感风温或内伤志火，均能使血热妄行而咯血，多起病急，病程短，血色鲜红，常兼见热证，如身热、口渴、烦躁、便秘、舌红苔黄、脉滑数等一派血热妄行之象；治宜谨守病机，当以清胃降胃为先，切勿急急止涩。证属虚火上炎，热迫血行，胃火消灼胃津；可用玉女煎加减以清胃泻火，凉血止血；证属火毒炽盛者，用清胃散合泻心汤加减以清泻郁火，凉血止血；对肝火犯肺之咯血，方用龙胆泻肝汤合泻心汤加减，泻肝清胃，凉血止血；对肝火犯胃，胃中积热之咯血，方用泻心汤合十灰散加减，清胃泻火，化瘀止血。

肺癌晚期常见气虚失于固摄，均能致血溢脉外。此种出血持续时间较长，久治而一时不能遏止，一般咯血量少，血色暗淡，质多稀薄，证属脾失固摄或血随气脱；治疗当取益气温涩之法，甘温补中气以止血，可选归脾汤。可以黄芪、党参、白术、炙甘草健脾益气摄血；用当归、阿胶、白芍、山茱萸养血补血，脾主统血，脾气旺则自能帅血归经。对于阴虚明显者，正如陈修园谓"脾为太阴，乃三阴之长，故治阴虚者，当以滋脾阴为主，脾阴足，自能灌溉脏腑也"，养阴不能仅用滋阴降火，当从脾胃中求之，脾胃为后天之本，只有脾胃功能健全，才能化生气、血、津液，则脏腑、经络、四肢百骸得以充养。阴虚者病在精血，"血虽为阴，取汁必在中焦；肾虽为阴，而精生于谷"，故治阴虚专责于脾。正如《不居集》中云："虚劳日久，诸药不效，而所赖以无恐者，胃气也。盖人之一身，以胃气为主，胃气旺则五脏受荫，水精四布，机运流通，饮食渐增，津液渐旺，以至充血生精，而复其阴之不足。"补脾阴常用太子参、沙参、麦冬、百合、石斛、芦根等，配合生黄芪、党参等药物以滋阴生津、健脾益气。

（徐婉琳　李柳宁）

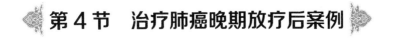 第4节　治疗肺癌晚期放疗后案例

案例

文某，女，46岁，2018年7月27日来诊。

主诉　肺癌放化疗后2年余，左上腹胀痛1周。

现病史　患者2015年6月28日体检，CT检查发现左下肺占位，并双肺门及纵隔多发淋巴结肿大，右中上肺多发结节灶转移。2015年7月7日我院支气管镜活检病理示：鳞状细胞癌，先后行6个疗程GP方案（吉西他滨+顺铂）化疗，并于2016年2月19日完成肺部病灶放疗，剂量为60Gy/30F。后阶段性复发，病情稳定。2017年4月患者复查胸腹部CT提示左肺下叶癌灶较前稍有缩小，右肺中叶新发病灶，纵隔及肺门多发淋巴结转移较前增多增大，肝胃间隙新发多枚结节，

考虑新发淋巴结转移，遂于 2017 年 5 月至 11 月行 GP 方案化疗共 5 个疗程，期间复查 CT 评价疗效稳定。后于 2018 年 1 月 24 日、2018 年 4 月 27 日行 2 个疗程单药 G（吉西他滨）维持化疗。2018 年 5 月患者因上腹部隐痛，至我院复查上腹部 MRI 提示腹膜后淋巴结转移，2018 年 5 月 23 日开始腹膜后转移淋巴结放疗，剂量为 60Gy/30F。2018 年 7 月 20 日开始出现左上腹胀痛，患者来诊，症见：神清，精神疲倦，左上腹胀痛不适，偶有咳嗽，咳少量白痰，纳、眠差，二便调。舌淡红，苔薄白，脉弦细。

辅助检查 2015 年 6 月 28 日体检 CT 检查发现左下肺占位，并双肺门及纵隔多发淋巴结肿大，右中上肺多发结节灶转移，2015 年 7 月 7 日我院支气管镜活检病理示鳞状细胞癌。2017 年 4 月患者复查胸腹部 CT 提示左肺下叶癌灶较前稍有缩小，右肺中叶新发病灶，纵隔及肺门多发淋巴结转移较前增多增大，肝胃间隙新发多枚结节，考虑新发淋巴结转移。

中医诊断 肺癌。

中医证型 脾虚湿蕴。

西医诊断 肺鳞癌并多发淋巴结和肺内多发转移化放疗后（cT3N3M1a ⅣA 期）。

治法 健脾行气，祛湿消胀。

中药处方 党参 20g，茯苓 20g，白术 15g，枳实 15g，法半夏 15g，厚朴 10g，炙甘草 10g，莪术 10g，白花蛇舌草 15g，半枝莲 15g，炒麦芽 30g，炒山楂 20g，干姜 6g，黄连 6g。

水煎 2 次服，日 1 剂，共 14 剂。

2018 年 8 月 18 日二诊

症见 精神可，腹胀减轻，左上腹少许隐痛，嗳气泛酸，纳、眠改善，二便调。舌淡红，苔薄白，脉弦细。

中药处方 党参 20g，茯苓 20g，白术 15g，枳实 15g，法半夏 15g，厚朴 10g，炙甘草 10g，莪术 10g，白花蛇舌草 15g，半枝莲 15g，炒麦芽 30g，干姜 6g，黄连 6g，木香（后下）10g，延胡索 20g，浙贝母 15g，海螵蛸 20g。

水煎 2 次服，日 1 剂，共 14 剂。

2018 年 9 月 1 日三诊

症见 精神可，腹胀基本缓解，左上腹隐痛好转，纳、眠可，二便调。舌淡红，苔薄白，脉弦细。

中药处方 党参 20g，茯苓 20g，白术 15g，枳实 15g，法半夏 15g，厚朴 10g，炙甘草 10g，莪术 10g，白花蛇舌草 15g，半枝莲 15g，炒麦芽 30g，延胡索 20g，浙贝母 15g，海螵蛸 20g，全蝎 10g，蜈蚣 2g。

水煎 2 次服，日 1 剂，嘱其继续服用 14 剂。

患者各症状减轻，后坚持在门诊中医药治疗至今，定期复查 CT 病情稳定，一般情况良好，生活自理，获得较好的生活质量。

按语

本医案患者晚期肺癌放疗后，以正气亏虚为本，脾胃乃后天之本，虚者先虚脾，另放疗热毒之邪损伤肠腑，肠胃相连，损必及脾，故而使虚者更虚，脾虚不能运化水湿，湿浊内生，交结外来火毒，壅滞肠腑，发为本病痞满等诸症。《素问·至真要大论》记载："诸湿肿满，皆属于脾。"李杲在《东垣试效方》中明确指出"酒积杂病，下之太过，亦作痞满……盖下多则亡阴，亡阴者则损脾胃，谓脾胃水谷之阴亡也。故胸中之气，因虚而下陷于心之分野，故心下痞"。治疗酒积杂病时，若误用下法，则可损伤脾胃，出现痞满。另燥热之邪犯胃伤阴，或下法太过，脾气受损，脾不升清，胃不降浊，中焦自然会产生痞满。刘完素在《素问玄机原病式·六气为病》中明确提出"……积饮痞膈中满，霍乱吐下，体重胕肿，肉如泥，按之不起，皆属于湿"，可见湿阻中焦，聚液成痰，阻碍脾胃气机，胃气壅塞，痞满由此生焉。其还认为痞满"或燥热太甚而肠胃郁结，饮冷过多而痞膈不通"，当胃肠燥热时，若进食冷饮或寒凉之品过多，则燥热易与寒邪互结于中焦，寒饮不能传化，燥热仍未解除，脾胃之气不畅，产生痞满。朱丹溪在《丹溪心法》中指出"脾土之阴受伤，转运之官失职，胃虽受谷，不能运化"，脾胃升清降浊功能失常，最终造成"阳自升，阴自降"之痞满。从各家学说总结，在痞满的病因病机上，脾虚气滞、寒湿热邪互结为其主要病机。

李杲在《东垣试效方》中提到"宜升胃气，以血药治之。若全用气药导之，则其痞益甚"，强调在治疗痞满的用药上，不能一味使用气药，适当加入血药能起到事半功倍的效果。如枳实消痞丸中用到的姜黄，取其辛温之药性，破血行气；《内外伤辨惑论》指出木香化滞汤主治"因忧气，食湿面，结于中脘，腹皮底微痛，心下痞满，不思饮食，食之不散"。朱丹溪在《丹溪心法》中指出"既痞，同湿治，惟宜上下分消其气。如果有内实之证，庶可略与疏导"，将停聚于中焦的痞满攻破，使气机各归原来走向，通畅不滞。苦以泄之，用黄连、枳实等；辛以散之，用厚朴、生姜等；甘以补之，用人参、白术等；淡以渗之，用茯苓、泽泻等。辛散苦泄有助于破痞，甘能补脾气，脾得健运，自能运化升清，淡渗利水是取水道通利的同时能降泄浊阴之效，则脾胃之气各归其处，脾升胃降，阴阳调和，痞满自除。

本例病案晚期肺癌放疗后出现腹胀痛、纳差等症状，其乃脾虚气滞、湿邪内蕴化热、阻碍中焦气机所致，处方以枳实消痞丸加减治疗。枳实消痞丸出自李杲《兰室秘藏》，原书载其用于治疗"心下虚痞"，方中寓于辛开苦降之法，行气消痞，下气除满。全方以参、苓、术、草四君以培补中焦脾胃，扶正祛邪，配合枳实行气破气，黄连、干姜寒热并调，厚朴行气除满散湿，半夏行痰，炒麦芽、炒山楂化食开胃，全方以辛开苦降、行气祛湿、消胀除满，减轻了放疗后胃肠道反应以达改善生存质量的目的。二诊时嗳气泛酸，故去炒山楂，加木香、延胡索、浙贝母、海螵蛸以行气活血止痛、化痰散结敛酸，服药后消化道症状基本缓解。三诊时着重减少厚朴、黄连、木香等苦降行气止痛之品，加用全蝎、蜈蚣以攻伐积聚、抗癌通络，并坚持服药治疗，对于晚期肺癌患者来说，其存活已超过4年，疗效可谓满意。

（洪宏喜 李柳宁）

第5节 治疗肺癌并脑转移案例

一、案例1

梁某，女，49岁，2013年10月26日来诊。

主诉 肺癌术后2年余，头痛10个月。

现病史 患者于2011年8月诊断为右肺上叶肺癌，后行右肺上叶肺癌根治术，术后病理提示中分化腺癌。后给予PC（紫杉醇+顺铂）方案化疗6个周期，末次化疗时间为2012年2月。2012年8月11日外院CT提示右肺癌术后，双肺多发转移。予行胸腔镜下左上肺转移灶切除术，术后病理提示腺癌。此后患者拒绝行化疗，门诊间断中药治疗为主。2013年1月患者感头痛头晕，外院MRI提示颅内多发转移瘤，2013年2月行脑部放射治疗（具体剂量不详），于2月20日脑部放疗完毕。2013年4月23日颅脑MRI提示颅脑转移瘤部分病灶较前缩小。患者来诊，症见：偶有干咳，无痰，头痛无头晕，口干，欲呕，纳、眠一般，小便调，大便干结。舌质淡，舌苔黄微腻，脉细。

辅助检查 2011年8月术后病理提示中分化腺癌。2012年8月11日外院CT示右肺癌术后，双肺多发转移。2013年1月15日外院MRI示颅内多发转移瘤。

中医诊断 肺癌。

中医证型 肝阳上亢，风痰上扰。

西医诊断 肺腺癌术后复发并双肺、脑多发转移。

治法 平肝息风，补土养胃，祛瘀抑瘤。

中药处方 钩藤15g，川芎10g，天麻15g，白芷15g，僵蚕15g，茯苓20g，猪苓20g，蜈蚣2条，全蝎10g，续断15g，补骨脂15g，大黄（后下）10g，芒硝（冲服）10g，甘草10g。

水煎2次服，日1剂，共21剂。

2013年12月13日二诊

症见 患者复诊，头痛症状明显改善，纳可眠欠佳，小便调，大便稀。舌质淡，舌苔黄微腻，脉细。

中药处方 钩藤15g，川芎10g，天麻15g，白芍15g，僵蚕15g，茯苓20g，猪苓20g，蜈蚣2条，全蝎10g，续断15g，补骨脂15g，大黄（后下）10g，芒硝

（冲服）10g，甘草 10g，麦冬 20g，酸枣仁 30g。

水煎服，日 1 剂，共 14 剂。

此后患者各项症状逐步减轻，中药在上方的基础上辨证加减。

按语

肺癌发病主要由内外因致正气虚损，脏腑功能失调，邪毒侵肺，肺气郁积，津液失于输布，聚津成痰，痰凝气滞，痰瘀毒结于肺脏，日久形成肺积。正如《景岳全书·积聚》曰："脾肾不足及虚弱失调之人，多有积聚之病。"而晚期肺癌患者极易发生脑转移，也是肺癌治疗失败的常见原因。对原发灶已控制，脑单个转移灶一般可采用手术治疗，但真正能进行手术的病例极少，放疗是现代医学治疗脑转移的主要手段之一。

脑转移瘤在临床上具有头痛、头晕、半身不遂、抽搐等表现。脑瘤病变在脑，其成因多由痰湿之邪结聚于脑，脑部气滞血瘀，痰瘀阻滞，毒邪凝结所致，在其病变过程中，脑络痹阻日久，化热动风，风火相煽，耗伤阴液，可致肝肾不足，胃阴亏虚。脾胃五行属土，同居中焦，互为表里，相互配合，化生气血，同为气血生化之源，但二者生理及病理又各有特点。脾主运化、主升清，胃主受纳、主降浊，一升一降；胃喜润恶燥，脾喜燥恶湿。仲景认为脾胃治法当分而论之，于是在《伤寒论》中将其分属太阴和阳明二经。李东垣《脾胃论》盛行后，古代医家产生了"脾胃法东垣"的临床习惯，历代医家也以益气、升阳、散火之法视为治疗脾胃病的常法，而缺乏对胃土润降的重视。《灵枢·五味》："水谷皆入于胃，五脏六腑皆禀气于胃……津液已行，荣卫大通，乃化糟粕，以次传下。"阐明了胃腑纳谷生气、靠津液润泽而下行糟粕的生理特点。经历代医家的理论发展，至清代叶天士结合李东垣等人的经验，总结出"脾喜刚燥，胃喜柔润"的脾胃生理观。提出中州土亦分阴阳，脾为脏属阴，胃为腑属阳，脾动而主运，胃静而主纳，脾主升，胃主降，皆是阴阳相反相成的体现。故胃阴学说指出脾阳胃阴分治，治脾之药不可治胃。叶天士认为"太阴湿土得阳始运，阳明阳土得阴自安"。

此患者素体正虚，经手术治疗及化疗后，机体功能下降，脾胃功能失司，水谷精微化生乏力，气血津液运行不畅，此后失于调理，后期发生脑转移，遂行脑部放射治疗，放疗放射线为热邪之物，长期放射治疗易耗伤阴津，从而导致阴虚，阴虚阳亢，则见头痛等症，胃阴亏虚，则见口干、欲呕等，脾胃生化乏力，胃阴枯槁，则无法下行糟粕。在治疗上，风木其性多动，疏泄太过化阳生热则耗胃津，急当制肝木之风动以护胃阴，而另一方面叶氏认为"治肝不应，当取阳明，阳明不阖，空洞若谷，厥气上加，势必呕胀吞酸"。胃者水谷之海，受纳水谷而化为人身精微。阳明主阖，阖者，阖水谷以运化，阖胃气以通降。肝者，厥阴风木，其性疏泄，两者互为作用，一升一降，运转如常。故肝胃同病，除平肝息风外，勿忘治胃，阳明胃腑，通补为宜。通过治疗，肝升胃降，则人身自安。此患者兼见阳明胃腑不通，此为阴津亏虚后，外邪入里，入于阳明则化热更为伤阴，故先期法仲景，急下存阴，配合平肝息风之品，后期腑气通行后，根据叶天士"通补阳明"的理论思维，给予甘润养胃之品（如麦冬、知母、茯苓）以顺达胃气，即补中寓通的治胃之法，使胃气下行，达到通降胃气的目的；配合使用柔肝之品，白芍、酸枣仁等。

（刘 柏 李柳宁）

二、案例 2

洪某，女，59 岁，2018 年 10 月 19 日来诊。

主诉 胸背痛 5 个月余，头晕头痛 1 个月。

现病史 患者 2018 年 5 月 10 日因时有胸背痛，在某大学附属肿瘤医院行胸部增强 CT 示左上肺癌并双肺多发转移、双侧锁骨上及纵隔淋巴结转移、腹腔及腹膜后多发小淋巴结。头颅 MRI 示颅内多发结节灶，考虑脑转移瘤。全身骨 ECT：T_2、T_3 椎体和 T_5 椎体左侧及左侧椎弓根骨质破坏并代谢增高，考虑骨转移瘤（混合型），以 T_2、T_3 椎体为著，伴周围软组织水肿。2018 年 5 月 20 日行右侧锁骨上淋巴结活检病理：腺癌，考虑肺来源。基因检测示 EGFR、ALK、ROS1 等相关基因均未见突变。2018 年 5 月 29 日至 2018 年 6 月 21 日我科行贝伐珠单抗联合培美曲塞+卡铂方案化疗 2 个周期，2018 年 7 月行全脑放疗（36Gy/12F）及胸椎转移瘤姑息放疗（30Gy/10F）。2018 年 9 月 13 日至 2018 年 10 月 3 日我科再行贝伐珠单抗联合培美曲塞+卡铂方案化疗 2 个周期。后因患者拒绝继续化疗而寻求中医药治疗。症见：精神稍倦，下肢乏力，背部酸痛，活动后气促，偶有咳嗽，咳少量稀白痰，头晕头痛，纳一般，眠可，小便频，大便调。舌淡暗，苔白腻，脉弦滑。

辅助检查 2018 年 5 月 10 日某大学附属肿瘤医院行胸部增强 CT 示左上肺癌并双肺多发转移、双侧锁骨上及纵隔淋巴结转移。头颅 MRI 示颅内多发转移瘤。全身骨 ECT：T_2、T_3 椎体和 T_5 椎体左侧及左侧椎弓根骨质破坏并代谢增高，考虑骨转移瘤（混合型），以 T_2、T_3 椎体为著，伴周围软组织水肿。2018 年 5 月 20 日右侧锁骨上淋巴结活检病理：腺癌，考虑肺来源。基因检测示 EGFR、ALK、ROS1 等相关基因均未见突变。

中医诊断 肺癌。

中医证型 气虚痰瘀阻络。

西医诊断 肺腺癌并双肺、脑骨转移（cT3N3M1c ⅣB 期）。

治法 益气补脾，化痰祛瘀抑瘤。

中药处方 党参 20g，白术 15g，茯苓 20g，法半夏 15g，天麻 10g，黄芪 20g，川芎 10g，半枝莲 15g，全蝎 10g，干姜 5g，炙甘草 10g，陈皮 5g，泽泻 15g。

水煎 2 次服，日 1 剂，共 7 剂。

2018 年 10 月 26 日二诊

　　症见　精神可，诉下肢乏力减轻，咳嗽咳痰已少，头痛头晕减轻，背部酸痛及活动后气促大致同前，口干口苦。舌淡暗，苔白微腻，脉弦滑。

　　中药处方　党参 20g，白术 15g，茯苓 20g，法半夏 15g，天麻 10g，黄芪 20g，川芎 10g，半枝莲 15g，全蝎 10g，炙甘草 10g，陈皮 5g，泽泻 15g，怀牛膝 15g，黄柏 15g，白花蛇舌草 15g。

　　水煎 2 次服，日 1 剂，再服 21 剂。

　　2018 年 11 月 16 日三诊

　　症见　精神可，下肢乏力仍有少许，背部酸痛稍减，不影响睡眠，活动后稍气促，偶觉少许头晕头痛，已无口干苦，大便烂，小便可，纳、眠可。舌淡暗，苔白，脉弦滑。

　　中药处方　党参 20g，白术 15g，茯苓 20g，法半夏 15g，天麻 10g，黄芪 20g，川芎 10g，半枝莲 20g，全蝎 10g，炙甘草 10g，白花蛇舌草 20g，骨碎补 15g，川续断 15g，补骨脂 15g。

　　水煎 2 次服，日 1 剂，再服 21 剂。

　　患者每 4 周复诊一次，肿瘤病情缓慢进展，但疼痛症状相对稳定。

　　按语

　　本医案患者肺癌晚期，放化疗后元气亏虚，脾胃虚弱，运化无权，痰湿内阻，清阳不升，虚风上扰头窍，致成痰厥头痛头晕；脾失健运，运化输布失常，痰湿内停，病久夹瘀血阻滞肺络，肺失宣降，故见咳嗽咳痰、气促及背酸痛；脾主四肢，中焦脾胃气虚，痰浊内停，阻碍脾阳，不能温煦四肢，故见疲倦，下肢乏力，纳一般。其总体病机为脾胃气虚，痰瘀内停，虚风上扰。故治疗原则以益气健脾、化痰祛瘀，兼息风止眩为要。

　　《灵枢·口问》曰："上气不足，脑为之不满，耳为之苦鸣，头为之苦倾，目为之眩。"《脾胃论》述："头痛耳鸣，九窍不利，肠胃之所生也。"《医略六书》更是指出其病机特点："脾气大亏，痰食滞逆，不能统运于中，故厥逆头痛眩晕不已焉。"《景岳全书·头痛》言："凡诊头痛者，当先审久暂，次辨表里。盖暂痛者，必因邪气，久病者，必兼元气。"即久病头痛必伤及元气。《医宗金鉴》云："眩晕者，痰因火动，盖无痰不作眩。"其中指出眩晕病因为痰邪作祟，究其原因归咎于脾，正如《医宗必读》所谓："脾土虚弱，清者难升，浊者难降，留中滞膈，瘀而成痰。"痰浊日久，郁而化热，气机不畅，清窍受扰，导致眩晕。本医案中头晕头痛虽为肺癌脑转移所致，但其终归乃因气伤血亏而损于内，更以脾虚纳少，化源不足，痰浊内阻，致使气血不能上荣，脑失濡养。头为诸阳之会，高居脏腑之上，为清阳交会之处，中土健运，阳气上升，载精血津液上奉充养空虚之窍。培补中土、助阳化痰是治疗头痛的重要法则之一。叶天士在《临证指南医案》中亦言"治痰须健中，熄风可缓晕"。李东垣在《脾胃论》中阐述："此头痛苦甚，谓之足太阴痰厥头痛，非半夏不能疗；眼黑头眩，风虚内作，非天麻不能除，其苗为定风草，独不为风所动也……"《医略六书》指出："……气健脾强，则自能为胃行其津液，而痰厥自平，良远温服，俾痰化气行，则胃气融和而清阳上奉，头痛眩晕无不保矣。"

中医学认为，肺癌骨转移与肺、脾、肾关系密切，是继发性骨肿瘤的一种，古代典籍未见记载，现在一般将其纳入"骨岩""骨瘤"等范畴。本病的产生是由于正气虚损，邪气乘袭，蕴结于脏腑，气机受阻，血行不畅，痰瘀互结。目前认为该病与脏腑功能失调关系密切，其中与肺、脾、肾三脏最相关。肺癌骨转移一般到疾病的中晚期阶段，病程长，"久病及肾"。肾者先天之本，寓元阴元阳，《素问•金匮真言论》曰"先天精者生之本也"。生理上，肾主藏精，主骨，受五脏六腑之精而藏之，又能生髓充骨，濡养筋骨，肾中精气，是机体生命活动之本，《素问•逆调论》曰"肾不生则髓不能满"。在生理效应上可概括为肾阴和肾阳两个方面，肾乃水脏，藏真阴而寓原阳，真阴乃肾精，有滋润生长骨骼的作用，元阳乃肾气，有温煦生长骨骼的作用。《外科枢要•论瘤赘》："若劳伤肾水，不能荣骨而为肿者，其自骨肿起，按之坚硬，名曰骨瘤，用地黄丸及补中益气汤主之。夫瘤者，留也，随气凝滞。皆因脏腑受伤，气血乖违。当求其属而治其本。""久病及肾"，加之若患者年高肾衰，肾精不足，骨骼空虚，失去荣润，"不荣则痛"，亦可发为本病。病机上认为，肺癌骨转移属于本虚标实之证，肺癌骨转移到疾病晚期病程长，慢性消耗，久病则虚，以肺、脾、肾三脏阴阳两虚为主。标实即为热毒、气滞血瘀、痰瘀互结。根据五行学说：脾土与肺金为母子关系，虚则补其母，采用培补脾土达到脾肺同治之目的。同时肺金与肾水为母子关系，采用补肾以达金水相生的目的。即采用补益脾肾法治疗肺癌骨转移，实为母子同治之法。故临床上辨治肺癌骨转移在重视虚证补益的同时，也不忘热毒、痰瘀互结等实证兼证的治疗，在补益脾肾的同时应随症予以活血化瘀、清热解毒、化痰散结之法。以补为主，补虚不忘实，攻补兼施。

本医案患者肺癌晚期，因放化疗后元气亏虚，痰瘀中阻、清阳不升导致发病。方选半夏白术天麻汤加减益气健脾祛湿、化痰息风祛瘀。方中黄芪、党参健脾益气；法半夏尤善于治脏腑之湿痰，取其健脾燥湿化痰之效；天麻息风止痉，可止头眩；陈皮既可理气又可燥湿，取其治痰先治气，气行痰自消之意；白术乃脾胃专药，合茯苓善健补脾气而燥湿；川芎活血行血，升清阳；干姜、炙甘草温中助阳有助升清阳，化痰湿；泽泻利湿降浊气；全蝎、半枝莲受风化痰，抗癌抑瘤。整方温凉并济，补泻兼施，补脾燥湿，化痰息风，祛瘀抑瘤。故初诊服药后收到顿挫病势之功效。二诊时，患者出现口干口苦，痰瘀有欲化热之象，故上方去温燥之干姜，加怀牛膝引热下行，黄柏、白花蛇舌草清热解毒兼加强抗癌。三诊时，患者口干口苦消失，出现大便烂的情况，因苦寒之品不宜久用，久用恐伤正气，以伤脾胃为多见，故上方去黄柏、泽泻，改怀牛膝为骨碎补、补骨脂、川续断以增强补肾健骨、续疗骨伤、固肠止泻之力。经治疗后，患者临床症状渐趋稳定。本医案总体遵从肾为先天之本、脾为后天之本的理论基础，形成了"从脾肾论治肺癌骨转移"的学术思想，脾土与肺金为母子，虚则补其母，采用培补脾土达到脾肺同治之目的。同时肺金与肾水为母子，采用补肾以达金水相生的目的。即采用补益脾肾法治疗肺癌骨转移，实为母子同治之法，取得较好效果。

（洪宏喜　李柳宁）

三、案例3

宋某，女，71岁，2011年6月21日来诊。

主诉　头痛1年余。

现病史　2010年3月出现头痛，无头眩地转感，稍头晕，少许恶心欲呕，无胸闷胸痛，无咳嗽咳痰等不适。于2010年3月22日查PET/CT提示：甲状腺癌术后未见复发征象；右肺中叶外段肿块（2cm×3cm），符合右肺中叶肺癌影像；左侧大脑额叶转移伴水肿（2cm×2cm）。患者于2010年3月10日在外院行肺穿刺活检示低分化腺癌，基因分型示EGFR19外显子（+），ALK、ROS1（−）。2010年3月15日开始服用吉非替尼（0.25g，口服，每日1次）行分子靶向治疗。2010年4月19日行脑部伽马刀治疗（具体不详）。2010年7月复查脑部MRI示左侧额叶水肿范围大致同前，增强未见异常强化。胸部CT示右肺中叶外段肿块较前略有所缩小（2cm×2cm）。之后持续服用吉非替尼分子靶向药物及定期复查。2011年6月9日复查胸部CT：右肺下叶少量纤维灶，右侧叶间裂胸膜轻度增厚，与2011年2月22日对比，大致相同。现仍头痛，伴咳嗽少痰，经治疗后症状无改善。患者来诊，疲倦乏力，头痛，性格改变，纳、可眠差，二便调。舌红，苔白，脉弦。

辅助检查　2010年3月22日查PET/CT提示右肺中叶外段肿块（2cm×3cm），符合右肺中叶肺癌影像，左侧大脑额叶转移伴水肿（2cm×2cm）。患者于2010年3月10日在外院行肺穿刺活检示肺组织符合肺低分化腺癌。免疫组化结果：Napsin-A（−），TTF-1（−），SPA（少数+），P63（−），CK7（+），Syndrome（−），CgA（−）。基因分型EGFR19外显子阳性，EGFR18、20、21外显子阴性，ALK基因融合和ROS1基因融合结果为阴性。2010年7月复查脑部MRI示左侧额叶水肿范围大致同前，增强未见异常强化。侧脑室周围白质变性，脑萎缩，左侧乳突炎症。查胸部CT平扫+增强，对比2010年3月22日PET/CT示右肺中叶外段肿块较前略有所缩小（2cm×2cm，余大致同前）。2011年6月9日复查胸部CT示右肺下叶少量纤维灶，右侧叶间裂胸膜轻度增厚，与2011年2月22日对比，大致相同。

中医诊断　肺癌。

中医证型　气虚痰瘀阻络。

西医诊断　肺癌脑转移（cT1bN1M1a ⅣA期）。

治法　补土疏肝。

中药处方　人参 10g，黄芪 30g，白术 20g，陈皮 10g，当归 15g，炙甘草 10g，白芍 20g，升麻 10g，柴胡 15g，细辛 3g，蔓荆子 15g，白芷 15g，川芎 10g，天麻 10g，钩藤 15g，半枝莲 20g，白花蛇舌草 20g，大黄（后下）10g，全蝎 10g，蜈蚣 2 条，半枝莲 20g。

水煎 2 次服，日 1 剂，共 14 剂。

患者 2010 年 3 月 15 日开始服用吉非替尼分子靶向治疗（0.25g，口服，每日 1 次），现继续服用。

2011 年 7 月 4 日二诊

症见　头痛、乏力等症状减轻。舌红，苔白，脉弦。

中药处方　人参 10g，黄芪 30g，白术 20g，陈皮 10g，当归 15g，炙甘草 10g，白芍 20g，升麻 10g，柴胡 15g，细辛 3g，蔓荆子 15g，白芷 15g，川芎 10g，天麻 10g，钩藤 15g，半枝莲 20g，白花蛇舌草 20g，大黄（后下）10g，全蝎 10g，蜈蚣 2 条，半枝莲 20g，淫羊藿 15g，续断 15g，补骨脂 15g。

水煎 2 次服，日 1 剂，共 14 剂。

中药处方加淫羊藿、续断、补骨脂，余药物维持同前。再服 14 剂，同时持续配合吉非替尼分子靶向治疗，患者各症状减轻，纳、眠可，二便调。2011 年 9 月 12 日门诊复查脑部 MRI 示左侧额叶水肿基本吸收，余大致同前。患者每 2 周复诊一次，中药在上方的基础上辨证加减。

患者一直在门诊治疗，随访治疗至今，一般情况良好，生活自理，获得较好的生活质量。

按语

本医案患者因肺癌晚期合并脑转移，经伽马刀、靶向治疗后，仍头痛伴性格改变，来诊时头痛、乏力，均因肺脾气虚，肺失宣降，脾运失常，水液内停，化为痰湿，土壅木郁，肝气郁结。患者中气不足，清阳不升，气血亏虚，不荣则痛，因年高正气本虚，数经手术、放疗、靶向治疗，气血愈亏，脑窍失养则其痛甚。中气不足，气虚不布，肺卫不固，故疲倦乏力。头为诸阳之会，高居脏腑之上，为清阳交会之处，阳气上升，载精血津液上奉充养空虚之窍。兴阳助阳是治疗头痛的重要法则。《景岳全书·头痛》言："凡诊头痛者，当先审久暂，次辨表里。盖暂痛者，必因邪气，久病者，必兼元气。"患者数经手术、放疗、靶向治疗后，其痛愈甚，而病程迁延日久，且出现了多种虚证的表现，由此我们基本可以排除外感实证的可能；结合四诊信息，我们可将此证辨为内伤气虚头痛证。《金匮要略》讲，"见肝之病，知肝传脾，当先实脾"。木和土的关系概括起来可以有木郁克土和土壅木郁两种。土壅木郁，肝气郁结，临床可出现头痛、乏力。李东垣讲"内伤脾胃，百病由生"，脾胃损伤，临床的症状表现也是多种多样，脑为清灵之腑，清窍一旦被扰，就会出现头晕、头痛等症。故此患者辨证关键在于脾之清气不升，清窍失养。

　　本案例治以益气升清，清利头目为法，拟方顾气和中汤。顾气和中汤是罗天益在东垣补中益气汤基础上加白芍、细辛、蔓荆子、川芎而成，取其健脾益气升清之功效。罗氏学术思想遥承于洁古，授受于东垣，非常重视脏腑辨证、脾胃理论、药性药理的运用，具有鲜明的"易水学派"特色，成为易水学派理论形成和发展过程中承前启后的一位重要医家。其主要学术贡献：发扬东垣学术思想，重视脾胃学说；泻热除寒，创立三焦辨证；重视针灸，提倡针药并用。黄芪甘温，益气升提，补卫实表为君；人参、炙甘草甘温补气，当归辛温补血，芍药味酸，收卫气为臣；白术、陈皮甘苦温，养卫气，生发阳气，上实皮毛腠理为佐。柴胡、升麻苦辛，引少阳、阳明之气上升，通百脉灌溉周身者也。川芎、蔓荆子、细辛辛温，体轻浮，祛风活血止痛、清利空窍为使。"治风先治血，血行风自灭"，头风和肝经有关，用当归、白芍来养肝血，补肝血不足，为了防止黄芪补气壅滞，所以配伍陈皮。

　　疏肝培土法根据"治未病"中"既病防变"理论，遵从"见肝之病，知肝传脾，当先实脾"，肺癌日久，"子盗母气，虚则补其母"的治则，应用疏肝解郁以健脾气，用培土生金以益肺气，调整全身气血阴阳。气机的升降出入，升降由脾胃所主，出入应由肺所主。肝木主升发，肝郁多用风药以升生，李东垣后来将"风升生"类药称之为"风药"，乃味薄、清轻、升散之品，包括防风、羌活、升麻、柴胡、葛根、细辛、独活、白芷、牛蒡子、桔梗、藁本、川芎、蔓荆子、天麻、麻黄、荆芥、薄荷、前胡等。李东垣的代表作《脾胃论》所载的62首方中，运用风药的方剂将近一半。李东垣治头面五官诸疾，善用风药载药上行，直达病所。李东垣《兰室秘藏·头痛门》云："高巅之上，唯风可到，故味之薄者，阴中之阳，乃自地升天者也。"并根据其经所在三阴三阳之异，而分别选用其经药治之。如太阳头痛，以川芎、羌活、独活、麻黄之类为主；少阳头痛，以柴胡、黄芩为主；阳明头痛，以升麻、葛根、石膏、白芷为主；太阴头痛，以苍术、半夏、南星为主；少阴头痛，以麻黄、附子、细辛为主；厥阴头痛，以吴茱萸为主。利用风药载药上行，直达病所以加强疗效。从脾胃论治肺系、脑系疾病，充分体现了中医学整体观、系统观的思维辨证优势，是中医药治疗肺系、脑系疾病的新思路、新方法，验之临床颇有疗效，值得继续进行深入的理论与临床实践探索。

　　本例病案肺癌晚期合并脑转移，属肺癌晚期，中医药配合吉非替尼靶向治疗以达改善症状，延长生存期的目的。

（何春霞　李柳宁）

四、案例4

梁某，男，56岁，2017年3月20日来诊。

主诉　头痛伴恶心欲吐2个月余。

现病史 患者 2017 年 1 月突发头痛,伴恶心欲呕,症状进行性加重,即当地医院就诊,查 CT 示左侧大脑占位,瘤周水肿明显,立即在当地医院住院,查 CT:①左肺上叶肿物,符合肺癌;②纵隔及左肺门多发淋巴结增大,考虑转移。经肺穿刺活检病理示:肺鳞癌,基因检测未见驱动基因阳性。予对症脱水治疗,并行左侧颅内转移瘤伽马刀治疗,患者头痛症状减轻,拒绝进一步化疗。后患者逐渐出现右下肢行走乏力感,3 月就诊中医。患者诉左侧头痛时作,时有恶心感,右下肢活动不利,纳差便溏,四肢无力,夜寐不宁,面色苍白无华。舌淡胖,边有瘀斑,苔白,脉弱无力。

辅助检查 2017 年 1 月 26 日颅脑 CT 示左侧大脑占位,瘤周水肿明显。2017 年 1 月 28 日胸部 CT:①左肺上叶肿物,符合肺癌;②纵隔及左肺门多发淋巴结增大,考虑转移。2017 年 1 月 30 日经肺穿刺活检病理示肺鳞癌,基因检测未见驱动基因阳性。

中医诊断 肺癌。

中医证型 脾肾两虚,痰瘀阻络。

西医诊断 肺鳞癌并纵隔肺门淋巴结转移、脑转移(cT2N2M1b ⅣA 期)。

治法 健脾补肾,化痰祛瘀。

中药方药 生黄芪 30g,生晒参 10g,白术 15g,远志 10g,茯苓 15g,当归 10g,石决明 15g,酸枣仁 15g,升麻 10g,仙鹤草 15g,蜈蚣 2 条,僵蚕 10g,山慈菇 15g,补骨脂 15g,淫羊藿 15g。

水煎分次服,日 1 剂,共 14 剂。

2017 年 4 月 10 日二诊

症见 患者诉头痛减轻,胃纳增加,夜寐改善,右侧肢体活动欠利,舌淡有瘀点,苔白,脉细。

中药方药 生黄芪 30g,生晒参 10g,白术 15g,远志 10g,茯苓 15g,当归 10g,石决明 15g,酸枣仁 15g,升麻 10g,仙鹤草 15g,蜈蚣 2 条,僵蚕 10g,山慈菇 15g,补骨脂 15g,淫羊藿 15g,石菖蒲 15g,泽泻 15g。

水煎分次服,日 1 剂,共 14 剂。

2017 年 4 月 30 日三诊

症见 患者头痛基本缓解,右侧肢体活动改善,胃纳可,夜寐改善,舌淡有瘀点,苔白,脉细。

中药方药 生黄芪 30g,生晒参 10g,白术 15g,茯神 15g,天麻 15g,石决明 15g,酸枣仁 15g,升麻 10g,仙鹤草 15g,蜈蚣 2 条,僵蚕 10g,山慈菇 15g,补骨脂 15g,淫羊藿 15g,石菖蒲 15g,泽泻 15g。

水煎分次服,日 1 剂,共 14 剂。

继续坚持服药治疗,症状稳定,2017 年 5 月复查 CT,大致同前。

2017 年 9 月随访,病情稳定,生活可自理。

按语

脑转移是恶性肿瘤患者常见的转移瘤之一，其中又以肺癌患者为多见。其主要表现为头痛、意识障碍、视物模糊、偏瘫、语言不清、恶心呕吐等症状。其病位在脑，脑为髓海，乃肾精之所充养化生，故与肾相关。脑瘤为本虚标实之病，当以"扶正固本"为根本大法，而补肾健脾为最主要法则之一。

本病治疗予归脾汤加减，生黄芪、生晒参、白术、茯苓、升麻、当归健脾益气，联合补骨脂、淫羊藿补肾扶正，蜈蚣、僵蚕息风止痉，仙鹤草、山慈菇散结抑瘤。脑瘤的形成与先后天之精相关。《灵枢·经脉》中云："人始生，先成精，精成而脑髓生。"人的生成，先成精，后由精生脑髓。肾为先天之本，主骨生髓；脑为精明之府，内藏脑髓。若患者禀赋不足，肾精亏虚，脑髓失养，脉络失荣而为脑瘤。脾为后天之本，脾气亏虚，化源不足，气血不能上营清窍，脑失所养，发而为病。脾、肾两脏互助为用，若脾、肾两虚，津液输布失常，痰浊内生，盘踞于脑络，久而成积。因此，先后天之精不足为肿瘤发病的原因之一。治疗中，当注意"补虚勿忘实，治实当固虚"。肾精不足，则脑髓不满，脑的记忆、运动、感知、思维等功能失常，因此在脑瘤的治疗中着重先天之本的应用，用药上常用补骨脂、续断、淫羊藿、菟丝子、枸杞子、女贞子等。另外，脾胃为后天之本，气血生化之源，尤其注重保护胃气，故常联用六君子汤、补中益气汤类药物。而抑瘤解毒之品均易损伤脾胃，因此，时时顾护脾胃乃是接受更好治疗的保障，正如《医宗必读·肾为先天本脾为后天本论》云："胃气一败，则百药难施。"《丹溪心法·头眩》中云："无痰则不作眩。"而《证治汇补·痰证》亦言："脾为生痰之源。"因此，中焦脾气的畅旺与否，对于病势的发展亦有着不可忽视的关键作用，临证亦当以调理脾胃升降枢机运化水湿功能为主，以绝痰源，正如《景岳全书·杂证谟》中所言："五脏之病，虽俱能生痰，然无不由乎脾肾，盖脾主湿，湿动则为痰，故痰之化，无不在脾。"

故治疗本病，从调补脾肾治起，以化痰通络，补肾健脑之法，取中药升降沉浮，调节气机升清降浊之功能，从而使药归经入脑。而治疗脑肿瘤，常用全蝎、蜈蚣、地龙、僵蚕、水蛭等虫类药物。现代药理研究表明，该类中药可诱导肿瘤细胞凋亡、抑制血管生成，具有良好的体内外抗肿瘤活性。但虫药易攻伐胃气，故在临床用药中常配合补益脾胃、濡养胃气之品，以免一味猛投，徒耗正气，适得其反。故健脾益胃之法基本贯穿于肿瘤治疗的始终。

（陈志坚　李柳宁）

五、案例 5

崔某，男，59 岁，2015 年 3 月 30 日来诊。

主诉 肺癌术后 3 年余。

现病史 患者 2012 年 9 月于某肿瘤医院行下肺癌根治术。术后病理：中至低分化腺癌（pT2bN1M0 ⅡB 期，EGFR 野生型）。术后行 4 个疗程辅助化疗。2015 年 2 月"因记忆力下降半月余，加重伴言语不能 1 小时"于外院就诊，查头颅 MRI 提示颅内多发转移瘤。局部行 17 次放疗。患者来诊，症见：疲倦乏力，头部昏沉感，记忆力减退，纳差，咳吐黏痰，眠可，二便调。舌暗红，苔白腻，脉弦滑。

辅助检查 2012 年 9 月 10 日某肿瘤医院术后病理：中至低分化腺癌，肺门淋巴结 1/6 转移，EGFR 野生型。2015 年 2 月 5 日外院头颅 MRI 提示颅内多发转移瘤。

中医诊断 肺癌。

中医证型 脾虚湿滞，风痰上扰。

西医诊断 肺腺癌术后（pT2bN1M0 ⅡB 期）脑转移。

治法 健脾祛湿，化痰息风。

中药处方 天麻 15g，法半夏 15g，白术 15g，党参 15g，黄芪 30g，茯苓 20g，泽泻 15g，六神曲 15g，苍术 15g，砂仁 10g，鸡内金 20g，麦芽 30g，炒山楂 30g，全蝎 10g，蜈蚣 2g，陈皮 5g。

水煎服，日 1 剂，共 14 剂。

2015 年 4 月 13 日二诊

症见 胃纳改善，痰减少，头部昏沉感同前。舌暗红，苔白腻，脉弦滑。

中药守前方去黄芪，加补骨脂、牛膝。

水煎服，日 1 剂，共 28 剂。

2015 年 5 月 25 日三诊

症见 头部昏沉感较前减轻，记忆力稍差，偶有视物模糊，胃纳可。

中药守前方去苍术、泽泻、六神曲、鸡内金、麦芽，加枸杞子、续断。

水煎服，日 1 剂，续服 28 剂。

2015 年 9 月 2 日四诊

症见 患者 2015 年 6 月 12 日复查头颅 MRI 提示病情进展。ALK 基因检查（+），口服色瑞替尼靶向治疗。症见：精神疲倦，少气懒言，记忆力明显下降，四肢冰凉，口干口苦，纳眠差，腹泻，大便每日 3~4 次。舌暗淡，苔薄白，脉弦细。

中药处方 人参 15g，熟附子 15g，干姜 15g，天麻 15g，茯苓 30g，黄芪 40g，全蝎 10g，土鳖虫 10g，蜈蚣 2g，僵蚕 10g，红豆杉 5g，白花蛇舌草 20g，莪术 15g，鹿角霜 30g，山药 30g，补骨脂 20g，五味子 10g，炙甘草 30g，姜制砂仁米 10g。

水煎服，日 1 剂，共 30 剂。

2016 年 3 月 15 日五诊

症见 精神稍好转，胃纳及手足冰凉较前改善，口干口苦较前减轻，大便先硬后溏，每日 2~3 次。守前方续服。

患者一直在门诊治疗，随访治疗至今，一般情况良好，生活自理，获得较好的生活质量。

按语

　　患者目前为肺癌晚期，伴脑转移，以头部昏沉感，疲倦乏力，并咳吐黏痰为主症。脾主四肢，脾气升则清阳升，疲倦乏力则为脾虚之象。脾为生痰之源，脾气亏虚则水湿运化不利，且气虚津液运行无力，故聚而成痰，引动肝风，肝风夹痰湿上扰清窍，故见头部昏沉感。湿阻中焦，气机不畅，脾胃运化失司，故见纳差。结合舌脉象，辨证为脾虚湿滞，风痰上扰，病性属本虚标实，治以健脾祛湿、化痰息风为法。中药以半夏白术天麻汤为主，加黄芪、党参配合白术，增强健脾补气之力；苍术、砂仁走上、中二焦芳香燥湿，泽泻走下焦利水渗湿；炒山楂、麦芽、鸡内金及六神曲消食导滞；再以全蝎、蜈蚣攻毒散结。二诊时患者胃纳改善，痰量减少，可适当减轻益气之力，加强益精填髓，故去黄芪，加补骨脂、牛膝，头部昏沉感遂得以减轻。但肺癌脑转移进展较快，患者不久便见记忆力下降、少气懒言、四肢冰凉以及纳差、腹泻等症状，"食不下，自利益甚，时腹自痛"为太阴病之提纲证，此患者当理中焦，取东垣先生的半夏白术天麻汤为主方。

　　大约近一半的肺癌患者在病程中会出现脑转移。脑转移的患者临床常见症状是头痛、头晕、呕吐、思维迟钝、记忆力下降，严重者出现失语、偏瘫或意识障碍。预后较差，是肺癌治疗失败的主要原因之一，也是影响患者生活质量的关键。为提高肺癌脑转移患者的生存率，改善其生活质量，中西医需要结合起来深入研究。中医历代文献未见脑肿瘤的记载，但是在"积证"、"眩晕"、"头痛病"、"厥逆"中可见到相关论述。甲骨文中最早见"瘤"的记载，"瘤，肿也，从病，留声"、"瘤之为义，留滞不去也"等均是对"瘤"的描述。脑瘤可耗气伤阴，久则气虚无以运化，瘀血不去，新血不生，心脾两虚，心脉、脑络失于濡养。脑居于头巅而掌握全身，脑瘤便可影响五官及四肢活动，使其发生各种症状。肺癌脑转移的症状及体征呈多样化，其中最常见的可表现为酷似"中风"之神经系统症状，另外也可表现为颅内高压症状，出现剧烈头痛、呕吐等，或表现为癫痫发作。总的来说，脑瘤的病因病机主要为本虚标实，风、痰、瘀、湿多种病理因素共同作用。

　　本案患者之病性亦属本虚标实。《诸病源候论·虚劳积聚候》中提到："积者，脏病也，阴气所生也；聚者，腑病也，阳气所成也。虚劳之人，阴阳伤损，血气凝涩，不能宣通经络，故积聚于内也。"积聚一类的病证，首因虚劳而起。患者既往肺癌术后，接受化疗，易致体虚。后出现肿瘤复发转移，正因为正气未复，故癌毒易再次侵袭人体，卷土重来。患者发现颅内多发转移瘤后，接受放疗。经过这些治疗，患者正气进一步受到打击，生活质量受到严重影响，表现为疲倦乏力、纳差，结合患者舌脉象，考虑为脾气亏虚。《内经》曰：脾为"中央土，以灌四旁"，脾属土，居人体之中央，脾为后天之本，气血津液生化之源，是人体生命活动的物质基础。脾主运化，为脏腑气机升降之枢，即生命活动之"枢轴"，正如清代张琦《素问释义·玉机真脏论》谓："五脏相通，其气之旋转本有一定之次……土居中枢，以应四维。"东垣先生更是重视胃气与疾病、寿命之间的关系，《脾胃论·脾胃虚实传变论》曰"元气之充足，皆由脾胃之气无所伤，而后能滋养元气，若胃气之本弱，饮食自倍，则脾胃之气既伤，而元气不能充"，《兰室秘藏·脾胃虚损论》曰"人寿应百岁……其元气消耗不得终其天年"。简而言之，若人脾健胃旺，纳化正常，脏腑得养，则身轻寿长；反之，脾胃衰败，生化枯竭，能量乏源，则多疾早衰。脑居颅内，为髓聚之处，《灵枢·海论》曰脑"为髓之海"，为中医奇恒之腑之一。脑为髓海、元神之府，主宰生命活动。脑主神明，神明是指意识、思维、情绪、感觉、运动等功能。《内经》指出"髓海不足"可出现"脑转耳鸣"、"目无所见"、"懈怠安卧"等视觉、听觉及精神状态的病理变化。中医古代文献中提示脾胃与脑亦存在着联系，脾虚本身会对脑产生影响。《灵枢·经脉》言："胃足阳明之脉，起于鼻之交頞中，旁纳太阳之脉，下循鼻外，入上齿中，还出挟口环唇，下交承浆，却循颐后下廉，出大迎，循颊车，上耳前，过客主人，循发际，至额颅。"阐明了脾胃与脑通过经络相联系。《素问·六节藏象论》云："五味入口，藏于肠胃，味有所藏，以养五气，气和而生，津液相成，神乃自生。"《灵枢·五癃津液别》云："五谷之津液，和合而为膏者，内渗入于骨空，补益脑髓，而下流于阴股。"清代王清任《医林改错·脑髓》亦云："灵机记性在脑者，因饮食而生气血，长肌肉，精汁之清者，化而为髓，由脊骨上行入脑，名曰脑髓。"由此可见，脾胃亏虚引起的气血津液生化不足，最终影响脑的功能，导致脑髓不充，清窍失养，故患者头部昏沉感、记忆力减退。因此，对于本案患者，在补虚方面当以健脾益气为主，根据患者情况，酌加祛湿导滞之品。患者病性属本虚标实，其实邪为风痰。程钟龄《医学心悟·眩晕门》："有痰湿壅遏者，书云'头眩眼花，非天麻、半夏不除是也，半夏白术天麻汤主之'"。冉小德《历代名医良方注释》诠释此方，"痰厥头痛，非半夏不能疗；眼黑头晕，风虚内作，非天麻不能除。故方中以半夏燥湿化痰，天麻息风止眩晕，二药合用为主药，以治风痰眩晕头痛；白术、茯苓健脾祛湿，以治生痰之源，为辅药；橘红理气化痰，甘草、生姜、大枣调和脾胃，均为佐使药。诸药相合，方简力宏，共同体现化痰息风，健脾祛湿之功"。故对于本案患者，半夏白术天麻汤尤宜。因患者头部症状始终因肿瘤引起，在健脾祛湿、化痰息风的基础上，仍需全蝎、蜈蚣等虫类药，既可祛风通络，又可攻毒散结。

患者经治疗后，临床症状明显改善，配合靶向治疗抑制肿瘤，患者生存期已达 7 年。充分发挥了中医治疗晚期肿瘤疾病的优势。

（邓雅沛　李柳宁）

六、案例6

欧某，女，59岁，2015年9月15日来诊。

主诉　反复咳嗽咳痰 1 年半，伴头晕 1 年。

现病史　患者 1 年半前开始咳嗽咳痰，痰色白质稀，量一般，偶有胸闷，至当地医院行胸部 CT 示左上肺周围型肺癌，后化疗 4 个疗程，1 年前患者出现头晕，无天旋地转感，查头颅 MRI 示脑转移，后行脑部姑息手术，术后未行放化疗等。2014 年 9 月 10 日 PET/CT：右脑肿瘤少量残留，左上肺周围型肺癌可能，全身骨代谢轻度增高。现患者神志清楚，疲倦乏力，时有头晕，无明显头痛，咳嗽咳痰，痰色白质稍黏，量一般，偶有胸闷，无心悸、胸痛等，咽部痰阻感，无呕吐腹泻，下肢酸痛，无腰背痛，纳差，眠一般，二便调。舌淡，有齿印，苔白微腻，脉沉滑。

辅助检查　2014 年 9 月 10 日 PET/CT 示右脑肿瘤少量残留，左上肺周围型肺癌可能，全身骨代谢轻度增高。

中医诊断　肺癌。

中医证型　气虚痰瘀阻络。

西医诊断　肺癌并脑转移（cT2N0M1b ⅣA 期）。

治法　补益正气，通下泻上。

中药处方　大黄（后下）10g，芒硝（冲服）10g，天麻 10g，钩藤（后下）15g，川芎 15g，黄芪 15g，太子参 20g，麦冬 15g，五味子 5g，续断 15g，补骨脂 15g，淫羊藿 15g，女贞子 15g，莪术 10g，全蝎 10g，蜈蚣 2 条，白花蛇舌草 20g，半枝莲 20g。共 28 剂。

日 1 剂，水 800ml 煎至 200ml，再煎服用。

2015 年 10 月 16 日二诊

症见　疲倦乏力减轻，无明显头晕，咳嗽咳痰减少，痰色白，质由稍黏变稀，量减少，纳可，眠一般，小便调，大便烂，频次增多。舌淡，有齿印，苔薄白，脉稍沉。

中药处方　前方去芒硝、白花蛇舌草，半枝莲减量至 15g，加陈皮 10g、法半夏 15g。共 60 剂。

日 1 剂，水 800ml 煎至 200ml，再煎服用。

2016 年 1 月 10 日三诊

症见　无明显疲倦乏力，无头晕，少许咳嗽咳痰，纳可，眠一般，小便调，大便稍烂，日一行。舌淡红，齿印减少，苔薄白，脉稍沉。

中药处方　前方加黄芪 15g，白术 15g，其他药味不变。共 60 剂。

日 1 剂，水 800ml 煎至 200ml，再煎服用。

患者一直在门诊治疗，随访治疗至今，一般情况良好，生活自理，获得较好的生活质量。

按语

本医案患者为晚期肺癌脑转移患者，以咳嗽咳痰、头晕为主症，一身之气尽虚，气虚则气机不畅，中则表现为纳差，上则表现为咳嗽咳痰、头晕。古有提壶揭盖治法，即以上治下之法，而此案在此思想上加以阐发，在补益一身之气的基础上通下泻上，同样得以起效，与"提壶揭盖"有异曲同工之妙。

肺位于胸中，在脏腑中位置最高，为"华盖之脏"，喜润恶燥，主要的生理功能为司呼吸、主气，主通调水道，朝百脉而主治节，为"相傅之官"，与大肠相为表里，在体合皮，开窍于鼻，其华在毛。可见肺的主要生理功能都是靠肺气来实现的，故古今医家论述肺脏以论气者为多。肺癌之邪总先伤及肺之气分，故治疗肺癌必以益气为先为首，肺气充盈方能行相傅之职，濡养各脏。中医早在《内经》时期就已有肺癌病机的记载，认识到了肺积的形成与正虚邪实有关，如《灵枢·刺节真邪》道："虚邪之入于身也深，寒与热相搏，久留而内著……邪气居其间而不反，发为瘤。"肺主气，司呼吸，肺气正常，宣发有权，则卫气得以顾护于外，腠理致密，邪不能侵害，但若肺气虚而宣发卫气的功能下降，皮毛疏松，腠理不固，使得外邪易侵，入里传变。《医宗必读》言"积之成也，正气不足，而后邪气踞之"，说明肺癌的发生以肺气虚为内在因素，继而出现外感六淫、情志所伤、烟毒痰瘀等，肺气阻遏，气滞血瘀，久而互结成块，本虚标实，本虚为肺气虚，标实为痰、瘀、毒。肺癌病位在肺，与脾、肾两脏也密切相关。《理虚元鉴》曰："治虚有三本，肺、脾、肾是也。肺为五脏之天，脾为百骸之母，肾为性命之根。治肺、治脾、治肾，治虚之道毕矣。"肺气不足则呼吸功能减弱，影响真气的生成；脾气不足则气血生化乏源，肺脏不得水谷精气而失养；肾精不足则一身之阴阳皆衰。肺、脾、肾三脏的关系失调导致全身性的气虚，出现体倦乏力、咳嗽咳痰。

脑瘤病因病机不外乎虚、实两类，实者多责之于风、痰、瘀。脑瘤的形成与肝脏密切相关。肝为刚脏，体阴而用阳，若肝阳过亢，阳化而风动，可上扰清窍。《丹溪心法》："凡人身上中下有块者多是痰，痰之为物，随气之升降，无处不到。"故痰湿内结，肝风内动，凝于颅内，脑瘤自生。《灵枢·百病始生》："凝血蕴里而不散，津液涩渗，著而不去，而积皆成矣。"痰湿之邪凝聚于脑，气机不利，颅内血液凝滞，瘀久则结，邪毒积聚，而成癌毒。风、痰、瘀三邪可互结上窜于脑，终成肿瘤。脑瘤的形成与先后天之精相关。《灵枢·经脉》中云："人始生，先成精，精成而脑髓生。"人的生成，先成精，后由精生脑髓。肾为先天之本，主骨生髓；脑为精明之府，内藏脑髓。若患者禀赋不足，肾精亏虚，脑髓失养，脉络失荣而为脑瘤。脾为后天之本，脾气亏虚，化源不足，气血不能上充清窍，脑失所养，发而为病。脾、肾两脏互助为用，若脾肾两虚，津液输布失常，痰浊内生，盘踞于脑络，久而成积。脾胃和肺，具有相互关系。脾胃为肺之母脏，肺主气而脾益气，肺所主之气来源于脾。何梦瑶说"饮食入胃，脾为运行精英之气，虽曰周布诸腑，实先上输于肺，肺先受其益，是为脾土生肺金，肺受脾之益，则气愈旺化水下降，泽及百脉"。这说明了脾胃水谷所化的精气，首先是充养了肺。因此，当脾胃虚的时候，大多首先影响到肺。脾肾同为至阴，同气相求。肾为至阴基于肾为水脏，主盛水，通于冬令，又应北方之气，其位又居于最下，其德为寒，其性为凛，其变凝冽，数者阴性毕至，故称为至阴。从空间脏腑而言，脾以太阴居阴位，为"至阴"；从时间脏腑而言，脾主长夏，处于阳和阴交接之时，为"至阴"；从脏腑功能而言，脾属土，运化水谷，化生营血，功能与阴密切相关，不仅运阴，而且生阴，故脾为至阴之脏。肾主水，脾化湿，二者共同参与体内的水液代谢。命火与脾土互生，脾阳赖肾阳温煦而运化，肾精得脾所运化的水谷精微而充盛，营血生化在脾，真精密藏在肾。脾土制水，脾居中焦，肾居下焦，中焦健运，则水安其位而不得妄行。"土能制水"的另一含义是脾气有摄纳、涵育肾中阳气的作用。脾所散之精与肾所藏之精两精相融为一体，脾胃运化水谷之精，必须下注于肾，肾精充盛则又必须化气上行，激发脏腑的功能活动，因此"降必归肾"是脾胃为枢降的生理机制，也是脾胃作为人体气机的枢纽应当达到的生理要求。

本医案患者咳嗽咳痰、头晕，其根本病因，源于脾胃虚弱，脾胃之气不足即可导致运化水湿无力，故而纳差，脾为生痰之源，肺为贮痰之器，土虚日久，故见咳嗽咳痰，清气不升，浊气不降，故见头晕。既以脾胃虚弱为根本，何以用大承气汤之泻下剂？其一，大虚之人，多存在虚不受补的情况。"虚不受补"一词最早见于清代陈士铎著《本草新编》，其"十剂论"曰："或疑需用补剂，是虚病宜于补也。然往往有愈补愈虚者，岂补剂之未可全恃乎。吁！虚不用补何以取弱哉。愈补愈虚者，乃虚不受补，非虚不可补也。故补之法亦宜变。补中而增消导之品，补内而用制伏之法，不必全补而补之，更佳也。"其二，通下泻上，调畅气机。下焦不通，上、中二焦均易阻塞，只有三焦疏通，上下通畅，气机条达，才能达到清气上升、浊气下降的目的，从而实现气血阴阳平衡。脑瘤所致脑水肿乃因邪实留滞脑络，气化失司，水液不行而渗于脉外形成水肿。治疗上坚持"上病下治"、"通下而泻上"治则。创新性地结合中医基础理论及西医病理生理学，利用大承气汤泻下逐水，糟粕排出，浊气亦降，遂不能冲扰神明。水分从肠管大量排出，亦达到脱水之效，从而发挥降低颅内压的作用。生脉散补益一身之气，《医方考》："肺主气，正气少故少言，邪气多故多喘。此小人道长，君子道消之象。人参补肺气，麦冬清肺气，五味子敛肺气，一补一清一敛，养气之道毕矣。名曰生脉者，以脉得气则充，失气则弱，故名之。东垣云：夏月服生脉散，加黄芪、甘草，令人气力涌出。若东垣者，可以医气极矣。"其余续断、补骨脂、淫羊藿、女贞子补益肾气，肾气充则精气足，肾火旺则脾土暖，补先天以资后天。同时肾主骨，主脑生髓，如果肾中精气旺盛，脑髓就会充足。病证同治，在以上基础上，加入莪术、全蝎、蜈蚣、白花蛇舌草、半枝莲等抑瘤之品，抑制肿瘤过快增长。

总之，针对肺癌脑转移的患者，在补益的基础上加用大承气类泻下之品，通下泻上，调畅气机，对脑转移出现的头晕、头痛等症状有不错的疗效。

（田万朋　李柳宁）

❧ 第6节 治疗肺癌并骨转移案例 ❧

一、案例1

叶某，男，75岁，2012年4月23日来诊。

主诉 反复咳嗽、胸闷胸痛1个月余。

现病史 患者于2012年3月4日无明显诱因下出现咳嗽，伴胸闷痛不适。遂于2012年4月11日于我院查全身PET/CT：①左肺上叶后段团块状病灶，代谢增高，考虑肺癌可能性大，建议穿刺活检。双肺及叶间胸膜多发小结节，代谢不高，考虑多发转移，建议随访。②双侧肺门及纵隔多发淋巴结增大伴钙化，代谢不同程度增高，多考虑为炎性改变，不排除合并部分淋巴结转移。双侧胸膜轻度增厚。③$T_3 \sim T_4$椎体骨质破坏伴椎前软组织肿胀；肝右叶包膜下及左侧肾上腺内侧支小结节。上述病灶代谢明显增高，考虑多发转移性病变。期间胸闷胸痛不适仍存。患者拒绝进一步肺部肿块穿刺活检，要求中医药治疗。

个人史 患者既往有吸烟史20余年，每日10余支。患者来诊时症见：神清，精神一般，稍疲倦乏力，偶有咳嗽，无痰，时有胸闷痛不适，伴右侧肩背部疼痛，夜间明显，活动后稍有气促，无发热恶寒，无头晕头痛，无腹痛腹泻，纳可，眠差，二便调。发病以来体重下降2kg。舌暗红，苔黄腻，脉滑。

辅助检查 2012年4月11日于我院查全身PET/CT提示如下：①左肺上叶后段团块状病灶，代谢增高，考虑肺癌可能性大，建议穿刺活检。双肺及叶间胸膜多发小结节，代谢不高，考虑多发转移，建议随访。②双侧肺门及纵隔多发淋巴结增大伴钙化，代谢不同程度增高，多考虑为炎性改变，不排除合并部分淋巴结转移。双侧胸膜轻度增厚。③$T_3 \sim T_4$椎体骨质破坏伴椎前软组织肿胀；肝右叶包膜下及左侧肾上腺内侧支小结节。上述病灶代谢明显增高，考虑多发转移性病变。

中医诊断 肺癌。

中医证型 气虚痰热瘀阻。

西医诊断 肺癌伴骨、肝右叶包膜下及左侧肾上腺多发转移（cT4N2M1c ⅣB期）。

治法 益气升提。

中药处方 香附15g，砂仁（后下）15g，党参20g，茯苓20g，白术15g，黄芪30g，薏苡仁15g，山慈菇30g，石见穿30g，莪术15g，桃仁15g，大黄10g。

水煎服，日1剂，共30剂。

2012年7月25日二诊

症见 患者神清，精神一般，稍疲倦乏力，时有胸闷痛不适，间有咳嗽咳痰，痰白微黄，量少，口干无口苦，无恶寒发热，无头晕头痛，无腹痛腹泻，纳、眠可，小便调，大便干。舌暗红，苔少，脉弦细。

中药处方 党参20g，黄芪30g，白术40g，茯苓20g，甘草10g，陈皮5g，法半夏15g，麦冬15g，五味子10g，石见穿20g，莪术10g，半枝莲30g，白花蛇舌草30g，枳实15g，厚朴15g，大黄（后下）10g，桃仁15g，山慈菇20g。

水煎服，日1剂，共30剂。

2012年10月21日三诊

症见 患者神清，精神一般，稍疲倦乏力，胸背痛不适，无咳嗽咳痰，口干无口苦，无恶寒发热，无头晕头痛，无腹痛腹泻，纳、眠可，小便调，大便干。舌暗红，苔薄白，脉弦。2012年10月12日胸部CT提示肺内病灶稳定，评价病情稳定（SD）。腰椎MRI示腰椎退行性变：L_1、L_3、L_4椎体缘信号改变，考虑为许莫氏结节；$L_{3/4}$、$L_{4/5}$椎间盘膨出，$L_{3/4}$层面黄韧带稍增厚，椎管稍狭窄；L_5/S_1椎间盘轻度膨出并轻度突出（后正中型）；$L_{4/5}$终板炎；L_4椎体小血管瘤。为控制肿瘤进展，于2012年11月2日开始行胸椎骨转移局部放射治疗，总剂量为40Gy/20F。

中药处方 陈皮5g，法半夏15g，枳实15g，浙贝母15g，桃仁15g，大黄（后下）10g，白术20g，苦杏仁15g，北沙参20g，麦冬15g，莪术15g，黄芪20g，丹参10g，炙甘草10g，瓜蒌皮15g，薤白10g，延胡索15g。

水煎服，日1剂，共30剂。

2013年1月12日四诊

症见 患者神清，精神一般，稍疲倦乏力，时有胸背痛不适，无咳嗽咳痰，口干无口苦，无恶寒发热，无头晕头痛，无腹痛腹泻，纳、眠可，小便调，大便干。舌暗红，苔薄白，脉弦。2013年1月10日CT提示肺内病灶及脊柱骨转移病灶稳定，评价SD；继续中医药治疗。

中药处方 太子参30g，白术15g，黄芪30g，薏苡仁30g，法半夏15g，白花蛇舌草30g，预知子30g，石见穿30g，龙葵30g，莪术15g，甘草10g，红豆杉1袋，川芎15g，三七片10g，蜈蚣2条，全蝎10g。

水煎服，日1剂，共30剂。

2013年6月1日五诊

症见 患者神清，精神一般，疲倦，双下肢酸软乏力，无双下肢麻木疼痛感，时有胸背痛不适，偶有咳嗽咳痰，痰黄质稠，易咳出，无胸闷气促，口干无口苦，无恶寒发热，无头晕头痛，无腹痛腹泻，纳、眠可，二便调。舌暗红，苔薄黄，脉滑。2013年5月26日复查CT：胸部CT肺内病灶稳定，评价SD。肌电图提示：双侧胫神经H反射异常，提示腰骶神经根改变，请结合临床。MRI示T_3、T_4椎体及双侧附件病灶，考虑转移瘤，局部脊髓受压明显。患者肺内病灶稳定，骨转移瘤进展，建议患者行全身化疗，患者再次拒绝，并维持中医药治疗。

中药处方 太子参30g，白术15g，黄芪50g，薏苡仁30g，白花蛇舌草30g，预知子 30g，石见穿 30g，龙葵 30g，莪术 15g，甘草 10g，浙贝母 15g，独活 10g，桑寄生 10g，桃仁 15g，蜈蚣 2 条，法半夏 10g，枳壳 15g，桑白皮 20g。

水煎服，日 1 剂，共 30 剂。

2013 年 8 月随访患者家属，得知患者因肺部感染死亡。

按语

《素问·奇病论》言："病胁下满气上逆，二三岁不已……病名息积。"《难经》言："肺之积，名曰息贲，在右胁下，覆大如杯，久不已，令人洒淅寒热，喘咳，发肺壅"。《杂病源流犀烛》言："邪积胸中，阻塞气道，气不宣通，为痰为血，皆邪正相搏，邪既胜，正不得而制之，遂结成形而有块。"在发病机制方面，结合古人理论，现代中医学认为，肺为娇脏，主一身之气，肺病则气机升降失调，宣肃失司，水道不同，脉络瘀阻，瘀血互结而成积块。故肺癌致病多因虚所致，发展中虚实夹杂，形成本虚标实之象。其病位在肺，与脾肾相关。

在骨转移方面，祖国医学中并无肺癌骨转移的明确记载，按其临床表现归属于"骨瘤"、"骨蚀"、"骨疽"、"骨痹"等范畴。《灵枢·刺节真邪》中云："虚邪之入于身也深，寒与热相搏，久留而内著，寒胜其热，则骨疼肉枯，热胜其寒，则烂肉腐肌为脓，内伤骨，为骨蚀……有所结，深中骨，气因于骨，骨与气并，日以益大，则为骨瘤。"指出骨瘤是由于邪气内结于骨而形成，其病机不外不荣则痛，不通则痛。从脏腑方面来说，癌症骨转移的形成与肾关系密切，《素问·六节藏象论》云："肾主骨，肾藏精，精生髓，髓生骨，故骨者肾之合也，其充在骨。"表明肾与骨关系密切。故骨肿瘤的发病多为先天禀赋不足，肾气虚衰，复感六淫寒热之邪，蕴于骨骼，或暴力损伤骨骼，气血凝滞，耗精伤液，脾、肾两虚所致。

肺与脾在五行上而言是相生关系，肺属金，脾属土，肺为脾之子，脾为肺之母，肺脾相关，土旺则金健。《灵枢·经脉》曰："肺手太阴之脉，起于中焦，下络大肠，还循胃口，上膈属肺。"可见从经脉而言，肺与中焦脾胃密切相关。《石室秘录》曰："治肺之法，正治甚难，当转治以脾，脾气有养，则土自生金。"《医宗必读》亦有"虽喘嗽不宁，但以补脾为急……脾有生肺之能……土旺而金生"的论述。故从治疗角度上，可从五行相生角度出发，通过补益脾土起到颐养肺金的作用。从生理角度上来看，脾胃为后天之本，处于中焦位置，能生化气血，《素问·经脉别论》曰："饮入于胃，游溢精气，上输于脾，脾气散精，上归于肺，通调水道，下输膀胱，水精四布，五经并行。"此处明言脾主运化，为气血生化之源，脾气散精，上归于肺，肺朝百脉、主治节。脾肺在全身精气的生成和运行上具有协同的作用。病理上若脾的运化功能失常，就会引起津液的生成和输布代谢障碍，进而影响肺的宣发肃降功能，致使肺气不畅或痰饮留于肺中，出现咳嗽、气喘等症。《医宗必读·痰饮》："痰之为病，十常六七，而《内经》叙痰饮四条，皆因湿土为害。"

本医案患者以胸痛及咳嗽、气促为主要表现，其既往嗜烟，肺为娇脏，烟毒熏肺日久，则虚象自显，就诊时已属肺癌晚期，结合古人及现代医家经验，肺癌病机多为本虚标实，虚实夹杂，因此时时顾护正气应贯穿整个肺癌疾病治疗的始终，根据病情变化辨证施治。培土生金法是按照中医五行相生理论，虚则补其母所确定的治则；肺属金，脾胃属土，按照五行相生原则，脾土生肺金。通过调理中焦，使气血生化得源，正气充盈，水湿健运有度，肺脏受到水谷精微的滋养，则肺气有所生，正气生则邪不可干。李东垣在《脾胃论》中认为"内伤脾胃，百病由生"，方药中从发病之初至疾病末期，善用党参、黄芪、白术、茯苓、甘草之温补脾胃之品，其机制是补母子实，胃气活跃，土能生金，诸症悉除。脾为肺之母，脾胃又为气血生化之源，故治肺病当从脾胃入手，培土生金以温补肺脏之气。肺脾气得补，正气得生，邪气则受到抑制，故肺部病灶在复查中一直维持稳定。在骨转移瘤方面，从脏腑方面来说，癌症骨转移的形成与肾关系密切，《素问·六节藏象论》云："肾主骨，肾藏精，精生髓，髓生骨，故骨者肾之合也，其充在骨。"表明肾与骨关系密切。故骨肿瘤的发病多为先天禀赋不足，肾气虚衰，复感六淫寒热之邪，蕴于骨骼，或暴力损伤骨骼，气血凝滞，耗精伤液，脾肾两虚所致。该病病位在骨、在肾，其病机是本虚标实，寒热错杂。本虚即指脏腑气血的亏损，包括肾精亏损、脾肾两虚、气血不足等；邪实则是以寒、痰、瘀热积聚于局部为表现，包括阴寒凝滞、痰瘀互结、毒热蕴结等。

在治疗肿瘤上应辨病与辨证相结合，扶正与祛邪相结合，扶正则重视补益脾肾精气，祛邪则以祛痰散结、活血化瘀为主。故当以扶正祛邪，标本兼治为治则。此医案除扶助正气外，多用山慈菇、石见穿、莪术、桃仁等药物以达到祛瘀抑瘤的目的，且配合局部的放射治疗加强局部病灶的散结效果。

（刘　柏　李柳宁）

二、案例 2

赖某，男，58 岁，2018 年 12 月 18 日来诊。

主诉　胸痛 2 年余。

现病史　患者 2013 年 8 月 2 日行右肺癌根治术（具体不详），2017 年 6 月 21 日因胸痛于外院行 PET/CT 提示右肺恶性肿瘤局部复发并侵犯 T_3 椎体，直肠可疑转移。2017 年 7 月 20 日行右上后纵隔肿物穿刺活检，病理提示低分化鳞状细胞癌。后行紫杉醇+顺铂方案化疗 2 次，同步放化疗（放疗 28 次+顺铂化疗 5 个疗程）。2017 年 11 月开始口服替吉奥单药化疗，2018 年 5 月复查 CT 提示病情发展（PD），遂改用阿帕替尼靶向治疗。2018 年 12 月 6 日复查 CT 示右肺肿物侵及 T_2、T_3，前缘与食管后壁分界不清，病变范围较前增大。现患者门诊求治，症见：精神疲倦，消瘦，背部及前胸持续性疼痛，咽喉疼痛，咳嗽、咳黄白黏痰，四肢不温，口干稍口苦，纳、眠差，大便难解，夜尿频，每晚约 4 次。舌淡，苔白腻，脉弦。

　　辅助检查　2017 年 6 月 21 日外院 PET/CT 示右肺恶性肿瘤局部复发并侵犯 T$_3$ 椎体，直肠可疑转移。2017 年 7 月 20 日右上后纵隔肿物活检病理示低分化鳞状细胞癌。

　　中医诊断　肺癌。

　　中医证型　气虚痰瘀阻络。

　　西医诊断　肺鳞癌术后局部复发胸椎骨转移（cT4N1M1b ⅣA 期）。

　　治法　益气化痰，祛瘀通络止痛。

　　中药处方　党参 20g，生半夏 10g，茯苓 15g，制川乌 15g，炙甘草 15g，延胡索 20g，制天南星 10g，穿山甲 15g，三七片 10g，鸡血藤 30g，蜜麻黄 10g，大枣 30g，麦芽 30g，酒大黄 20g，干姜 10g，半枝莲 15g，白花蛇舌草 15g，红豆杉 5g，猫爪草 15g。

　　水煎服，日 1 剂，共 30 剂。

　　2019 年 4 月 10 日二诊

　　症见　精神改善，咳嗽减轻，背部及前胸疼痛较前好转，时有腹泻。守前方去大黄、半枝莲、白花蛇舌草。

　　水煎服，日 1 剂，共 30 剂。

　　之后患者定期复诊，肿瘤病情缓慢进展，但疼痛症状相对稳定。

　　按语

　　患者为肺癌综合治疗后，出现骨转移，以疼痛、咳嗽为主要症状。结合患者舌脉，辨证为气虚痰瘀阻络。治宜益气化痰，祛瘀通络止痛。以党参益气健脾，生半夏、制天南星化痰散结，三七、延胡索、鸡血藤活血止痛，干姜与酒大黄配伍，于泻下通腑之中温中散寒，寒温并用以平调寒热，使邪有出路而不致伤脾；麻黄止咳平喘，半枝莲、白花蛇舌草、猫爪草及红豆杉解毒抑瘤。

　　由于中医经典《内经》中言"治病必求于本也"，故大多医家在论述中多只是注重本病的治疗，认为疼痛感只是基本病机产生的副产物，本实去而标证自解。中医学对于恶性肿瘤病机的认识十分丰富，《医宗必读》言"积之成也，正气不足，而后邪气踞之"，《血证论》中言"瘀者，常聚不散，血多气少，气不胜血故不散，或纯是血质，或血中裹水，或血积既久亦能化为痰水，水即气也"。中医学认为恶性肿瘤产生的病机主要是正气内虚、气滞、血瘀、痰阻、湿聚、热毒等病理因素相互纠结，日久积滞而成，总属本虚标实之证。本案患者虽然以疼痛为主症求医，但治疗疼痛的同时，需针对疼痛产生的原因调整理法方药。对于癌痛患者而言，肿瘤为本，疼痛为标，治病必求本，故治法仍以治疗肿瘤本身为主，方中运用解毒散结药物，如半枝莲、白花蛇舌草、红豆杉、猫爪草等。本案患者处于肺癌晚期，伴骨转移，以疼痛为主要症状。疼痛为肿瘤患者尤其是晚期患者的最常见伴随症状之一，严重影响患者生活质量。故治疗上需兼治疼痛，亦佐以顾护正气。

　　古代医家及医学著作很少对于癌性疼痛进行专门论述，但是疼痛作为疾病的自然属性，在大部分疾病中皆可见到，中医学关于疼痛产生的机制、疼痛的辨证及疼痛不同性质的描述的著作如汗牛充栋，异常丰富。疼痛基本病机为"不通则痛，不荣则痛"。病理基础多为气滞、痰凝、血瘀。中医经典著作《内经》的"举痛论"最早对疼痛产生的病机进行了论述，"经脉流行不止，环周不休，寒气入经而稽迟，泣而不行，客于脉外则血少，客于脉中则气不通，故卒然而痛"，《灵枢·刺节真邪》云："虚寒之人于身也深，寒与热相搏，久留内著，寒胜其热则骨痛肉枯⋯⋯有所结，深中骨，气因于骨，骨与气并，日以益大。"中医最早对疼痛的认识为从寒而起，认为寒气入经脉，寒主收引，会进一步加重痰瘀互结，导致经脉不通则痛。阴盛则寒，寒者热之。故结合该肿瘤患者四肢不温及舌脉象，应在益气活血、化痰祛瘀的基础上，加以温阳通络。温阳散寒法基于《素问·至真要大论》"损者益之⋯⋯劳者温之⋯⋯寒者热之"、"热之而寒者取之阳"以及"虚则补之"等经者而立。

　　本案中药处方中以制川乌温经散寒止痛，川乌具有祛寒逐冷、温经止痛之功。《长沙药解》曰："乌头，温燥下行，其性疏利迅速，开通关膝，驱逐寒湿之力甚捷。"而本案所用处方一大特点即使用相反药物——乌头与半夏。《药性论》言半夏："消痰涎，开胃健脾，止呕吐，去胸中痰满，下肺气，主咳结。新生者摩涂痈肿不消，能除瘤瘿。气虚而有痰气，加而用之。"此药对于肺癌气逆患者尤宜。众所周知，中药"十八反"为处方用药之禁忌。自《蜀本草》首先提出"相反者十八种"以后，各重要本草皆有引用，成为著名的配伍禁忌。孙思邈谓："草石相反，使人迷乱，力甚刀剑。"金元时期将十八反、十九畏编成歌诀，方便后世医家谨记。然乌头与半夏自古以来，在方剂中使用的例子亦不在少数，且对证治疗疗效甚佳。《太平惠民和剂局方》中卷一青州白丸子中半夏与川乌等配伍治疗半身不遂，手足顽麻，卷一润体丸中川乌与半夏同用，卷五十四建中汤治疗虚损，方中也有附子与半夏同用。赤丸方出自《金匮要略》"寒气厥逆，赤丸主之"。主用于散寒止痛，化饮降逆。赤丸方由茯苓、半夏、乌头、细辛、朱砂组成，主治脾胃寒饮阳郁证型之腹痛。现代研究表明，在一般临床用量范围内，半夏配伍川乌、草乌或附子均不会出现毒性增强或疗效降低现象。有动物实验表明，一定量的半夏与川乌配伍可明显提高小鼠的痛阈。为川乌配伍半夏治疗疼痛提供了数据基础。充分体现了中医药治疗的灵活性，在辨证辨病的基础上，使得有争议的治疗手段重新焕发活力，成为解决患者所遇问题的利器。另外，本案使用大队活血祛瘀之品，如酒大黄、三七、鸡血藤、延胡索、穿山甲，使气血通畅，濡养周身经脉，通而不痛。

　　根据"不荣则痛"的病机，补虚治痛对于癌痛患者而言亦是极为重要的一部分。肿瘤患者久病正虚，不仅因肿瘤本身导致体虚，抗肿瘤治疗过程也会损伤正气。本案患者久病气虚，生活又受癌痛影响，体形消瘦。李东垣在《脾胃论·脾胃胜衰论》中就提到："百病皆由脾胃衰而生也"。在《医学发明》中提到："夫脾胃之证，始在热中，终在寒中，阴盛生内寒，厥气上逆，寒气积于胸中……寒独留则血凝泣，血凝泣则血脉不通。"脾胃为后天之本，虽不荣则痛之不荣包含了血虚、津液亏虚等方面，然气血津液皆有脾胃化生的水谷精微而来。加之解毒抑瘤中药多性凉，久食则恐伤脾胃。故治疗癌痛之"不荣则痛"则当以健脾益气为先。患者精神疲倦、消瘦、纳差、大便难解，舌淡苔白腻皆为脾胃虚弱、运化失司之象。据李东垣之言，脾虚日久则寒积胸中，故以党参、茯苓、炙甘草健脾益气，干姜温中散寒，麦芽可健脾和胃疏肝，方中以大黄兼治大便难解及血瘀之痛症，中病即止，故患者大便通则祛之。方中大枣可和胃，亦可养血，对不荣者尤宜。

综上，中医药治疗癌痛方面，具有独特优势，在治疗肿瘤本身的同时减轻疼痛症状，且顾护患者正气，可从整体上改善患者生活质量。

（邓雅沛　李柳宁）

三、案例 3

周某，男，68 岁，2018 年 11 月 17 日来诊。

主诉　腰腿痛 6 个月余。

现病史　2018 年 5 月无明显诱因下出现腰痛，伴右下肢麻痹疼痛，自行外敷药物治疗，症状无改善，且逐渐加重，逐渐出现双下肢痹痛，在当地医院检查 X 线提示腰椎骨骨质破坏，考虑转移瘤可能。2018 年 8 月查全身 PET / CT：①左肺上叶近软组织肿块，代谢明显增高，考虑肺癌。②左肺门淋巴结轻度增大，代谢增高，考虑淋巴结转移。③多个肋骨、腰骶椎多发椎体及附件、骨盆诸组成骨多发溶骨性骨质破坏病灶，代谢增高，考虑多发骨转移，尤以 L4 椎体骨质破坏明显。④左肺下舌段、下叶基底段支气管少量阻塞性炎症。⑤余全身未见明显异常高代谢病灶。经左肺肿物穿刺活检确诊为中分化腺癌，基因检测：EGFR19 外显子缺失突变。2018 年 8 月 17 日行第 4 腰椎骨水泥填充术，2018 年 8 月 25 日开始服用靶向药物厄洛替尼（每日 150mg）治疗。2018 年 11 月初复查 CT 提示左肺上叶肿块较前稍缩小，左下舌段、下叶基底段支气管少量阻塞性炎症较前减轻。患者因双下肢痹痛症状虽服用镇痛药却一直未明显缓解，2018 年 11 月 17 日来门诊就诊。患者面色萎黄，消瘦，少气，双下肢麻痹疼痛，难以行走，右下肢肌肉萎缩，胃纳尚可，睡眠尚可，大便正常，小便多。右脉弦长，左脉沉无力，舌红苔薄白。

辅助检查　2018 年 8 月 5 日查全身 PET/CT 提示：①左肺上叶软组织肿块，代谢明显增高，考虑肺癌。②左肺门淋巴结轻度增大，代谢增高，考虑淋巴结转移。③多个肋骨、腰骶椎多发椎体及附件、骨盆诸组成骨多发溶骨性骨质破坏病灶，代谢增高，考虑多发骨转移，尤以 L4 椎体骨质破坏明显。④左肺下舌段、下叶基底段支气管少量阻塞性炎症。⑤余全身未见明显异常高代谢病灶。2018 年 8

月 8 日经左肺肿物穿刺活检确诊为中分化腺癌，基因检测：EGFR19 外显子缺失突变。2018 年 11 月 6 日复查 CT 提示左肺上叶肿块较前稍缩小，左下舌段、下叶基底段支气管少量阻塞性炎症较前减轻。

中医诊断　肺癌。

中医证型　气虚痰瘀阻络。

西医诊断　肺腺癌并骨转移（cT2N1M1b ⅣA 期）。

治法　益气升提，通络止痛。

中药处方　熟党参 20g，白芍 15g，白术 15g，茯苓 15g，黄芪 30g，当归 10g，木瓜 20g，独活 15g，川牛膝 20g，续断 15g，桑寄生 15g，醋延胡索 15g，桃仁 15g，炙甘草 10g，法半夏 15g，桂枝 10g，酒大黄 10g，蜈蚣 2 条，全蝎 10g，醋莪术 15g，升麻 10g。

水煎服，日 1 剂，共 7 剂。

2018 年 11 月 24 日二诊

症见　患者诉腰痛减轻不明显，仍感双下肢麻痹疼痛，无力，难以行走，胃纳可，眠可，口不干，怕热。右脉沉弦有力，左脉中取无力，沉取有力，舌红，苔薄白。

中药处方　熟党参 20g，红花 15g，茯苓 15g，黄芪 30g，当归 10g，秦艽 10g，独活 15g，川牛膝 20g，续断 15g，桑寄生 15g，醋延胡索 15g，桃仁 15g，桂枝 10g，姜黄 15g，盐杜仲 10g，酒川芎 15g，醋莪术 15g，升麻 10g，细辛 3g，蜈蚣 2 条，全蝎 10g。

水煎服，日 1 剂，共 14 剂。

2018 年 12 月 8 日三诊

症见　现腰痛及双下肢麻痹疼痛感明显减轻，仍无力行走，纳可，眠可，口苦，口干。舌红，苔薄白，有裂纹，右脉沉弦有力偏滑数，左脉中取无力，沉取有力。

中药处方　熟党参 20g，红花 15g，茯苓 15g，黄芪 30g，当归 10g，独活 15g，川牛膝 20g，续断 15g，桑寄生 15g，桃仁 15g，桂枝 10g，姜黄 15g，盐杜仲 10g，酒川芎 15g，醋莪术 15g，升麻 10g，蜈蚣 2 条，全蝎 10g，补骨脂 20g，骨碎补 20g。

水煎服，日 1 剂，共 14 剂。

继续坚持中药治疗，中药在上方的基础上辨证加减，目前病情稳定。

按语

患者确诊为肺癌骨转移。骨转移癌属中医文献中"骨瘤"、"骨蚀"、"骨瘘疮"、"骨疽"、"骨痹"等范畴。如《外科枢要》曰："若劳伤肾水，不能荣骨而为肿瘤……名为骨瘤……夫瘤者，留也。随气凝滞，皆因脏腑受伤，气血和违。"根据中医"肾主骨生髓"的理论，由于肾气不足，则骨无所养，易为寒湿毒邪侵袭，痰浊蕴阻骨骼，积聚日久，以致瘀血凝滞，络道阻塞，聚而成形，发为骨瘤，为本虚邪实之证。对于骨转移癌的治疗，中医多以扶正祛邪、标本兼治为治则。初起宜散寒止痛，和营行瘀，解毒化痰；后期则宜健脾益气，补肾散结，行瘀通络；若寒凝而肾虚，督脉失养者，宜养血益气，温通督脉，补骨生髓。

本案例患者双下肢麻痹疼痛，右下肢肌肉萎缩，消瘦，为肾气不足，血虚失养，宜养血补肾，治予独活寄生汤合举元煎加减。独活善治伏风，除久痹，且性善下行，以祛下焦与筋骨间的风寒湿邪。细辛入少阴肾经，长于搜剔阴经之风寒湿邪，又除经络留湿；桑寄生、杜仲、川牛膝以补益肝肾而强壮筋骨，且桑寄生兼可祛风湿，川牛膝尚能活血以通利肢节筋脉；当归、川芎、地黄、白芍养血和血，熟党参、黄芪、升麻、茯苓合用升举脾土之气，气血双调，并以后天之力并助先天之亏。用蜈蚣、全蝎等虫类药物，不但有搜剔经脉、松透病根之功，而且有"以毒攻毒"、杀伤癌细胞之效。益气升提的治法最早见于《内经》。《素问·至真要大论》云"下者举之"、"衰者补之"。张介宾注："下者举之，欲其升也……不足者补之，培其虚也。"明代张介宾将气虚分为了上气虚、下气虚及中气虚，并提出共同的治法应该是益气升提。在《类经》中有较为详细的注解："气虚者，无气之渐，无气则死矣，故当挽回其气而引之使复也。如上气虚者升而举之，下气虚者纳而归之，中气虚者温而补之，是皆掣引之义也。"这不仅完善了气虚证的临床分型，还提高了临床治疗用药的针对性，提升了临床疗效。此外张介宾认为升举、纳归、温补都是益气升提法，是针对不同部位气虚证的不同治法。以《景岳全书》中"举元煎"为例，方用人参、黄芪、炙甘草、升麻、白术，益气药与升提药并用，共达益气升阳之效。与东垣补中益气汤相比，举元煎中仅用益气药与升提药配伍，更专注于益气升提，临床用于治疗气虚下陷、血崩血脱及亡阳垂危等症，疗效卓著。

（陈志坚　李柳宁）

四、案例 4

曾某，男，60 岁，2013 年 12 月 23 日来诊。

主诉　咳嗽咳痰 5 个月余，胸痛及腰痛 3 个月余。

现病史　患者 2013 年 7 月出现咳嗽咳痰，偶痰中带血丝，2013 年 7 月 17 日至某肿瘤医院查全身 PET/CT 示右肺上叶尖段肿块，代谢活跃，考虑周围型肺癌（大小 5.5cm×3.5cm×6.4cm），并纵隔、右肺门多发淋巴结转移，右肺上叶多发转移，胸骨转移。建议进一步行病理活检，患者拒绝，给予对症止咳化痰处理，咳嗽咳痰症状无明显缓解。至 2013 年 9 月出现胸腰痛，查骨 ECT 示胸骨下端及 L₅ 椎体局灶型骨代谢异常活跃灶，考虑转移。胸部 CT 提示双肺新见多发转移，病情进展。在当地医院给予胸骨及腰椎局部放疗止痛，经放疗后，胸痛及腰痛症状减轻。2013 年 12 月 23 日至门诊就诊。患者来诊，发热，午后热甚，四肢不温，少气懒言，咳嗽，痰少，泡沫痰，痰中带少许血丝，声嘶，稍胸痛及腰痛，腰膝酸软，胸部放疗处瘙痒不适，纳少便溏，小便尚可。舌暗，苔白，脉弦。

辅助检查　2013年7月17日至某肿瘤医院查全身PET/CT示右肺上叶尖段肿块，代谢活跃，考虑周围型肺癌（大小约5.5cm×3.5cm×6.4cm），并纵隔、右肺门多发淋巴结转移，右肺上叶多发转移，胸骨转移。2013年9月骨ECT示胸骨下端及L₅椎体局灶型骨代谢异常活跃灶，考虑转移。胸部CT与2013年7月17日PET/CT相比较：右肺上叶尖段肿块，较前明显增大（大小约6.5cm×5.5cm×6.4cm），并纵隔、右肺门多发淋巴结转移，右肺上叶多发转移，胸骨转移。双肺新见多发转移。

中医诊断　肺癌，内伤发热。

中医证型　脾阳不升，阴火上冲。

西医诊断　肺癌并双肺骨转移（cT3N2M1c ⅣB期）。

治法　甘温除热。

中药处方　人参10g，炙甘草10g，防风10g，柴胡10g，升麻10g，葛根15g，独活10g，羌活10g，白芍15g，甘草10g，半枝莲20g，白花蛇舌草20g。

水煎2次服，日1剂，共30剂。

2014年1月28日二诊

症见　发热乏力、咳嗽咳痰等症状减轻，进食好转。舌暗，苔白，脉弦。

中药处方　人参10g，炙甘草10g，防风10g，柴胡10g，升麻10g，葛根15g，独活10g，羌活10g，白芍15g，甘草10g，半枝莲20g，白花蛇舌草20g，黄芪20g。

水煎2次服，日1剂，共30剂。

中药处方加黄芪20g，余药维持同前。再服30剂，患者各症状减轻，纳、眠可，二便调。患者每月复诊一次，中药在上方的基础上辨证加减。

患者在门诊治疗至2015年12月20日死亡，死亡原因为肺部感染，但在整个中药门诊治疗过程中获得了较好的生活质量。

按语

本医案患者晚期肺癌合并骨转移，局部骨转移瘤放疗后，拒绝全身化疗、靶向治疗。来诊时发热，少气懒言，咳嗽，痰少，稍胸痛及腰痛，腰膝酸软，纳少便溏，均因患者脾阳不升，阴火上冲，而出现上述症状。患者晚期肺癌合并骨转移，局部骨转移瘤放疗后，长期肺气亏虚，累及脾胃，脾胃中气为一身之气的枢轴，枢轴失转，则肝脾不能升，肺胃不得降，阳气伏留而化火，更伤中气；戊土不升，水谷精微不得畅达于肺，囿于中焦而化为湿浊，趋下而至肝肾，阻塞下焦气机，肝肾之火郁而不畅，化为病理之相火、食气之壮火，龙雷之火燔灼而炎上，煎熬心阴，心中君火、邪火并热为贼，亢而成害；己土不降，辛金不敛，心火独盛于上，不得衰于下，而化为"阴火"。土气不足，当至而不至，本位不守，为阴火所乘。因此，"阴火"是在脾胃气虚基础上产生的内伤之火，以元气虚损为前提，是五脏功能失调，气机异常的结果。阴火致病的病机根源在于"气"与"火"关系的失调。经云："气与火不两立，一胜则一负。"在病性上以虚为主，但虚实皆可见，阴火包含但不局限于气虚之火，亦包括郁热、湿热、情志之火等标实之火及血虚、阴虚、气虚导致的发热等虚热类型。阴火致病，病位分布广泛，《素问·太阴阳明论》云："阳受之则入六腑，阴受之则入五脏。"李东垣《脾胃论·脾胃虚实传变论》言："在人则缘胃虚，以火乘之。脾为劳倦所伤，劳则气耗，而心火炽动，血脉沸腾，则血病，而阳气不治，阴火乃独炎上，而走于空窍，以至燎于周身。"可见阴火致病以影响五脏功能为主，而又以脾胃病变为核心，且能上及头面，外彻皮毛。因此阴火致病，其临床特点表现为发热，同时具有脾胃虚弱、中气不足的症状。

本案例以升阳散火汤为主加减进行治疗，升阳散火汤为李东垣所创方剂。防风辛、甘，微温，具有升清燥湿之性，升麻、葛根、柴胡，味辛，升举阳气，风邪多伤于人体上部，故祛风药多能发散风邪，上药均为上行之药，合用以行阳气之滞，助阳气之升，使三焦通畅；佐以人参、炙甘草以补脾胃之气，针对气虚无力升浮而设。佐以生甘草以泻阴火，白芍酸、苦，微寒，对上述风药之升浮有佐治作用，防止风药升浮太过，又可辅佐人参补血虚。全方共奏"升浮脾阳，泻其阴火"之功。

甘温除热法是阴火致病的基本治疗方法。阴火理论滥觞于《内经》中所述及的"阴虚发热"理论。《素问·调经论》记载了何为阴虚生内热，即劳倦伤气、谷气不盛，不得通行于上焦下脘，导致胃气热而熏蒸于胸中，导致内热。此处"阴虚"的含义可参考《脾胃论·脾胃虚实传变论》引《素问·调经论》中"病生于阴者，得之饮食居处，阴阳喜怒"的论述。即病生于阴实为内伤，内伤所致的虚损性疾病就称为"阴虚"。原著未明确提及"阴火"二字，但已指出正气内伤导致发热的发病机理。"气虚阴火说"是李东垣在内伤热中病理论领域中的重大突破。"阴火"一词为东垣所创，以区分于外感热病，在《兰室秘藏》、《脾胃论》、《医学发明》、《内外伤辨惑论》等著作中多次出现。《脾胃论·脾胃虚实传变论》指出，饮食不节、寒温不适可导致脾胃损伤，喜怒忧恐等情绪可损耗元气、滋生心火。《脾胃论·饮食劳倦所伤始为热中论》提到"心火者，阴火也"，且指出阴火起于下焦，可扰心而致相火代心主令；相火，下焦胞络之火，元气之贼。故知文中所指的"心火"并非心之君火，而是不安于本位扰于君位之相火，即为"阴火"，与"元气"相对立。且文中道饮食不节、寒温失宜，可损伤脾胃；伤于七情、劳倦过度，则损耗元气……火与气不两立，一胜则一负。脾胃气虚可导致清阳不升，荣气不能周流而趋下，挤占相火之位，相火上乘土位导致"阴火"的产生。阴火致病的特点为内伤而非外感，脾胃元气不足，故以甘温除热，升阳散火为阴火致病的基本治疗方法。李东垣所创补脾胃，升清阳，泻阴火治法拓宽了内伤热中病的治疗思路。《兰室秘藏》指出，以甘温之品益其中气，以甘寒之品泻其阴火，用药上选择黄连、黄柏、知母等。李东垣重视脾胃元气，用药重视甘温升举，在补益中气的同时佐以少量苦寒坚阴之品，余脏受病，则应辨清病位、随症加减，使机体归复于常。李东垣以药多量轻为处方特点，效卓力洪，开"甘温除热"之法门，对后世内伤热中病的治疗影响深远。甘温除热法有广义、狭义之分：广义的甘温除热法主要以温补之剂治疗五脏虚损引起的内伤发热，常用方剂如小建中汤、归脾汤、人参养荣汤、六味地黄汤、十全大补汤等；狭义的甘温除热法主要用于治疗脾胃气虚，阴火上乘的气虚发热证，其核心在于脾胃。李东垣运用升降浮沉理论，认为升发脾胃阳气可使元气自旺，而使浊热和阴火下潜，升阳和潜阴分别为扶正、祛邪的要招。

本例病案为晚期肺癌合并骨转移，局部骨放疗后出现癌性发热，中医药可减轻癌性发热以达改善生存质量，延长生存期的目的。

（何春霞　李柳宁）

五、案例 5

杨某，男，69 岁，2018 年 11 月 24 日来诊。

主诉　反复腰痛 2 年余。

现病史　患者 2016 年 7 月开始出现腰痛，伴左下肢放射痛，2016 年 10 月腰腿痛加重，遂于我院就诊，检查胸部 CT 及骨 ECT 提示右肺癌并多发骨转移。2016 年 11 月 11 日行肺穿刺活检，病理提示腺癌，基因检测提示 EGFR21 外显子阳性（存在 L858R 错义突变）。2016 年 11 月行 L_4~L_5 椎体骨转移灶的姑息放疗止痛，具体剂量为 40Gy/20F。2016 年 11 月至 2017 年 6 月于外院行 8 个疗程"培美曲塞+卡铂"方案姑息化疗。2017 年 8 月复查提示肺内的病灶稳定，骨转移灶进展，2017 年 8 月 19 日开始服用厄洛替尼靶向治疗，2017 年 9 月、12 月复查 CT 提示肺内病灶疗效评价好转。2018 年 2 月患者左腰骶部疼痛加重，并出现左下肢肿胀，查双下肢动静脉彩超未见异常，CT 提示左侧骶骨软组织肿物形成。遂于我院行腰骶部肿物穿刺活检，病理提示转移性腺癌，符合肺腺癌转移。基因检测提示 EGFR 基因 p.L858R 突变，p.T790M 突变。2018 年 9 月 7 日开始口服奥希替尼靶向治疗，9 月至 11 月行左骶骨旁软组织调强放疗，剂量为 50Gy/25F。患者为求中医药治疗，遂来我院门诊就诊。症见：患者神清，精神稍倦，少许咳嗽，无痰，口燥咽干，腰骶部疼痛，左下肢中度肿胀，纳欠佳，眠一般，小便尚调，大便秘结，2～3 日 1 次。舌红，苔少，脉细数。

辅助检查　2016 年 10 月 8 日胸部 CT 及骨 ECT 提示右肺癌并多发骨转移。2016 年 11 月 11 日行肺穿刺活检病理提示腺癌。2018 年 2 月 15 日 CT 提示左侧骶骨软组织肿物形成。2018 年 8 月 20 日行腰骶部肿物穿刺活检，病理提示转移性腺癌，符合肺腺癌转移。基因检测提示 EGFR 基因 p.L858R 突变，p.T790M 突变。

中医诊断　肺癌。

中医证型　肺脾肾虚，瘀毒阻络。

西医诊断　肺腺癌并骨转移[cT2N0M1b ⅣA 期，EGFR p.T790M（+）]。

治法　健脾补肾，活血通络，解毒抑瘤。

中药处方　黄芪 20g，白术 20g，北沙参 15g，麦冬 15g，补骨脂 15g，牛膝 15g，蜈蚣 1 条，全蝎 10g，羌活 15g，鸡血藤 20g，重楼 15g，女贞子 15g，桃仁 20g，大黄（后下）10g，甘草 10g。

水煎服，日 1 剂，14 剂。

2018 年 12 月 15 日二诊

症见　患者神清，精神尚可，咳嗽，无痰，仍有口燥咽干，腰骶部疼痛较前减轻，左下肢中度肿胀，纳欠佳，眠一般，小便尚调，大便干，1～2 日 1 次。舌暗红，苔少，脉细数。

中药处方　患者大便秘结的症状改善，中药方去大黄。

水煎服，日 1 剂，共 30 剂。

经治疗患者腰骶部的疼痛较前缓解。多个疗程中药调理后，放疗带来的口燥咽干、大便秘结等副作用也得到了改善，目前仍在门诊维持治疗。

按语

骨转移是恶性肿瘤常见的并发症，其中以肺癌、前列腺癌、乳腺癌骨转移的发生率最高。骨转移瘤最常见的表现为进行性骨痛、骨折、功能障碍及神经根受压症状，严重影响着患者的生存质量。西医主要采取手术、放化疗、内照射治疗、骨吸收抑制药、内分泌等治疗，近期有一定疗效，但是副作用大，远期疗效欠佳，因此常常需要辅以中医药治疗来改善患者的生活质量，而对于体质状况差、不能耐受或者不愿意接受手术、放化疗的患者，则应采用以中医辨证为主的综合治疗方案。中医对于骨转移癌的治疗近年来取得了一定进展，在减少患者痛苦、改善生存质量等方面发挥着重要作用。

肺癌骨转移是继发性骨肿瘤的一种，中医古代典籍未载其名，中医研究者将其纳入"骨疽"、"石疽"、"骨痛"、"骨蚀"等范畴。《灵枢·刺节真邪》指出："虚邪之人于身也深，寒与热相搏，久留而内著，寒胜其热，则骨疼肉枯，热胜其寒，则烂肉腐肌为脓，内伤骨，为骨蚀……有所结，深中骨，气因于骨，骨与气并，日以益大，则为骨瘤。"《仙传外科集验方》说："所为骨疽，皆起于肾毒，亦以其根于此也。……肾实则骨有生气，疽不附骨矣。"可见，肾气衰微、生髓乏源是骨瘤产生的根本病因。肾虚不能养髓生骨故"不荣则痛"，古代医家多以肾气丸之类益水生髓治疗骨瘤。《诸病源候论》述"肺积，脉浮而毛，按之辟易，胁下气逆，背相引痛"，与肺癌骨转移引起的疼痛相似。

按照中医传统病因分类，骨转移瘤的病因可分内因、外因两种。内因主要指机体本身所具有的致病因素，如七情失调、脏腑功能紊乱等。外因是指自然界中的一切致病因素，如外感六淫和饮食不节等。在骨转移瘤引起疼痛的病因病机上，主要是"不荣则痛"、"不通则痛"两个方面。《诸病源候论》中认为："积者阴气，五脏所生，其痛不离其部，故上下有所穷已。聚者阳气，六腑所成，故无根本，上下无所留止，其痛有常处。"病位方面，肺癌骨转移与肺、脾、肾三脏关系密切。肺主气，司呼吸，宣发与肃降，通调水道，通过肺的吐故纳新，吸收自然界之清气，排出浊气，同时将水谷精气输布全身，为肾中精气的储备提供必要的原料。肺功能障碍出现宣降失常，不能正常通调水道，脾运化之水谷精微不能输布全身，浊气不能排出体外而引起一系列的临床症状。脾与胃同居中焦，脾主运化，胃主受纳腐熟水谷。两者同为后天之本，气血生化之源。其所化生的精微分别化为精、气、血、津液，在脾气的转输作用下，内养五脏六腑，外养四肢百骸、皮毛筋肉。正如《灵枢·痈疽》所言："肠胃受谷，上焦出气，以温分肉，而养骨节，通腠理。"肾为先天之本，所藏先天之精及其化生的元气有赖于脾气运化的水谷之精气的充养。若脾失健运，则气血乏源，肾精亏虚，致消化、吸收和转输营养物质的功能失常，表现为疲倦乏力、形体消瘦等症状。到肿瘤晚期骨转移阶段，由于病程长，疾病的慢性消耗，久病则虚。生理上，肾藏精，主骨，受五脏六腑之精而藏之，又能生髓，濡养筋骨，肾中精气，是机体生命活动之本。病理上，肺癌骨转移症状体现肾阴阳两虚，实为肾中精气不足，肾精亏虚，津液不能上润肺金，则出现阴虚肺燥，或虚火灼肺之证；肺气虚，久则损及肾阴肾阳，最终均可导致阴阳两虚，而耗及肾中精气。

　　本案例的患者以腰骶部疼痛、左下肢肿胀为主症，经过放疗后，出现口燥咽干、大便秘结的症状，放疗属于热毒之邪，热毒易损阴津，而致阴液不足，热毒为邪实。李东垣在其《脾胃论·脾胃胜衰论》中就脾肾因水液代谢障碍，水土同病导致腰痛症状的描述，提到："脾病则下流乘肾……则骨乏无力……是阴气重叠（太阴、少阴），此阴盛阳虚之证。"亦有云"百病皆为脾胃而生"、"胃虚则五脏、六腑、十二经、十五络、四肢，皆不得营运之气，而百病生焉"，脾胃一损，正气不足，百病由生，缠绵难愈。故在治疗上，当以健脾补肾，益肺气为要，金水相生，佐以养阴、活血通络解毒之法。方中生黄芪、北沙参、白术、麦冬健脾益肺、气阴双补，补骨脂、女贞子养阴填精，牛膝、羌活强筋骨，全蝎、蜈蚣祛邪通络止痛，鸡血藤养血通络，重楼解毒通络、散结抑瘤，桃仁、大黄活血、通下。本方蕴含李东垣润肠丸，对整个治疗起攻补兼施、养血活血、生津润燥之效。

（任晓琳　李柳宁）

第 7 节 治疗肺癌并胸腔积液案例

一、案例 1

陈某，男，56 岁，2015 年 3 月 12 日来诊。

主诉 气促 4 个月余。

现病史 患者 2015 年 1 月份出现气促，无发热，无明显咳嗽，症状进行性加重，2015 年 2 月因气促症状明显，伴右胸痛，遂至我院留观就诊，胸片提示"肺部感染（右中下肺）"，予以抗感染、平喘祛痰等治疗后气促减轻。但不久后气促再发而至我院急诊诊疗，2015 年 3 月 1 日查胸部 CT 提示右肺癌并胸膜转移可能，行右侧胸腔穿刺抽液术，胸腔积液 TCT 找到腺癌细胞。患者及其家属拒绝行放化疗治疗，要求以中医药治疗，遂来门诊就诊。症见：患者神志清，精神疲乏，气促，活动后加重，咳嗽，少痰，无发热恶寒，无头晕头痛，无恶心呕吐，无腹痛腹泻，纳、眠一般，二便调。舌淡暗，苔白腻，脉滑。

辅助检查 2015 年 3 月 1 日胸部 CT 示右肺癌并胸膜转移可能。2015 年 3 月 10 行右侧胸腔穿刺抽液术，胸腔积液 TCT 找到腺癌细胞。

中医诊断 肺癌。

中医证型 气虚痰瘀阻络。

西医诊断 肺腺癌并胸膜转移，右侧胸腔积液（cT3N2M1a ⅣA 期）。

治法 补土升清，化痰散结。

中药处方 党参 20g，茯苓 20g，白术 10g，炙甘草 6g，生半夏 10g，白芥子 10g，紫苏子 10g，莱菔子 10g，淫羊藿 15g，桔梗 10g，紫河车 10g，橘红 10g，天花粉 20g，川贝母（打碎）10g，沉香 5g。

水煎服，日 1 剂，共 14 剂。

2015 年 4 月 8 日二诊

症见 患者精神疲乏，气促较前减轻，间中有咳嗽，少痰，无发热恶寒，无头晕头痛，无恶心呕吐，无腹痛腹泻，纳、眠一般，二便调。舌淡暗，苔白腻，脉滑。

中药处方 党参 15g，茯苓 10g，白术 10g，炙甘草 6g，生半夏 10g，紫苏子 10g，淫羊藿 15g，桔梗 10g，紫河车 10g，天花粉 20g，川贝母（打碎）10g，沉香 5g，半枝莲 20g，白花蛇舌草 20g，桑白皮 15g。

水煎服，日 1 剂，共 14 剂。

2015 年 5 月 5 日三诊

症见 患者气促等症状有所缓解，发作次数及严重程度均明显改善，精神好转，胃纳增，余无特殊不适。舌淡暗，苔白腻，脉滑。

中药处方 党参15g，茯苓10g，白术10g，炙甘草6g，生半夏10g，淫羊藿15g，紫河车10g，川贝母（打碎）10g，沉香5g，半枝莲20g，白花蛇舌草20g，仙鹤草15g，全蝎10g，蜈蚣2条。

水煎服，日1剂，共14剂。

2015年6月12日复查胸部CT示病灶与前无明显变化。继续坚持中医药治疗，此后患者拒绝复查胸部CT及胸片。

2015年12月1日四诊

症见 患者诉时有干咳，少痰，诊视患者舌暗红少苔，脉细滑。辨证为肺脾肾虚，痰浊阻肺。

中药处方 人参10g，五味子10g，麦冬15g，桑白皮10g，石上柏20g，半枝莲20g，白花蛇舌草20g，莪术15g，桃仁10g，仙鹤草15g，熟地黄15g，淫羊藿30g。

水煎服，日1剂，共30剂。

后间断中药治疗至2018年5月因合并肺部感染，呼吸衰竭死亡，纯中药治疗晚期肺癌存活3年有余。

按语

本患者确诊肺癌既属于晚期，且自身基础疾病较多，拒绝使用放化疗治疗，坚持纯中医治疗，症状得以改善，提高生存质量，且其生存期达3年以上，远超过晚期肺癌平均生存期。

本案例以四君子汤合三子养亲汤加减进行治疗。方中党参、白术、茯苓益气健脾，淡渗利湿；三子、橘红、川贝母、桔梗、生半夏共用祛痰止咳，淫羊藿、紫河车、沉香补肾纳气，天花粉养阴以防燥湿太过。该方具有补虚扶弱、攻补兼施、补土升清、化痰散结等特点，在扶正的同时兼顾祛邪，顾护脾胃，能够大大改善肺癌咳喘症状、提高患者生存质量、延长患者寿命。

脾胃气机失调是肺癌发展的关键。脾属土，位于中焦，为气机升降的枢纽，脾胃健运，则脏腑气机升降得以调和，如李东垣《脾胃论》曰"百病皆由脾胃衰而生也"、"脾胃弱则百病即生，脾胃足则外邪皆息"。脾胃为气血化生之源，脾主运化水谷精微，后天化源不竭则营血充沛，四肢百骸、五脏六腑皆得其养。若肺积日久，肺气宣降失司，导致脾胃气机失调，脾胃虚弱，气血化生受碍，水谷精微吸收减少，津液敷布无权，则可引起气血两亏，进一步影响肺癌恶化，加重肺气不足，形成恶性循环。肺与脾在气的生成方面有着密切的关系，肺吸入自然界之清气与脾化生的水谷精气结合而成宗气，宗气与元气相合而形成一身之气。脾化生的水谷精气，有赖于肺的宣降运动得以输布全身；而肺维持其生理活动所需的水谷精气又依赖于脾的运化作用以生成。所以说"脾为生气之源，肺为主气之枢"。我们采用健脾益气、化痰祛瘀散结之法，给予纯中药汤剂加散结抑瘤之品加减汤药，临床症状得以改善，生存期得到延长，且患者未经手术、放化疗等创伤性治疗，生活质量极好。

（陈志坚　李柳宁）

二、案例2

范某，女，72岁，2019年4月11日来诊。

主诉　咳嗽咳痰、气促2个月余，下肢水肿2周。

现病史　患者2018年2个月初因咳嗽，咳白色泡沫痰，活动后气促，在广州某医院查胸片，提示左肺占位性病变，进一步至另一医院行胸部CT示左肺中央型肺癌伴左肺阻塞性肺不张，左侧肺门及纵隔淋巴结肿大，左侧胸膜及左上肺多发转移灶，左侧胸腔中量积液。2018年2月12日至我院住院，抽取胸腔积液行病理检查示胸腔积液可见癌细胞，形态符合腺癌。2018年2月24日行胸腔内注射顺铂+贝伐珠单抗以控制胸腔积液，2018年3月5日胸腔积液基因检测结果示EGFR19外显子缺失突变。2018年3月15日开始口服吉非替尼片（0.25g，口服，每日1次）靶向治疗。2019年4月5日出现双下肢水肿，患者为求中医药治疗来诊。症见：精神疲倦，咳嗽，咳白色泡沫痰，活动后觉气促，偶觉头晕，口干无口苦，双下肢轻度水肿，纳、眠可，二便调。舌淡暗，苔白腻，脉弦细。

辅助检查　2018年2月5日广州某医院查胸片提示左肺占位性病变。另某医院胸部CT示左肺中央型肺癌伴左侧肺门及纵隔淋巴结肿大，左上肺多发转移灶，左侧胸腔中量积液。2018年2月12日我院胸腔积液病理示胸腔积液可见癌细胞，形态符合腺癌。2018年3月5日胸腔积液基因检测示EGFR19外显子缺失突变。

中医诊断　肺癌。

中医证型　气虚痰湿。

西医诊断　肺腺癌伴左肺阻塞性肺不张，肺门及纵隔淋巴结转移，左上肺多发转移灶，左侧胸腔积液（cT3N2M1ac ⅣB期）。

治法　益气补脾化痰，祛湿利水抑瘤。

中药处方　党参20g，白术15g，桂枝10g，茯苓20g，薏苡仁20g，莪术15g，半枝莲15g，龙葵15g，补骨脂15g，炙甘草10g，猪苓10g，泽泻15g。

水煎2次服，日1剂，共14剂。

2019年4月25日二诊

症见　诉精神较前好转，感乏力，偶觉头晕，咳嗽咳痰减少，痰少色白，已无气促，双下肢水肿减轻，口干。舌淡暗，苔薄白，脉弦细。

中药处方　党参20g，白术15g，桂枝10g，茯苓20g，薏苡仁20g，莪术15g，半枝莲15g，龙葵15g，补骨脂15g，炙甘草10g，黄芪20g，淫羊藿10g，女贞子15g。

水煎2次服，日1剂，共28剂。

2019 月 5 月 23 日三诊

症见 精神可，乏力感消失，已无头晕，咳嗽咳痰不明显，双下肢水肿消退，口干好转。舌淡暗，苔薄白，脉弦细。

中药处方 党参 20g，白术 15g，桂枝 10g，茯苓 20g，薏苡仁 20g，莪术 15g，半枝莲 15g，全蝎 10g，蜈蚣 2g，补骨脂 15g，炙甘草 10g，黄芪 20g，淫羊藿 10g，女贞子 15g。

水煎 2 次服，日 1 剂，共 28 剂。

后予上方辨证加减调服，患者咳嗽咳痰、气促等症状逐渐减轻。患者每 4 周复诊一次，2019 年 10 月 19 日我院复查胸部 CT 提示左肺上叶、下叶支气管起始部管壁略增厚，左肺门未见明显肿块影，左侧胸膜增厚大致同前。

按语

本医案患者素体禀赋不足，脾胃气（阳）虚，运化无力，水湿骤停，出现痰饮之邪，水饮凌心射肺，导致肺失宣降，故见咳嗽气喘；脾失健运，脾失运化输布、肾失温煦蒸腾，而致肾不主水，致使水液代谢失常，水饮郁于肌腠，故见下肢水肿；中焦脾胃气虚，痰饮水湿内停，阻碍脾阳，运化失职，清阳不升，故见头晕、疲倦。其总体病机为脾肾气虚、痰湿内阻、水饮内停。

关于痰饮水肿的病机，《金匮要略》云："其人素盛今瘦，水走肠间，沥沥有声，谓之痰饮；饮后水流在胁下，咳唾引痛，谓之悬饮；饮水流行，归于四肢，当汗出而不汗出，身体疼重，谓之溢饮；咳逆倚息，短气不得卧，其形如肿，谓之支饮。"阐述了痰饮主要与脾的关系密切；悬饮是水流注于胁下，累及到了肝与肺；溢饮为水饮阻于四肢肌表，主要责之于肺脾之脏；支饮为水饮在胸膈，影响到了心肺。《素问•经脉别论》描述："饮入于胃，游溢精气，上输于脾，脾气散精，上归于肺，通调水道，下输膀胱，水精四布，五经并行……"说明人体水液代谢涉及脾、胃、肺、膀胱、肾等多个脏腑的功能运化，但是以中焦脾胃为轴，进而进行水液代谢的。《丹溪心法》记载："水则肾主之，谷则脾主之，惟肾虚不能行水，惟脾虚不能制水，胃与脾合气，胃为水谷之海，又因虚而不能传化焉，故肾水泛滥，反得以浸渍脾土，于是三焦停滞，经络壅塞，水渗于皮肤，注于肌肉而发肿矣。"《三因极一病证方论》曰："外有六淫侵冒，玄府不通，当汗不泄，蓄而为饮，为外所因。"

治疗上，《金匮要略》原文中提出的"病痰饮者，当以温药和之"，被奉为后世乃至当今诸医家治疗痰饮之疾的指导总则。沈明宗《沈注金匮要略》云："此言痰饮属阴，当用温药也。脾失健运，水湿酿成痰饮，其性属湿而为阴邪，故当温药和之，即助阳而胜脾湿，脾阳运化，湿自除矣。"高学山《高注金匮要略》云："夫饮之由来，大概起于肾脾肺之脏阳衰冷，成于三焦之腑化虚寒。温药和之，则阳回气化而饮自去矣。"有临床医者结合叶天士医案指出"温药"是指淡渗、利小便的药物。《丹溪心法•水肿》述"水肿因脾虚不能制水，水渍妄行，当以参术补脾，使脾气得实，则自健运，自能升降，运动其枢机，则水自行"以及《内经》中"开鬼门、洁净府、去菀陈莝"之意均为治水肿病之法。

本医案以苓桂术甘汤合五苓散治疗肺癌之咳嗽、咳痰、气促合并下肢水肿等症，方中以党参、白术、炙甘草补脾，使脾气健运，则升清降浊如常，桂枝、茯苓、薏苡仁、猪苓、泽泻温脾土、化痰饮、淡渗利湿，莪术、龙葵、半枝莲活血利水抗癌，补骨脂、补肾温阳以助化痰利水饮。脾为湿土，其喜燥而恶湿，故以温药合之，助脾阳而胜痰湿，温脾土而化痰饮，整体遣方补中有泻，共奏温中健脾补气、化痰利水渗湿之功。二诊时，双下肢水肿明显好转，但出现口干，是为伤阴之象，故上方去猪苓、泽泻，加女贞子以扶正养阴血，黄芪、淫羊藿以补气温阳助利水。三诊时，患者双下肢水肿消退，咳嗽咳痰已不明显，患者正气逐渐恢复，故去龙葵，加全蝎、蜈蚣以增强攻伐抗癌之力，收效甚满意。

（洪宏喜　李柳宁）

三、案例3

蔡某，男，69岁，2017年9月10日来诊。

主诉 反复气促2个月余。

现病史 患者2017年7月因咳嗽气促查CT提示右上肺尖周围型癌，伴阻塞性肺炎，右肺门及纵隔内多发淋巴结转移，右侧胸膜转移；右侧胸腔大量积液伴右肺膨胀不全。左肺下叶后段小结节，性质待定，胸腔积液穿刺术后，病理检查高度可疑为癌细胞。EGFR基因突变。2017年7月31日开始服用靶向药物厄洛替尼。症见：精神疲倦，咳嗽、气促，左下肢水肿，胸痛，纳、眠尚可，大便难解。舌暗淡，苔黄腻，脉弦数。吸烟20余年，戒烟10余天。

辅助检查 2017年7月25日胸部CT提示右上肺尖周围型癌，伴阻塞性肺炎，右肺门及纵隔内多发淋巴结转移，右侧胸膜转移；右侧胸腔大量积液伴右肺膨胀不全。左肺下叶后段小结节，性质待定。胸腔积液病理：高度可疑为癌细胞。EGFR突变。

中医诊断 肺癌。

中医证型 脾虚湿热瘀阻。

西医诊断 肺癌并肺门纵隔淋巴结转移，胸膜转移并大量胸腔积液（cT2N2M1a Ⅳ期）。

治法 健脾益气，清热泻肺利水。

中药处方 葶苈子30g，大枣30g，黄芪30g，白术30g，党参20g，茯苓30g，薏苡仁15g，法半夏15g，浙贝母20g，陈皮5g，砂仁10g，补骨脂15g，半枝莲20g，莪术10g，全蝎10g，白花蛇舌草20g，麦芽30g，山楂20g，龙葵30g。水煎服，日1剂，共20剂。

2017 年 11 月 8 日二诊

症见　咳嗽咳痰、气促稍改善，左下肢水肿较前减轻，易出汗，背部及面部出现皮疹，夜间咽干。舌暗淡，苔黄，脉弦数。

中药守前方去葶苈子、砂仁、全蝎，加石斛、麦冬、五味子、浮小麦。

水煎服，日 1 剂，共 30 剂。

2018 年 4 月 15 日三诊

2018 年 3 月复查提示病情部分缓解（PR）。症见：患者已无咳嗽，气促明显好转，皮疹较前消退，左下肢水肿进一步减轻。

水煎服，日 1 剂，共 30 剂。

2018 年 8 月 21 日四诊

辅助检查　2018 年 7 月 9 日复查 CT 提示肺部病灶较前明显缩小，右侧胸膜转移瘤较前进展。

症见　气喘明显，胸痛，怕冷，轻微咳嗽，咳黄白痰，纳、眠可，二便调。舌淡红有裂纹，苔黄腻，脉弦。中药于前方的基础上加紫苏梗、桔梗、干姜、蜈蚣、龙葵。

水煎服，日 1 剂，共 30 剂。

2018 年 11 月 2 日五诊

患者 2018 年 10 月开始服用靶向药物 ADZ9291。症见：气喘及怕冷较前好转，无明显咳嗽，呃逆，大便干结。中药于前方加旋覆花、火麻仁、熟大黄。

水煎服，日 1 剂，共 30 剂。

2019 年 4 月 15 日六诊

2019 年 4 月复查 CT 提示肺部病灶大致同前，胸腔积液较前减少。症见：精神较前好转，少许气促，纳、眠可，二便调。

水煎服，日 1 剂，共 30 剂。

按语

患者既往长期吸烟，热毒之邪内阻于肺，肺失宣降，故见咳嗽、气促；子病及母，致脾虚不运，加之肺病通调水道失司，水湿内生，饮停于胸，故见胸腔积液，甚则肢肿；久病气机阻滞，血行不畅，闭阻经络，故见胸痛、舌暗红；结合患者以上症状及舌脉，辨证为脾虚不运，为湿热瘀阻。病性属本虚标实，当以标本兼治为治则，以健脾益气、清热泻肺利水为治法。本案所用方药以葶苈大枣泻肺汤合香砂六君子汤为主方，加薏苡仁以健脾利湿，麦芽、山楂消食导滞以和胃，补骨脂温肾益精，再佐以半枝莲、白花蛇舌草、龙葵、全蝎等散结抑瘤之品。

胸腔积液为晚期肺癌常见的症状之一，在中医文献中属"悬饮"、"癖饮"范畴，以胁下胀满，咳嗽甚则呼吸时两胁引痛为主症，或兼干呕、气促等。《金匮要略·痰饮咳嗽病脉证并治》曰："饮后水流在胁下，咳唾引痛，谓之悬饮。"悬饮多由外感寒湿之邪或饮食不当，与五脏六腑内伤，互相作用而成。脏腑当中，与肺、脾、肾关系最为密切。

在中医理论中，恶性胸腔积液的直接来源与湿邪内生与外侵相关。而湿邪内生又与人体津液运行失常相关。《素问·经脉别论》："饮入于胃，游溢精气，上输于脾，脾气散精，上输于肺，通调水道，下输膀胱，水精四布，五精并行，合于四时，五脏阴阳，揆度以为常也。"阐述了水液在人体内的产生及输布过程，而对于此过程中肺与脾的关系，清代何梦瑶在《医碥》中作了进一步解释："饮食入胃，脾为运行精英之气，虽曰周布脏腑，实先上输于肺，肺先受其益，是为脾土生肺金，肺受脾之益，则气愈旺化水下降，泽及百脉。"充分说明了脾胃对肺的重要性。脾胃属土，肺属金，二者是母子相生关系。肺主气而脾益气，肺所主之气来源于脾。若脾胃功能失常，水谷运化成津液则不足，首先会出现肺失濡养，致肺气不足，则进一步出现肺的功能失常，使津液输布不畅，由此引起水湿停聚。脾肺之气减弱，气虚运血无力，血行缓慢、滞涩，甚者血瘀，瘀血与痰浊共聚气道，阻碍气机，日久则易生癥瘕积聚。久病及肾，肾气亏虚，气化不利，水液运行及代谢均失常。肺、脾、肾三脏分管上、中、下三焦通利水道之职，若此肺、脾、肾三脏之气皆虚，则可见悬饮、水肿等证。

对于湿邪致病，清朝医家薛生白具有很高的建树。薛生白尤其重视脾胃的枢纽作用，认为湿邪为病的原因是"太阴内伤，湿饮停聚，客邪再至，内外相引，故病湿热。此皆先有内伤，再感客邪，非由腑及脏之谓。若湿热之证，不夹内伤，中气实者，其病必微。"肺为手太阴，脾为足太阴，在经络学说上均属太阴，经络气血相通，在气机及功能上均联系密切，并互相影响。本案患者首因邪气壅肺，肺气宣降失常，子病及母，日久则导致脾、肺两虚。脾虚运化不足，内生湿饮，反而袭肺，因此肺中湿热胶结，久留难祛。肺脾气机失常，故湿饮停于体内，甚至影响全身水液运行，导致肢体水肿，二便不调。

本案患者治疗上健脾益气以补虚，以香砂六君子汤为主，加黄芪加强益气利水；《删补名医方论》中柯琴言香砂六君子汤："人参致冲和之气，白术培中宫，茯苓清治节，甘草调五脏，胃气即治，病安从来。然拨乱反正，又不能无为而治，必举夫行气之品以辅之，则补品不至泥而不行，故加陈皮以利肺金之逆气，半夏以疏脾土之湿气，而痰饮可除也。加木香以行三焦之滞气，缩砂以通脾肾之元气，膈郁可开也。四君得四辅，而补力倍宣，四辅有四君，而元气大振，胡须而益彰者乎。"香砂六君子汤可谓健脾祛湿要方，以四君子汤为底补益元气，顾护脾胃，以免邪气伤脾，脾胃之气得复，则祛邪亦不难，方中兼陈皮、法半夏、木香及砂仁理气祛湿，在补气之上调畅气机，气行则水行。

治疗恶性胸腔积液，当以泻肺利水为治法以祛邪，葶苈大枣泻肺汤主之。《千金方衍义》注："葶苈破水泻肺，大枣护胃通津，乃泻肺不伤脾之法，保全母气以为向后复长肺叶之根本。"另《医方论》注解："方中用葶苈之苦，先泻肺中水气，佐大枣恐苦甚伤胃也。"故葶苈大枣泻肺汤为驱逐胸肺痰饮之利器。治病求本，恶性胸腔积液来源于恶性肿瘤，患者明确诊断为肺癌晚期，故方中加半枝莲、白花蛇舌草、全蝎及龙葵以攻毒散结，酌加莪术，既可活血祛瘀以助通利水道，又可攻坚散结以除积聚。故两方合用，益气行气以助水行，泻肺利水而不伤脾，扶正祛邪。《金匮要略》中提到"病痰饮者，当以温药和之"。故方中以补骨脂温阳，《本草经疏》中言其："补骨脂，能暖水脏，阴中生阳，壮火益土之要药也。其主五劳七伤，盖缘劳伤之病，多起于脾肾两虚，以其能暖水脏、补火以生土，则肾中真阳之气得补而上升，则能腐熟水谷、蒸糟粕而化精微，脾气散精上归于肺，以荣养乎五脏。"由此可见，补骨脂可温脾肾，从而养五脏，亦助肺祛邪纳气。以上方药合用，使邪去而正不伤。

经上述治疗，患者精神明显好转，胸腔积液较前明显减少。本案提示肺癌导致的恶性胸腔积液，病位在肺，而责之于脾，久病及肾。故应肺、脾、肾同治，尤以补脾泻肺为主，使湿邪得去，正气得充，为肿瘤治疗全程保驾护航。

（邓雅沛　李柳宁）

四、案例4

李某，女，73岁，2019年11月2日来诊。

主诉　咳嗽8个月余，胸闷气促5天。

现病史　患者2019年2月上旬开始无明显诱因出现咳嗽、声嘶，伴咽痛，无咳痰，无胸痛气促。遂于当地医院查胸片，提示左下肺占位，患者个人拒绝进一步检查，遂服用中药治疗。2019年3月初患者咳嗽声嘶症状未见改善，于某医院完善胸部CT：左下肺占位病变，考虑周围型肺癌并肺门、纵隔多发淋巴结转移。2019年3月底因合并气促，伴咳血痰，至我院急诊就诊，胸部CT平扫提示左主支气管阻塞，并左肺不张，右肺中叶轻度支气管扩张并少许感染；左侧少量胸腔积液。2019年4月12日于我科住院期间查PET/CT：考虑周围型肺癌，病理提示肺腺癌。基因检测示ERBB2突变ⅢA期，于2019年5月9日至2019年8月7日行4个疗程AC方案化疗，具体方案为：培美曲塞（0.64g，静脉滴注，第1天）＋卡铂（0.3g，静脉滴注，第1天）。患者4个疗程化疗后整体疗效为部分缓解，于2019年9月30日开始行左下肺及肺门纵隔淋巴结区60Gy/30F放疗，经治疗后，患者症状改善。患者5天前出现活动后气促，伴胸闷，门诊查胸腔积液彩超提示左侧胸腔积液。患者为求进一步治疗，由门诊拟"肺恶性肿瘤"收入我科。症见：神清，精神稍倦，胸闷气促，偶有咳嗽，咳少量白色黏痰，少许声嘶，左肋部偶有刺痛，无头晕头痛，无腹痛，无恶心呕吐，纳欠佳，眠可，大便稀，小便调。舌暗红，苔白腻，脉弦细。

辅助检查　2019年3月20日某医院完善胸部CT示左下肺占位病变，考虑周围型肺癌并肺门、纵隔多发淋巴结转移。2019年4月12日于广东省某医院查

PET/CT，考虑周围型肺癌，病理提示：（左主支气管肿物）非小细胞癌，符合肺腺癌。基因检测示 ERBB2 突变。2019 年 10 月 29 日我院胸腔积液彩超提示左侧胸腔积液（内肺组织漂浮）。

中医诊断　肺癌。

中医证型　气虚痰瘀阻络。

西医诊断　肺腺癌并肺门纵隔多发淋巴结转移，胸腔积液（cT2aN2M1a ⅣA 期）。

治法　攻逐水饮，化痰祛瘀抑瘤。

中药处方　葶苈子 15g，大枣 10 枚，黄芪 20g，党参 20g，白术 15g，丹参 10g，茯苓 15g，瓜蒌 15g，法半夏 10g，苦杏仁 10g，莪术 10g，薏苡仁 20g，红豆杉 1 袋，半枝莲 15g，甘草 10g。

水煎服，日 1 剂，共 14 剂。

2019 年 11 月 15 日二诊

症见　神清，精神稍倦，胸闷气促较前明显改善，仍有咳嗽，咳少量白色黏痰，声嘶，左肋部偶有刺痛，纳欠佳，眠可，大便稀，小便调。舌暗红，苔白腻，脉弦细。

中药处方　上方续服。

水煎服，日 1 剂，共 14 剂。

经治疗患者胸闷胸痛的症状好转，仍偶有咳嗽、声嘶，目前在门诊维持治疗。

按语

肿瘤属于中医学"积"、"癥"的范畴，中医学认为，肿瘤发生的本质是本虚标实，是因虚而致病，因虚而致实，是虚实错杂的疾病。实者，不离痰瘀气滞，如《杂病源流犀烛》云："邪积胸中，阻塞气道，气不得通，为痰……为血，皆邪正相搏，邪既胜，正不得而制之，遂结成形而有块。"《疡科心得集》曰："癌瘤者，非阴阳正气所结肿，乃五脏瘀血，浊气痰滞而成。"《景岳全书》中提到，"饮食无节以渐留滞者，多成痞积"，《丹溪心法》说"痰之为物，随气升降，无处不到"，符合恶性肿瘤转移的特点。又说"凡人身上、中、下有块者，多是痰"。现代研究发现，具有抗癌功效的硫酸多糖广泛存在于守宫、海藻、昆布等散痞消痰药之中，亦可证明痰在肿瘤形成过程中起关键作用。而虚者，正如《素问·刺法论》所说"正气存内，邪不可干，邪之所凑，其气必虚"，《医宗必读》亦云"积之所成，正气不足，而后邪气踞之"。《景岳全书》中说："凡人气血犹源泉也，盛则流畅，少则壅滞，故气血不虚不滞，虚则无有不滞者。"体虚为癌症的发生提供基础，而诸多虚证又以脾胃与癌症的发生关系最大。现代中医家认为，恶性肿瘤是痰结、血瘀、湿聚、热毒、气滞互相搏结而成，而痰结、血瘀、湿聚、热毒、气滞的形成与脾胃关系密切。张景岳《景岳全书·积聚》曰："脾胃不足及脾胃虚弱失调之人多有积聚之病。"《卫生宝鉴》曰："凡人脾胃虚弱，饮食不节或生冷过度，不能克化，致积聚结块。"这是因为：其一，脾胃为气血生化之源，脾胃亏虚，气血生化无源，推动无力而生郁滞，《景岳全书》云："人之气血，犹源泉也，盛则流畅，少则壅滞，故气血不虚则不滞，虚则无有不滞者"、"五脏之病，虽俱能生痰，然无不由乎脾生。盖脾主湿，湿动则生痰，故痰之化，无不在脾"。概言之即认为脾虚则失于健运，水谷精微失于输布，湿浊内生，或凝聚成痰，结聚为核，为肿，同时脾虚气血生化无源，虚则运行不畅，久而气滞血瘀，促进肺癌形成，日久进一步耗损正气。其二，脾主运化，胃主受纳腐熟，二者为痰湿水饮产生之源，若脾失健运，胃失腐化，饮食不能被消化吸收，积而成痰，痰湿、瘀血结聚日久，气机郁滞，经络不通，郁而生变，化生癌毒。

具体到肺癌上，其治疗亦离不开脾胃、痰饮、血瘀、气滞。这是因为肺与脾胃无论是从经络运行、五行生克，还是从在气血津液运输过程中担任的角色来看都具有紧密联系。在经络运行上，《内经》有言："肺手太阴之脉，起于中焦，下络大肠，还循胃口，上膈属肺"，"胃之大络，名曰虚里，贯膈络肺"。指出肺脾的经脉联属是肺脾之间生理病理联系、相互作用的基础；从五行生克来看，脾属土而肺属金，故脾为肺之母，《难经》言："实则泻其子，虚则补其母。"《内经》云："脾为肺使，生金尤当补土。"《石室秘录》亦云："治肺之法，正治甚难，当转以治脾，脾气有养，则土自生金"。肺癌之为病，必有肺虚。虚则补其母，故扶助脾土，才能充养肺气，达到土旺金生，母壮子健。故培土生金乃为治疗肺癌之本，此即"培土生金"之法的由来，而补气之品多入肺、脾两经，其理在此。其三，从气血津液运输过程来看，肺居上焦而脾胃居中焦，《内经》云："中焦亦并胃中，出上焦之后，此所受气者，泌糟粕，蒸津液，化其精微，上注于肺脉乃化而为血，以奉生身，莫贵于此，故独得行于经隧，命曰营气。"亦即是说，胃将饮食津液化为精微物质，向上传输于肺脉乃化而为血，故而脾胃的功能直接影响进入肺之血液的质量和数量。又云："饮入于胃，游溢精气，上输于脾，脾气散精，上归于肺，通调水道，下输膀胱，水精四布，五经并行。"水液进入胃以后，先经过脾，后输入肺，脾胃与肺在气血水液运行上为上下级关系，故而，若脾胃的津液运化输布发生障碍，水液不能转化为对人体有用的津液，聚而生痰，痰湿由此产生，便容易顺着这条途径储留于肺，故《医宗必读》曰："脾为生痰之源，肺为贮痰之器。"

患者初次就诊时，门诊查胸腔积液彩超见左侧胸腔积液，内肺组织漂浮，且偶有咳嗽，咳少量白色黏痰，少许声嘶，可知体内津液代谢处于异常状态，废水停滞，聚于胸部而为悬饮，宜功逐水饮以获速效，然症见精神稍倦，有气虚之象，加之纳欠佳、大便稀，可知脾胃之气衰弱，李东垣云："人以胃气为本，胃气一败，百药难施。"故而此时虽然实邪存在，但顾护脾胃亦至关重要，不可一味攻伐重伤其正气；同时，症见胸闷气促，左肋部偶有刺痛，可知有气滞血瘀证的存在，故治疗时应以攻逐水饮为主，兼顾脾胃，同时行气化痰散瘀兼备，方能正中病机。

中药方由葶苈大枣泻肺汤化裁而来，急则治其标，葶苈大枣泻肺汤出自《金匮要略》，为治"支饮不得息"、"肺痈，喘不得卧"以及"肺痈胸满胀，一身面目浮肿，鼻塞清涕出，不闻香臭酸辛，咳逆上气，喘鸣迫塞"而设，方中葶苈《神农本草经》言其具有"治癥瘕积聚，结气，饮食寒热，破坚逐邪，通利水道"之功效。治疗范畴囊括血、气、水、积，符合肿瘤性质特点及基本病机，并同时能够缓解肿瘤引起的胸腔积液，为君药；大枣，《神农本草经》言其"味甘、平，主治心腹邪气，安中，养脾。助十二经，平胃气，通九窍，补少气少津，身中不足，大惊，四肢重，和百药，久服轻身长年"。《名医别录》言："补中益气，强力，除烦闷，治心下悬肠澼澼。"且生枣"羸瘦者，不可食"，可知大枣是补益药中的攻邪逐水药，张仲景治悬饮、痰饮，诸如十枣汤、葶苈大枣泻肺汤、苓桂枣甘汤中皆取枣入方，葶苈大枣泻肺汤用枣十二枚，即取其利水攻邪而顾正气之效。此处用大枣，亦是为顾护脾胃而利水。加减之后，黄芪、党参、白术健脾益气，茯苓、薏苡仁助利下水饮，瓜蒌、苦杏仁、半夏行气宽胸散结化痰治疗胸闷气促咳痰之症，莪术、丹参则共奏行气止痛、消积散结化瘀之效，红豆杉、半枝莲则利水化瘀散结，同时具有解毒抑瘤之效。《伤寒论》云："病皆与方相应者，乃服之。"此方依证而立、依法而立，药随法生，处处不离病机，攻逐水饮、顾护脾胃、行气化痰散瘀之意皆备，故能收效。

在治疗肺癌的全程中，常常虚实并见，在疾病以实为主，但同时兼有脾胃之气衰弱之象时不可一味攻邪，《内经》尚且云"大积大聚，其可犯也，衰其大半而止"，其对于正气的顾护谨慎如此，我辈又岂可徒伤正气，杀敌八百，自损一千，治瘤而不治人。李东垣《脾胃论》有言"人以胃气为本"，《慎斋遗书》中指出："脾胃一伤，四脏皆无生气。"故而补正应从脾胃入手，同时根据患者所表现出来不同部位的症状，予以恰当的行气化痰散瘀抑癌之药。

（任晓琳　李柳宁）

第8节　治疗肺癌并上腔静脉综合征案例

一、案例 1

叶某，男，59岁，2012年11月10日来诊。

主诉　胸痛、气促、咳嗽半个月，加重伴头晕2天。

现病史　患者于2012年10月底无明显诱因开始出现胸痛、气促，活动后加重，间有咳嗽咳痰，痰色白质稠，右眼视物模糊，并自行摸到右颈部有一肿物，无疼痛，大小约2cm×3cm。遂于2012年11月5日至惠阳某医院就诊，查胸部CT示：①高度怀疑左肺上叶前段周围型肺癌并纵隔淋巴结转移，建议进一步检查；②心包少量积液。2012年11月6日行锁骨上淋巴结穿刺，活检病理示：结合病史及免疫组化，符合肺小细胞神经内分泌癌淋巴结转移。2 天前，上述症状有所加重，并出现头晕，于今日至我院就诊。吸烟史 30 余年，每天 2～4 包，饮酒史 20 余年，每天约 1 两。患者入院时症见：神清，精神稍疲倦，面目轻度水肿，头晕无头痛，胸痛，气促，活动后加重，右眼视物模糊，咳嗽，痰色白质稠，偶有血丝痰，无畏寒发热，无腹痛腹胀，无呕吐，纳、眠尚可，二便调。舌质淡边有瘀斑，苔薄白，脉沉细。

辅助检查　2012 年 11 月 5 日惠阳某医院胸部 CT 示：①高度怀疑左肺上叶前段周围型肺癌并纵隔淋巴结转移，建议进一步检查；②心包少量积液。2012 年 11 月 6 日行锁骨上淋巴结穿刺，病理示：结合病史及免疫组化，符合肺小细胞神经内分泌癌淋巴结转移。

中医诊断　肺癌。

中医证型　气虚痰湿瘀阻。

西医诊断　①肺小细胞癌并纵隔颈部淋巴结（T4N3M0 ⅢC 期）；②上腔静脉压迫综合征。

治法　益气升提法。

中药处方　茯苓 30g，桂枝 15g，白术 15g、甘草 10g，葶苈子 20g，木香（后下）10g，砂仁（后下）10g，党参 20g，陈皮 5g，法半夏 15g，三七片 15g，延胡索 15g，黄芪 30g，龙葵 20g，半枝莲 20g，仙鹤草 30g，藕节 15g，紫珠草 15g。

水煎服，日 1 剂，共 15 剂。

确诊后于 2012 年 11 月 19 日行第 1 个疗程全身化疗，具体为：EP 方案（依托泊苷 0.24g，静脉滴注，第 1～3 天+顺铂 130mg 静脉滴注，第 1 天），并为进一步控制肿瘤情况，于 2012 年 12 月 6 日开始行肺内病灶放射治疗，总剂量为50Gy/25F，放疗期间予顺铂单药 40mg 静脉滴注每周增敏。

2013 年 1 月 2 日二诊

症见　患者神清，精神尚可，面色少华，面目水肿较前明显改善，偶有咳嗽，吞咽硬物时有少许胸痛，无呕吐，纳、眠改善，二便调。舌质淡边有瘀斑，苔薄黄，脉滑。

中药处方　茯苓 30g，白术 15g，炙甘草 10g，木香（后下）10g，太子参 20g，陈皮 5g，法半夏 15g，三七片 15g，延胡索 15g，龙葵 20g，半枝莲 20g，仙鹤草30g，白花蛇舌草 30g，川芎 15g，紫苏子 15g，大黄（后下）10g，石见穿 20g，关黄柏 10g，莪术 15g。

水煎服，日 1 剂，共 15 剂。

2013 年 2 月 11 日三诊

症见　患者神清，精神稍疲倦，咳嗽咳痰，痰色白质稠，量少，偶有胸痛，无畏寒发热，无腹痛腹胀，无呕吐，纳、眠尚可，二便调。舌质淡边有瘀斑，苔薄白，脉滑。

辅助检查　肺癌放化疗后复查 CT，对比 2012 年 11 月 5 日外院旧片示：①左肺上叶小结节，病灶体积较前缩小；②右肺上叶、中叶多发纤维索条灶。

中药处方　太子参 30g，白术 15g，黄芪 30g，薏苡仁 30g，白花蛇舌草 30g，石见穿 30g，莪术 15g，甘草 10g，陈皮 5g，法半夏 15g，茯苓 20g，细辛 3g，泽兰 20g，龙葵 20g，补骨脂 15g。

水煎服，日 1 剂，共 15 剂。

于 2013 年 3 月 5 日、4 月 5 日、5 月 6 日、6 月 15 日、7 月 20 日行 5 个疗程 EP 方案化疗。

2013 年 9 月 14 日四诊

症见　患者神清，精神尚可，无恶寒发热，汗出，无头晕头痛，咳嗽咳白痰，量少，不易咳出，右胸部隐痛，偶有心悸胸闷，无气促，右肩部酸痛，无口干口苦，无腹痛腹胀，纳、眠可，小便调，大便调。舌淡暗，苔薄白微腻，脉滑。

中药处方　太子参 30g，白术 15g，黄芪 30g，茯苓 15g，砂仁（后下）10g，陈皮 10g，法半夏 10g，浙贝母 10g，玄参 10g，莪术 10g，桃仁 10g，白花蛇舌草 30g，紫苏子 10g，厚朴 10g，延胡索 10g，炒麦芽 20g，甘草 10g。

水煎服，日 1 剂，共 21 剂。

2014 年 1 月 10 日五诊

症见　患者神清，精神良好，无恶寒发热，汗出明显改善，无头晕头痛，咳嗽咳白痰，量少，右胸部隐痛不明显，无心悸胸闷，无气促，偶有右肩部酸痛，无口干口苦，无腹痛腹胀，纳、眠可，二便调。舌淡暗，苔薄白微腻，脉滑。

中药处方　党参 30g，白术 15g，黄芪 30g，茯苓 15g，砂仁（后下）10g，陈皮 10g，法半夏 10g，玄参 10g，莪术 10g，白花蛇舌草 30g，半枝莲 20g，厚朴 15g，龙葵 15g，甘草 10g。

水煎服，日 1 剂，共 30 剂。

随访至 2019 年 10 月复查 CT 未见肿瘤复发。患者继续维持原方药加减治疗。

按语

《内经》有云"正气存内，邪不可干"，"邪之所凑，其气必虚"。中医学认为，肺为娇脏，位居华盖，易感外邪。肺主气，司呼吸，主宣发肃降，一旦受邪，肺之气阴极易耗伤，故肺癌之成因多为正气虚弱，外加感受毒邪，或痰湿凝聚体内而成。肺居上焦，脾位于中焦，《灵枢·经脉》曰："肺手太阴之脉，起于中焦，下络大肠，还循胃口，上膈属肺。"而脾属足太阴经，从经脉而言，肺与脾同属太阴，密切相关，同气相求。肺癌病位在肺，但子病及母，其与后天之本脾胃关系密切，脾气不足，肺气更虚。故刘嘉湘教授提出"肺脾相关，土旺金健"等理论，总结出在肺癌治疗中当以调理脾胃为主的经验。

在中医脏腑学说中脾胃是核心。《素问·太阴阳明论》言："脾脏者，常着胃土之精也，土者生万物法天地。"从五行分属方位看，东南西北分主于四脏，脾土居中。从春夏秋冬四时看，以肝、心、肺、肾分主，"脾者土也，治中央，常以四时长四脏，各十八天寄治，不得独主于时"。脾主四时，脾土健旺，运化功能强，正气不衰则外邪不侵，脏腑经络安定。

《医宗必读》言："盖脾土主运行，肺金主气化，肾水主五液，凡五液所化之气，悉属于肾；五液所行之气，悉属于肺；转输二脏，以制水生金者，皆属于脾。"朱丹溪《格致余论》谓："是脾具坤静之德，而有乾健之运，故能使心肺之阳降，肾肝之阴升，而成天地交泰，是为无病之人。"充分说明了脾脏在五脏生理中的枢纽作用。这里可以看出培土为扶正大法之关键。由此契合肺病以正气虚弱为主的病机，《石室秘录》曰："治肺之法，正治甚难，当转以治脾，脾气有养，则土自生金。"总之，采用中医培土生金法治疗肺癌放化疗的毒副作用以期减毒增效，提高患者对化疗的耐受性，调整机体免疫功能，使肺癌患者有望改善生存质量。

肺癌是临床上最常见的恶性肿瘤，发病率和死亡率有逐年升高的趋势，早期发现可采取手术治疗，但其起病隐匿，早期缺乏明显症状，多半患者发现时已处于晚期阶段，晚期肺癌治疗中，放化疗是除手术外治疗小细胞肺癌（SCLC）的重要手段。一方面，放化疗所产生的毒副作用极大地限制了它在临床上的应用，成为放化疗过程中药物剂量减量甚至中断治疗的常见原因。其中放化疗极易损伤人体脾胃之气，治疗期间患者经常出现纳差、恶心、呕吐、大便不调等症状，饮食状况不佳使机体得不到水谷精微的充养；而另一方面，放化疗会损伤人体骨髓造血功能，造成人体疲倦乏力、面色萎黄等贫血症状。

本病案在治疗中，遵循李东垣"脾胃为元气之本"的思想，总体治疗过程中以香砂四君子汤为底，时时顾护人体脾胃之气，从而达到培土生金的作用，正如《医学正传》言："盖水谷入胃，其浊者为渣滓……其清者，倏焉而化为气，依脾气而上升于肺，其至清而至精者，由肺而灌溉乎四体，而为汗液津唾，助血脉，益气力，而为生生不息之运也。"使得肺病得解，而放疗期间引起的相关副作用，给予木香、砂仁等健脾行气之品，改善放化疗的胃肠道症状，使得体质改善，加快身体康复。

补脾益气是主要治疗方法，同时应兼顾脾肾同治，加强补肾，使得骨髓精血之海得以充盈，正如《景岳全书》曰："命门为精血之海，脾胃为水谷之海，均为五脏六腑之本。"肾为先天之本、脾为后天之本，血源于先天，亦需后天水谷精微化生，故放化疗引起的骨髓抑制，常需同补脾肾，本案中后期常加用补骨脂等补肾填精之品。

（刘　柏　李柳宁）

二、案例2

邓某，男，55岁，2015年4月2日来诊。

主诉 发现肺癌6个月余，头面、双上肢水肿5个月余。

现病史 患者2014年10月体检胸片发现肺部阴影，于10月14日进一步查胸部CT示右肺门肿块（3cm×4cm），考虑中央型肺癌伴阻塞性肺炎，周围侵犯，右上肺大片实变。患者拒绝行进一步检查明确分期及病理，门诊间断中医药治疗。至2014年10月25日出现头面伴双上肢水肿，咳嗽咳痰伴活动后少许胸闷气促，无恶寒、发热，无恶心、呕吐，无头晕、头痛等不适，查胸部CT示右肺门肿物较前明显增大（5cm×6cm），侵犯上腔静脉。进一步查彩超、脑部MR、骨扫描未见明显转移征象。2014年10月30日患者行纤维支气管镜活检病理示低分化腺癌，基因分型EGFR21外显子（+），ALK、ROS1（−）。于2014年11月1日行厄洛替尼（0.15g，口服，每日1次）靶向治疗，头面伴双上肢水肿逐渐消退。现仍咳嗽少痰、呼吸稍困难，经治疗后症状无改善。患者来诊，面目及双上肢少许水肿，口干不欲饮，稍气促，纳差，眠可，小便调，大便干。舌暗，苔白，脉沉。

辅助检查 2014年10月14日查胸部CT平扫+增强示（考虑）中央型肺癌伴阻塞性肺炎，周围侵犯，右上肺大片实变。2014年10月25日查胸部CT平扫+增强，与2014年10月14日CT片相对比：右肺门肿物较前明显增大，侵犯上腔静脉，阻塞性肺炎，周围侵犯，右上肺大片实变同前。腹部及泌尿系彩超示考虑轻度脂肪肝声像，肝多发囊肿声像，胆囊、脾脏、胰腺未见明显异常，双肾、膀胱未见明显异常。全身骨扫描未见明显骨转移征象。脑部MRI平扫+增强示多发性腔隙性脑梗死，未见明显脑转移征象。2014年10月30日行纤维支气管镜活检病理示（肺组织）符合肺低分化腺癌。免疫组化结果：Napsin-A（−），TTF-1（−），SPA（少数+），P63（−），CK7（+），Syndrome（−），CgA（−）。基因分型EGFR21外显子阳性，EGFR18、19、20外显子阴性。ALK基因融合和ROS1基因融合结果为阴性。

中医诊断 肺癌。

中医证型 气虚痰湿瘀阻。

西医诊断 ①肺腺癌（cT4N1M0 ⅢA期，EGFR21外显子阳性）；②上腔静脉综合征。

治法 益火补土。

中药处方 党参20g，干姜10g，黄芪30g，白术20g，茯苓20g，熟附子（先煎）10g，炙甘草10g，淫羊藿15g，红景天2包，补骨脂15g，续断15g，大黄（后下）10g，郁金15g，全蝎10g，蜈蚣2条，半枝莲20g。

水煎2次服，日1剂，共21剂。

患者已于2014年11月1日始服用厄洛替尼靶向治疗，现继续服用。

2015年4月25日二诊

症见 神清，精神稍乏力，水肿基本消退，咳嗽、气促等症状减轻，稍口干，纳一般，大便通畅，进食好转。舌暗，苔白，脉沉。

中药处方 党参 20g，干姜 10g，黄芪 30g，白术 20g，茯苓 20g，熟附子（先煎）10g，炙甘草 10g，淫羊藿 15g，红景天 2 包，补骨脂 15g，续断 15g，郁金 15g，全蝎 10g，蜈蚣 2 条，半枝莲 20g。

水煎 2 次服，日 1 剂，共 21 剂。

中药处方去大黄，余药物维持同前。再服 21 剂，患者各症状减轻，纳、眠可，二便调。2015 年 6 月 12 日在门诊复查胸部 CT 示右肺门肿物较前明显缩小（3cm×3cm）。之后患者每 3 周复诊一次，中药在上方的基础上辨证加减，同时持续服用厄洛替尼靶向治疗。患者在门诊中医药加厄洛替尼分子靶向治疗至今，一般情况良好，生活自理，获得较好的生活质量。

按语

本医案患者因肺癌晚期合并上腔静脉综合征，经靶向治疗后，上腔静脉综合征有所改善，但仍咳嗽咳痰、气促、头面及双上肢少许水肿，来诊时咳嗽伴水肿，均因肾阳亏虚，火不暖土，脾运失常，水液内停，化为痰湿，上干于肺，肺失宣肃，发为咳嗽咳痰、水肿。

本案例患者有饮邪，主要为禀赋不足，脾胃阳虚，运化无力，水液骤停，出现饮邪；六淫邪气，浸淫经络，侵袭脏腑，导致肺失宣降，脾失健运，肾失温煦，致使水液代谢失常，出现饮邪。《素问·经脉别论》关于水液代谢有这样的描述，"饮入于胃，游溢精气，上输于脾，脾气散精，上归于肺，通调水道，下输膀胱，水精四布，五经并行……"说明人体水液代谢涉及脾、胃、肺、膀胱、肾等多个脏腑的功能运化，但是以中焦脾胃为轴，进而进行水液代谢的。此患者中土不足是毋庸置疑的，但他还存在肾阳不足的情况。《丹溪心法》记载，"水则肾主之，谷则脾主之，惟肾虚不能行水，惟脾虚不能制水，胃与脾合气，胃为水谷之海，又因虚而不能传化焉，故肾水泛滥，反得以浸渍脾土，于是三焦停滞，经络壅塞，水渗于皮肤，注于肌肉而发肿矣。"痰饮病主要责之于脾，水气病主要责之于肺肾，而本医案肺、脾、肾三脏俱病。《丹溪心法·水肿》："水肿因脾虚不能制水，水渍妄行，当以参术补脾，使脾气得实，则自健运，自能升降，运动其枢机，则水自行。"故治法中融合仲景"温药和之"的思想。

本案例以附子理中汤为主进行治疗，附子理中汤出自《三因极一病证方论》，组成：人参、白术、干姜、附子、炙甘草。对于附子理中汤，喻嘉言论之最详，此方亦遵从脏腑相生关系用药，温补肾阳，以助脾用，"釜底有火，乃得腐熟水谷"，即补肾功以达脾用。理中汤温补脾胃之阳，加附子温补脾肾之阳，故附子理中汤为先后天并补之剂。郑钦安《医理真传》中云"非附子不能挽救欲绝之真阳，非姜术不能培中宫之土气"，人参微寒有刚柔相济之意，甘草调和上下最能缓中，五味药配合得当，治疗中下焦虚寒、火不生土诸证。

益火补土法是根据五行生克关系所确立的一种治疗法则，属"间接补法"之一。益火补土理论的形成，除遵循五行规律外，与古人取象比类的思维方式亦相关。"烧荒肥田"的原始耕作方式及火山喷发后肥沃土壤的产生，即为"火生土"的鲜明案例。历代诸家多名"命门火"，更有名"相火"者。其中以肾阳脾阳关系阐发益火补土论为主。此说伴"一火两名"现象而兴，始自唐，基于宋，以《济生方》所用方剂"补真丸"为早期代表方剂；明清命门学说"五脏之阳非此不能发"之说推动了该学说的发展。益火补土中的"土"，意指中焦脾胃之阳，补土即意指恢复脾胃正常的生理功能。清代汪绂《医林纂要》中亦有"命门元火，夹而中处，如灶恒燃，如薪传炷……是故饮食减少，脾不运化，实当责之命火衰微之故"的论述。《中医学基础理论》《中医基础理论》《伤寒论讲义》等教材亦从肾阳脾阳关系对益火补土论进行阐释。

本例病案肺癌晚期合并上腔静脉综合征，属肺癌晚期急危重证，中医药配合厄洛替尼靶向治疗以达改善症状，延长生存期的目的。

（何春霞　李柳宁）

第9节　治疗肺癌晚期应用靶向药物后案例

一、案例1

黄某，女，41岁，2013年12月11日来诊。

主诉　咳嗽、骨痛2个月余。

现病史　患者于2013年10月出现咳嗽伴全身骨痛，以右侧肩胛部、腰部、左侧股骨疼痛为主，伴少许咳嗽，无咳痰，于2013年11月至某大学附属医院完善CT检查：①右肺下叶基底段周围型肺癌，阻塞性肺炎，并双肺多发转移，纵隔及右肺门淋巴结转移，T6椎体转移。②肝脏多发结节，考虑转移瘤。③左额叶强化结节，考虑转移可能，必要时进一步行MRI检查；后12月至另某大学附属肿瘤医院完善全身骨ECT：考虑全身广泛性骨转移。12月4日行颈部淋巴结穿刺活检术，术后活检病理：淋巴与纤维组织中见分化差的癌转移，建议必要时行免疫组化协助诊断。明确诊断后，患者为行进一步系统治疗，由门诊收入我科。患者入院症见：神清，精神稍倦，全身骨痛，以右侧肩胛部、腰部、左侧股骨疼痛为主，咳嗽不明显，无咳痰，无气促心悸，无畏寒发热，无腹痛腹胀，无呕吐，纳、眠欠佳，二便调。舌淡暗，苔微白腻，脉细滑。

辅助检查　2013年12月外院病理补充报告（右上锁骨淋巴结）镜检为分化差的癌，结合免疫组化结果，病变符合低分化腺癌，提示来源于肺，请结合临床综合分析。EGFR基因检测示EGFR21外显子突变，EGFR外显子18、19、20无突变。

中医诊断　肺癌。

中医证型　气虚痰瘀阻络。

西医诊断　肺腺癌并双肺、脑、肝、骨、颈部淋巴结多发转移（T4N3M1c ⅣB期，EGFR21 外显子突变）。

治法　益气扶正，活血抑瘤。

中药处方　太子参 30g，白术 15g，黄芪 30g，薏苡仁 30g，白花蛇舌草 20g，半枝莲 20g，石见穿 15g，龙葵 15g，甘草 10g，陈皮 5g，延胡索 15g，桃仁 12g，补骨脂 15g，骨碎补 15g，大黄（后下）10g。

水煎服，日 1 剂，共 30 剂。

患者于 2013 年 12 月 22 日开始口服靶向药物厄洛替尼，每次 250mg，每日 1 次。

2014 年 1 月 12 日二诊

症见　患者神清，精神稍倦，暂无明显疼痛，咳嗽不明显，无咳痰，面部及背部多发皮疹，无气促心悸，无畏寒发热，无腹痛腹胀，无呕吐，纳、眠欠佳，二便调。舌淡暗，苔微白腻，脉细滑。2014 年 1 月 10 日复查胸部 CT：①结合病史，右下肺结节影，考虑周围型肺癌并炎症，右肺转移；胸骨、多个胸椎、左侧锁骨多发骨转移瘤。②双侧锁骨上多发小淋巴结影，病灶较前有所缩小。

中药处方　党参 30g，白术 15g，黄芪 30g，陈皮 5g，白花蛇舌草 30g，半枝莲 30g，预知子 15g，石见穿 15g，莪术 15g，甘草 10g，炒稻芽 30g，炒麦芽 30g，砂仁（后下）10g，女贞子 15g，旱莲草 15g，补骨脂 15g，菟丝子 15g。

水煎服，日 1 剂，共 30 剂。

配合金银花 30g，野菊花 30g，飞扬草 30g。

水煎外洗，日 1 剂，共 30 剂。

2014 年 9 月 11 日三诊

症见　患者神清，精神稍倦，面部及背部仍有少许皮疹，无明显疼痛，无畏寒发热，无咳嗽咳痰，无气促心悸，无恶心呕吐，无腹痛腹胀，无腰酸腰痛，纳、眠可，二便调。舌淡暗，苔薄白，脉弦细。2014 年 3 月、5 月、9 月复查 CT 提示肺内病灶逐渐缩小。

中药处方　党参 30g，白术 15g，黄芪 30g，陈皮 5g，白花蛇舌草 30g，半枝莲 30g，预知子 15g，石见穿 15g，莪术 15g，甘草 10g，炒稻芽 30g，炒麦芽 30g，砂仁（后下）10g，补骨脂 15g，菟丝子 15g，黄柏 10g。

水煎服，日 1 剂，共 30 剂。

继续维持分子靶向药物治疗配合中医药治疗。

按语

肺癌发病由外因（六淫）、内因（情志所伤、饮食劳倦等）致正气虚损，脏腑功能失调，邪毒侵肺，肺气膹郁，津液失于输布，聚津成痰，痰凝气滞，痰瘀毒结于肺脏，日久形成肺积。正虚在发病中尤为重要，特别与脾、肾两脏相关，正如《景岳全书·积聚》曰："脾肾不足及虚弱失调之人，多有积聚之病。"除本虚之外，肺癌又是一个全身属虚、局部属实的疾病，实以气滞、血瘀、痰凝、毒聚为主；而疾病进一步发展，则痰毒邪气可流窜至骨、脑髓、各脏腑等处；后期并发虚劳等病，正如《诸病源候论·虚劳咳嗽候》言："虚劳而咳嗽者，脏腑气衰，邪伤于肺故也。久不已，令人胸背微痛，或惊悸烦满，或喘息上气，或咳逆唾血，此皆脏腑之咳也，然肺主于气，气之所行，通荣脏腑，故咳嗽俱入肺也。"而虚劳又会造成病理产物难以排出，水谷精微摄入不足，使疾病进一步加重。尤其在肿瘤后期，气血津液亏耗，痰瘀互结，造成虚实夹杂，病情难愈。

在晚期肿瘤治疗上，尤其注重顾护人体正气，其中尤其注重脾胃之气的调理。脾土乃人体气机升降出入之枢纽，脾升胃降，脾运胃纳，使得五脏安和，行使其生理功能。《穷通宝鉴·论土》言："五行之土，散在四维，故金木水火，依而成象，是四时皆有用有忌也。"《素问·经脉别论》言："食气入胃，散精于肝，淫气于筋；食气入胃，浊气归心，淫精于脉；脉气流经，经气归于肺；肺朝百脉，输精于皮毛；毛脉合精，行气于腑；腑精神明，留于四脏……"《脾胃论·脾胃虚则九窍不通论》中曰："脾受胃禀，乃能熏蒸腐熟五谷者也。"说明生理情况下，脾胃受纳运化功能正常可腐熟五谷，化生气血，荣养清窍四肢腠理等。故本案例在遣方用药中，无时无刻不在顾护脾土中焦之气，使得脾土正常运行，清气得升，浊气得降，五脏安和，其中补气健脾之白术，黄芪、党参、炙甘草之补中益气，配合陈皮之理气醒脾，皆使得脾之升清降浊功能得以正常运行。

此患者为肺癌 EGFR 基因突变的患者，近年来分子靶向药物的出现为晚期肺癌患者带来新选择。本病例为肺腺癌晚期合并广泛转移；经完善病理检查后，其EGFR 基因检测阳性，故在治疗选择上给予分子靶向药物治疗，在服药期间，患者出现面部多发皮疹。其皮疹在中医辨证而言，类属肺风粉刺，《素问·生气通天论》："劳汗当风，寒薄为皶"。王冰注："皶刺长于皮中，形如米，或如针，久者上黑，长一分，余色白黄而瘦于玄府中，俗称粉刺。"中医学认为，其病因多为脾胃积热，或血热躁动，熏蒸颜面所致。在肿瘤疾病中，其产生痤疮不单单只是湿热、血燥等原因所致，其根本原因仍来自自身体虚服用药物后药毒产生的阴火，内因为主，外因为辅。李东垣认为"内伤脾胃，百病由生"，"阴火"的产生亦不例外，"阴火"即是指在脾胃内伤虚损的基础上所产生的一种火热邪气。《脾胃论·饮食劳倦所伤始为热中论》中曰："若饮食失节，寒温不适，则脾胃乃伤。喜、怒、忧、恐，损耗元气。既脾胃气衰，元气不足，而心火独盛，心火者阴火也。"而除心火可为阴火外，脾胃受纳运化功能正常可腐熟五谷，化生气血，主升清降浊。若清阳不升，则"谷气闭塞而下流"，"胃气既病则下溜，《经》云湿从下受之"。说明病理情况下，脾胃内伤，水谷不能被受纳运化则下流于肝肾，下流的湿浊也能化生"阴火"，即下流的湿浊受相火的作用而蕴蒸为湿热，这里的湿热就是"阴火"。

故此案例在用药方面，除调益脾土用药外，配伍黄柏等药物，起到攻补兼施的作用，方药中黄柏苦寒沉降，清热燥湿，归肾、膀胱经，泻"阴火"，甘草调和上下，又能伏火，真火伏藏，黄柏之苦合甘草之甘，苦甘能化阴，砂仁之辛合甘草之甘，辛甘能化阳，阴阳化合，交会中宫，则水火既济，心肾相交。而且以理气醒脾之砂仁有运脾燥湿之功，使湿化脾升，阴火不致上冲，皮疹得愈。

（刘　柏　李柳宁）

二、案例 2

肖某，男，73 岁，2017 年 7 月 7 日来诊。

主诉　肺癌靶向治疗近 3 年，发热、口腔溃疡 3 天。

现病史　患者 2014 年 7 月体检时胸片发现右肺占位病变，胸部 CT 提示右肺上叶前段纵隔旁肿物，考虑肺癌可能性大，并右肺门、纵隔内淋巴结转移，左肺上叶前段、下叶背段小结节，不排除转移。进一步行全身 PET/CT 示：右肺上叶尖段、前段交界处高代谢肿块，考虑右上肺周围型肺癌，右肺门及纵隔淋巴结（4R、4L、2R 区）转移，左侧中腹部（降结肠前）局部小肠管壁结节样高代谢灶，考虑转移癌；肠系膜根部淋巴结轻度增大且代谢增高，考虑淋巴结转移；左侧额叶高代谢结节，考虑脑转移。我科行肺肿物穿刺活检病理提示腺鳞癌，基因检测提示 EGFR19 外显子缺失突变。遂于 2014 年 8 月 15 日开始口服厄洛替尼靶向治疗，2017 年 5 月复查胸部 CT 提示病灶较前稍增大，继续口服厄洛替尼靶向治疗。3 天前出现发热，体温 38.2℃，无恶寒，口腔溃疡，颜面散在红疹，肢体乏力，故来诊。症见：精神疲倦，肢体乏力，颜面散在红疹，少许瘙痒，口腔溃疡，口干，无口苦，纳一般，眠可，大便稀烂，小便可。舌暗红，苔薄白，脉弦。

辅助检查　2014 年 7 月 10 日胸片示右肺占位病变。2014 年 7 月 11 日胸部 CT 示右肺上叶前段纵隔旁肿物，考虑肺癌可能性大，并右肺门、纵隔内淋巴结转移，左肺上叶前段、下叶背段小结节，不排除转移。2014 年 7 月 15 日行全身 PET/CT 示：右肺上叶尖段、前段交界处高代谢肿块，考虑右上肺周围型肺癌，右肺门及纵隔淋巴结（4R、4L、2R 区）转移，左侧中腹部（降结肠前）局部小肠管壁结节样高代谢灶，考虑转移癌；肠系膜根部淋巴结轻度增大且代谢增高，考虑淋巴结转移；左侧额叶高代谢结节，考虑脑转移。我科行肺肿物穿刺活检病理提示腺鳞癌，基因检测提示 EGFR19 外显子缺失突变。

中医诊断　肺癌。

中医证型　脾胃虚弱，虚火上炎。

西医诊断　肺腺鳞癌并脑、小肠、肠系膜淋巴结多发转移（cT3N2M1c ⅣB 期）。

治法　补土伏火，甘温除热。

中药处方　党参 20g，黄芪 20g，白术 15g，陈皮 5g，升麻 10g，柴胡 10g，女贞子 15g，白花蛇舌草 15g，半枝莲 15g，黄柏 10g，砂仁（后下）10g，炙甘草 10g。

水煎分 2 次服用，日 1 剂，共 7 剂。

2017 年 7 月 13 日二诊

症见 精神好转，已无发热，口腔溃疡减轻，颜面红疹仍较明显，但瘙痒减轻，口干，纳、眠一般，大便成形，小便调。舌暗红，苔少，脉弦细。

中药处方 太子参 20g，黄芪 20g，白术 15g，沙参 15g，麦冬 10g，百合 10g，女贞子 15g，白花蛇舌草 15g，半枝莲 15g，莪术 15g，黄柏 10g，麦芽 30g，炙甘草 10g。

水煎分 2 次服用，日 1 剂，共 14 剂。

配合金银花 30g，野菊花 30g，飞扬草 30g。

水煎外洗，日 1 剂，每日洗两次。

2017 年 7 月 27 日三诊

症见 精神可，无发热，口腔溃疡基本消失，颜面红疹颜色较前转淡，瘙痒好转，口干减轻，纳、眠尚可，大便烂，每日 2～3 次，小便调。舌暗红，苔少，脉弦细。

中药处方 太子参 20g，黄芪 20g，白术 15g，沙参 15g，麦冬 10g，五味子 10g，女贞子 15g，白花蛇舌草 15g，半枝莲 15g，莪术 15g，麦芽 30g，补骨脂 15g，炙甘草 10g。

水煎分 2 次服用，日 1 剂，共 21 剂。

按语

本医案患者肺癌晚期行靶向治疗，红疹考虑为靶向药物副作用之一。中医学认为，肺癌靶向治疗药物治疗后出现的皮疹、黏膜炎属于药毒、药毒疹等病范畴，其发生是由于患者先天禀赋不耐靶向药物之毒，遭受药毒内侵，导致湿、热、毒郁滞于皮肤黏膜腠理。患者初来诊时疲倦乏力为肺脾气虚、运化失职、不能濡养躯体四肢之象；低热乃中气虚，阴火内生所致；口腔溃疡为胃气虚弱，阴火内生，虚阳上越所致；大便稀烂，纳一般为脾气亏虚，运化失常之征。上述诸症均由脾胃虚弱，不能敛火，火不能守其常位，浮越而上所致。其病机为脾胃虚弱、虚火上炎，属于本虚标实，故现以标本兼治为则，宜以补中益气、健运脾胃、甘温除热为治法。

李东垣《脾胃论·饮食劳倦所伤始为热中论》中"脾胃气衰，元气不足，而心火独盛"的论述及其"甘温除热"理论，为"补土伏火"治法提供了理论依据，《内外伤辨惑论》曰"脾胃气虚不能升浮，为阴火伤其生发之气"。而明清时代医家在李东垣"阴火"论的基础上，对"补土伏火"进行丰富，如《金匮翼·口疮》曰"脾胃虚衰之火，被迫上炎，作为口疮"。对于这一理论论述最详者，当属清代名医郑钦安，其著作《医理真传·五行说》曰"五行之要在中土，火无土不潜藏"、"脾土太弱，不能伏火，火不潜藏，真阳之气外越"。《圣济总录》对虚火口疮也做了探讨："又有胃气弱，谷气少，虚阳上发而为口疮者。"《丹溪心法》曰"口疮服凉药不愈者，因中焦土虚"。这些论述为虚火口疮从脾论治提供了理论支持。

补土伏火，是根据五行中土与火的关系及其所配属脏腑病理状态的特点确立的治法，是指针对脾胃虚衰之火上越的病机特点，确立的以补益脾胃、收敛浮越之火的治疗法则，李东垣《脾胃论》中指出，对于中土脾虚导致的"阴火"，唯以甘温保元之剂，以补为泻，以升为降，才可使阴火自降而复其位，即"土厚火自敛"。

"甘温除热"与"补土伏火"关系密切，二者俱以补土为法，从治则治法的角度，可以将甘温除热法看作补土伏火理论的实际应用，甘温除热理论起源于《内经》，《伤寒论》中桂枝汤、小建中汤等著名方剂均是该理论的经典实践。补土派代表李东垣《脾胃论》完善了"甘温除热"理论。其通过运用甘温方药，治疗脾胃阳虚，中气下陷，元阳不振导致的水火升降失司，阴阳气血亏虚，临床表现为发热。补中益气汤为代表方，味甘入脾，随脾所喜，则为补，补中气，实脾胃，补土伏火。封髓丹亦是补土伏火的代表性方剂，出自《医理真传》，该方实中土以伏藏真火，是方交心肾，和阴阳，补中宫，伏虚火。

本医案患者久病脾胃虚弱，虚阳上浮而生诸症，但因中气不足，正气亏虚，此时不可妄用苦寒药物，以免耗伤人体的阳气。处以补中益气汤补脾胃中气，以制上越之虚阳，合封髓丹以实土伏火、引火归原，全方温补脾胃，脾胃得以振作，补泻相兼，中焦枢纽得运，则虚火自可下潜。故初诊服药后热退、皮疹减轻。二诊时，因靶向药物之药毒内侵，助虚火上犯、灼伤肺胃阴津，故见口干、舌红苔少等阴虚之象，故去陈皮、升麻、柴胡、砂仁等温燥升清之品，改党参为太子参，加沙参、麦冬、百合以益气养肺阴、清虚热。配合清热解毒之金银花、野菊花、飞杨草水煎外洗，内外并用，既避免了久服苦寒清热之品损伤正气之嫌，又增加了皮疹局部清热解毒之疗效，内服外用两法互补长短。三诊时，患者因药毒所伤及养阴之品滑肠所致，出现大便烂，故去百合、黄柏，加补骨脂、五味子以阴中求阳、阳中求阴，阴阳并顾，且可以收敛固涩以减少腹泻的发生。该患者经中西医结合治疗后，后期皮疹逐渐消失，定期复查肿瘤情况逐渐缩小，生活质量明显提高，目前仍存活。

（洪宏喜　李柳宁）

三、案例3

简某，男，59岁，2018年11月6日来诊。

主诉　四肢关节肌肉酸痛8个月余，肺癌靶向治疗7个月余。

现病史　患者2018年2月下旬出现四肢关节酸痛，伴肌肉酸痛，咳嗽，咳少量黄痰，我院查胸部CT提示双肺上叶多发结节，不排除恶变，纵隔多发淋巴结肿大。全身 PET/CT 示左肺上叶尖后段结节，代谢异常增高，考虑周围型肺癌，并纵隔（2L、5、6 区）及左侧锁骨上多发淋巴结转移。左锁骨上淋巴结活检病理示淋巴结转移性腺癌，考虑来源于肺。基因检测示 EGFR19 外显子缺失突变。2018 年 3 月 30 日开始口服厄洛替尼靶向治疗。但四肢关节及肌肉酸痛症状仍存在，每 12 小时口服盐酸羟考酮缓释片 10mg 镇痛。患者来诊时症见：精神疲倦，四肢关节酸痛，肌肉乏力，无咳嗽，偶咳少量白黏痰，纳、眠一般，二便调。舌淡暗，苔薄白，脉弦。

辅助检查 2018 年 2 月下旬我院胸部 CT 提示双肺上叶多发结节，不排除恶变，纵隔多发淋巴结肿大。全身 PET/CT 示左肺上叶尖后段结节，代谢异常增高，考虑周围型肺癌，并纵隔（2L、5、6 区）及左侧锁骨上多发淋巴结转移。左锁骨上淋巴结活检病理示淋巴结转移性腺癌，考虑来源于肺。基因检测示 EGFR19 外显子缺失突变。

中医诊断 肺癌，痹证。

中医证型 气虚痰瘀阻络。

西医诊断 肺腺癌并锁骨上淋巴结转移、双肺转移（cT1bN3M1a ⅣA 期，EGFR19 外显子缺失突变阳性）。

治法 益气化痰通络。

中药处方 党参 20g，白术 15g，茯苓 15g，炙甘草 5g，法半夏 15g，陈皮 5g，砂仁（后下）10g，补骨脂 15g，桂枝 10g，鸡血藤 20g，莪术 15g，白花蛇舌草 30g，全蝎 10g，蜈蚣 2 条。

水煎 2 次服，日 1 剂，共 14 剂。

2018 年 11 月 20 日二诊

症见 精神好转、咳痰及关节肌肉酸痛症状减轻，进食好转。

中药处方 党参 20g，白术 15g，茯苓 15g，炙甘草 5g，法半夏 15g，陈皮 5g，砂仁（后下）10，补骨脂 15g，桂枝 10g，鸡血藤 20g，莪术 15g，白花蛇舌草 30g，全蝎 10g，蜈蚣 2 条，独活 15g，盐牛膝 15g。

水煎 2 次服，日 1 剂，共 14 剂。

2018 年 12 月 4 日三诊

刻下症：精神可，咳嗽咳痰已不明显，关节肌肉酸痛症状减轻，口干，纳、眠可。舌暗红，苔薄白，脉弦。患者已停用盐酸羟考酮缓释片，降阶梯改为塞来昔布胶囊 0.2g，每日 1 次，口服止痛。

中药处方 党参 20g，白术 15g，茯苓 15g，炙甘草 5g，女贞子 15g，延胡索 20g，砂仁（后下）10g，补骨脂 15g，桂枝 10g，鸡血藤 20g，三七片 10g，白花蛇舌草 30g，全蝎 10g，蜈蚣 2 条，独活 15g，盐牛膝 15g。

水煎 2 次服，日 1 剂，再服 28 剂。

服药后患者各症状逐渐减轻，塞来昔布胶囊亦已停药。目前门诊定期随诊，病情稳定，生活质量良好。

按语

本医案患者晚期肺癌合并肺性骨关节病，其四肢关节肌肉酸痛、精神疲倦、纳食一般，乃因患者脾胃之气虚弱、纳运失常，使气血精津液无以化生和输布，痰湿停聚于体内，久则加瘀而成痰瘀，阻滞脉络，导致四肢骨骼关节失去濡养，而出现上述症状。其病机为脾气亏虚、痰瘀阻络，属于本虚标实之证。

本医案患者四肢关节肌肉酸痛症状，属于中医学"痹证"范畴。《素问·痹论》言："肌痹不已，复感于邪，内舍于脾。"《脾胃论·脾胃胜衰论》云："脾胃俱旺，则能食而肥；脾胃俱虚，则不能食而瘦。"脾主肌肉，阳明主肉，脾胃虚弱则肌肉难以得到本脏充养，可导致形态瘦削。而《素问·经脉别论》中亦言"食气入胃，散精于肝，淫气于筋"。若脾胃虚弱，运化失司，则血生乏源，肝无所藏，筋无所养，故筋不能主束骨而利关节，从而出现了关节或拘急不能伸，或缓而不能收，或筋不束骨而易伤，筋骨伤而出现骨关节变形等病变。

李杲云："若胃气一虚，无所禀受，则四脏经络皆病。况脾全借胃土平和，则有所受而生荣，周身四脏皆旺，十二神守职，皮毛固密，筋骨柔和，九窍通利，外邪不能侮也。"《素问·太阴阳明论》曰："今脾病不能为胃行其津液，四肢不得禀水谷气，气日以衰，脉道不利，筋骨肌肉皆无气以生，故不用焉。"经曰："盖脾主肉，邪有余则湿自受而成痹，本气不行也。脾虚运化无力以生湿，又常易招致湿邪入侵，内外湿合，聚于肌肉、关节肿胀而沉重。"脾胃虚弱，则运化失司，水谷精微无以散发则水湿停聚，湿化不及则聚于关节、肌肉。综上所述，脾胃虚弱在痹证发生发展过程中起着关键的作用。脾胃亏虚为病因之本，风、痰、瘀、寒、湿邪闭阻关节是痹证发生的外因。

本医案治疗上，以四君子汤益气健脾补中，砂仁行气运脾，陈皮、法半夏化痰燥湿，配合桂枝、鸡血藤养血活血、温经通络，配合全蝎、蜈蚣搜风剔骨、祛湿逐痹，辨病加入莪术、白花蛇舌草抗癌抑瘤。整方补中益气，化痰通络、兼抗癌抑瘤，故能顾护脾胃之气、顿挫病邪之长，改善临床症状，二诊时加独活、盐牛膝以补益肝肾、活血通脉，经治疗后已降阶梯使用镇痛药，三诊时改莪术为三七以加强祛瘀活血之效，加女贞子兼养肾阴，经中医药综合调理，最终逐渐停用镇痛药物，明显改善了患者的生存质量。

（洪宏喜　李柳宁）

四、案例4

陆某，男，75岁，2018年9月28日来诊。

主诉　肺癌术后近1个月。

现病史　2018年9月3日于广州某医院行右上肺癌切除术，术后病理提示腺癌，EGFR19外显子突变型，pT2N1M0ⅡB期。术后拒绝行放化疗，2018年9月

25 日给予厄洛替尼（0.15g，口服，每日 1 次）靶向治疗。全身骨 ECT 示未见明显转移征象。患者来诊，口唇及舌边起疮，疼痛难忍，进食困难，口干，情绪烦躁，纳差，便溏，舌质淡胖，苔黄白，脉滑细。

辅助检查　2018 年 9 月 3 日于广州某医院行右上肺癌切除术，术后病理提示：（右上肺肿物）腺癌，低分化。免疫组化结果：Napsin-A（部分+），TTF-1（+），SPA（部分+），P63（-），CK7（+），Syndrome（-），CgA（-），Ki67（20%+）。病理学分期：pT2N1。基因分型：EGFR19 外显子阳性，EGFR18、20、21 外显子阴性。ALK 基因融合和 ROS1 基因融合结果为阴性。腹部及泌尿系彩超示：考虑脂肪肝声像；胆囊、脾脏、胰腺未见明显异常；双肾、膀胱未见明显异常。全身骨扫描示：未见明显骨转移征象。脑部 MRI 平扫+增强示：未见明显脑转移征象。

中医诊断　肺癌。

中医证型　脾虚湿热。

西医诊断　①肺腺癌术后（pT2N1M0 ⅡB 期，EGFR19 外显子突变阳性）；②药物相关性口腔溃疡。

治法　益火补土。

中药处方　黄柏 10g，砂仁（后下）10g，甘草 10g，炒白术 15g，茯苓 15g，肉豆蔻 15g，陈皮 10g，半夏 15g，枳壳 10g，苍术 10g，茵陈 15g，竹茹 10g，莲子心 10g，白及 10g，郁金 15g，全蝎 10g，蜈蚣 2 条，半枝莲 20g。

水煎 2 次服，日 1 剂，共 14 剂。

患者 2018 年 9 月 25 日已经服用厄洛替尼靶向治疗，现继续服用。

2018 年 10 月 8 日二诊

症见　疼痛消失，口疮渐敛，仍有口渴，纳稍差（较之前有所改善），大便正常。舌质淡胖，苔白，脉细。

中药处方　黄柏 10g，砂仁（后下）10g，甘草 10g，炒白术 15g，茯苓 15g肉豆蔻 15g，陈皮 10g，半夏 15g，枳壳 10g，苍术 10g，茵陈 15g，竹茹 10g，莲子心 10g，白及 10g，郁金 15g，全蝎 10g，蜈蚣 2 条，半枝莲 20g，玉竹 10g，白芍 10g。

水煎 2 次服，日 1 剂，共 14 剂。

中药处方加玉竹 10g，白芍 10g，余药物维持同前，同时持续服用厄洛替尼靶向治疗。

2018 年 10 月 23 日三诊

症见　稍口渴，余未诉特殊不适，纳基本正常，大、小便调。舌质淡胖，苔白，脉细。

中药处方　黄柏 10g，砂仁（后下）10g，甘草 10g，炒白术 15g，茯苓 15g，肉豆蔻 15g，陈皮 10g，半夏 15g，枳壳 10g，竹茹 10g，郁金 15g，全蝎 10g，蜈蚣 2 条，半枝莲 20g，玉竹 10g，白芍 10g。

水煎 2 次服，日 1 剂，共 14 剂。

中药处方去苍术、白及、莲子心、茵陈，余药物维持同前，同时持续服用厄洛替尼靶向治疗。患者每 2 周复诊一次，中药在上方的基础上辨证加减。2018 年 11 月 20 日复查胸部 CT 未见明显复发及转移征象。患者在门诊治疗至今，一般情况良好，生活自理，获得较好的生活质量。

按语

本医案患者因肺癌术后，采用靶向治疗后，出现严重口腔溃疡。来诊时口唇及舌边起疮，均因患者中土脾虚，土不伏火，脾虚失运，久而生湿，湿热夹杂上扰口腔，而出现口腔溃疡。

本案例患者年老素体体虚，经肺癌手术后，脾胃后天之本损伤，脾胃为气机升降之枢纽，肝木左升，胆火右降，脾胃虚则土不伏火，虚火上炎，加之湿浊不降，久而酿为湿热，热生疮，湿性黏，故湿热流窜于口舌，形成顽固性口腔溃疡。《素问·阴阳应象大论》曰："脾主口……在窍为口。"《灵枢·经脉》曰："脾，足太阴之脉，连舌本，散舌下。"可见口疮疾病与脾胃系统关系密切。又如《金匮翼·口疮》曰："脾胃虚衰之火，被迫上炎，作为口疮。"故此患者关键病机为脾虚虚火上炎，火指代病理之火，东垣谓"阴火"，郑钦安谓"元阳外泄"，又有"虚火"、"浮越之火"等名。《广雅》："伏，藏也。"即潜伏、收敛之意。补土伏火法非桂附之"引火归原"，亦非磁石龙骨之"镇摄浮阳"，是指针对脾胃虚弱，火不能守其常位，浮越而上的病机特点，确立的以补益脾胃、收敛浮越之火的治疗法则，即"土厚火自敛"。

本案例以封髓丹为主进行治疗，封髓丹出自《医理真传》，组成：黄柏、砂仁、甘草。方中黄柏主泻相火而清湿热，禀寒水之气入肾，为口疮要药；砂仁养胃醒脾，除咽喉及口齿浮热；甘草补脾胃，实中土以伏藏真火，是方交心肾，和阴阳，补中宫，伏虚火。半夏、茵陈、竹茹、茯苓、枳壳降胃去浊而解湿热；《素问·至真要大论》曰："诸痛疮痒，皆属于心。"又有"舌为脾之外候，心脉系于舌，心气通于舌"之说，故加莲子心清心以去舌上之疮；白及可补口腔黏膜，促进溃疡愈合，《本草汇言》曰"白及，能封填破损，痛肿可消，溃破可托，死肌可去，脓血可洁，有托旧生新之妙用也"。

"补土伏火"理论是基于《内经》、《难经》关于五行中土火关系发展而来的。金代李东垣《脾胃论·饮食劳倦所伤始为热中论》中"脾胃气衰，元气不足，而心火独盛"的论述及其"甘温除热"理论，为"补土伏火"治法提供了理论依据，《内外伤辨惑论》曰："脾胃气虚不能升浮，为阴火伤其生发之气。"中土脾虚导致的"阴火"，不可单纯以寒制火，亦不可单以肾水伏制，犹如阴火不焚草木，而流金石，得湿愈焰，遇水益灼，唯以甘温保元之剂，以补为泻，以升为降，才可使阴火自降而复其位，即所谓"土厚火自敛"。《王九峰医案·虚劳》载"左寸关搏指，心肝之阳亢；右关小紧，脾胃虚寒，是以腹中常痛，大便不实。病延四月，身有微热，是属虚阳外浮。近增口舌碎痛，亦属虚火上炎，津液消灼，劳损何疑。当以温中为主，稍佐清上，脾土浓则火敛，金旺则水生"。系较早运用"补土伏火"治法的医案，而明清时代医家也逐渐脱离东垣"阴火"论，对"补土伏火"进行丰富，如《金匮翼·口疮》："脾胃虚衰之火，被迫上炎，作为口疮……宜附子理中汤，参、术、甘草补其中，干姜、附子散其寒，使土温则火自敛也。"对于这一理论论述最详者，当属清代名医郑钦安，其著作《医理真传·五行说》中云"五行之要在中土，火无土不潜藏"、"脾土太弱，不能伏火，火不潜藏，真阳之气外越"、"其元阳外越，而土薄不能伏之，即大补其土以伏火"。提出补土伏火法，郑氏在封髓丹方解所云甘草伏火，是指甘草补土之虚而能伏元阳外越之虚火。他在四逆汤、潜阳丹方解中均视甘草为伏藏真火之品。"口腔溃疡一由实火，一由虚火"、"一由胃火，一由脾热"，蒲辅周用数十年临床经验证明，封髓丹是补土伏火之方，土虚则浮热上炎，多年反复口腔溃疡，脉虚者屡效，较清胃火之法，另开一法门。这一理论内容不断丰富，临床不断发挥，被广泛应用于多种疾病的治疗。

本例病案肺癌术后靶向治疗出现严重口腔溃疡，属于靶向药物常见毒副作用。中医药可减轻厄洛替尼靶向治疗的毒副作用以达改善生存质量，延长生存期的目的。

（何春霞 李柳宁）

五、案例 5

李某，女，75 岁，2015 年 9 月 28 日来诊。

主诉 反复咳嗽咳痰 4 年余。

现病史 2011 年 11 月出现咳嗽咳痰，于某医院查 CT 提示右下肺癌，穿刺病理活检示腺癌，骨扫描、脑部 MRI、腹部及泌尿系彩超未见明显转移征象。术前行 4 个疗程培美曲塞+卡铂（培美曲塞 0.8g，静脉滴注，第 1 天+卡铂 0.4g，静脉滴注，第 1 天）化疗。2012 年 4 月 28 日行右下肺癌切除术，术后病理提示腺癌，EGFR21 外显子突变型，ⅡB 期。术后行辅助胸部放疗（70Gy/35F），放疗后再行 2 个疗程培美曲塞+卡铂化疗。2013 年 1 月出现骨转移，给予骨转移灶局部放疗，同时给予吉非替尼（0.25g，口服，每日 1 次）靶向治疗至今。2015 年 9 月 28 日患者来诊，服用吉非替尼 2 年余，反复四肢散在红色丘疹、斑丘疹，色素沉着斑，伴瘙痒，乏力，口干，心悸心烦，身热面赤，腹胀便秘。舌质暗红，苔黄白，脉滑细。

辅助检查 2012 年 4 月 28 日行右下肺癌切除术，术后病理提示（右下肺肿物）腺癌，低分化。免疫组化结果：Napsin-A（部分+），TTF-1（+），SPA（部分+），P63（-），CK7（+），Syndrome（-），CgA（-），Ki67（50%+）。病理学分期：pT2N1。基因分型：EGFR21 外显子阳性，EGFR 18、19、20 外显子阴性。ALK 基因融合和 ROS1 基因融合结果为阴性。腹部及泌尿系彩超示：考虑脂肪肝声像；胆囊、脾脏、胰腺未见明显异常；双肾、膀胱未见明显异常；前列腺增生伴多发钙灶。全身骨扫描示：未见明显骨转移征象。脑部 MRI 平扫+增强示：未见明显脑转移征象。

中医诊断　肺癌。

中医证型　脾虚湿热。

西医诊断　①肺腺癌术后放疗后骨转移（cTxNxM1b ⅣA 期）；②药物相关性湿疹。

治法　清心补土。

中药处方　党参 20g，黄芪 15g，茯苓 15g，白术 30g，甘草 10g，黄连 10g，赤芍 15g，牡丹皮 15g，枳壳 10g，生地黄 10g，淡竹叶 10g，乌梢蛇 10g，僵蚕 10g。

水煎 2 次服，日 1 剂，共 14 剂。

同时继续配合吉非替尼分子靶向治疗。

2015 年 10 月 8 日二诊

症见　心悸心烦，身热面赤，腹胀便秘症状消失，乏力、皮疹瘙痒有所改善，舌苔黄渐退，脉滑已减。仍有瘙痒，舌质暗红，苔白，脉滑细。

中药处方　党参 20g，黄芪 15g，茯苓 15g，白术 30g，甘草 10g，黄连 10g，赤芍 15g，牡丹皮 15g，枳壳 10g，生地黄 10g，淡竹叶 10g，乌梢蛇 10g，僵蚕 10g，苦参 15g，地肤子 10g。

水煎 2 次服，日 1 剂，共 14 剂。

中药处方加苦参 15g，地肤子 10g，余药物维持同前，再服用 14 剂。同时吉非替尼持续治疗，患者每 2 周复诊一次，中药在上方的基础上辨证加减。患者在门诊治疗至今，一般情况良好，生活自理，获得较好的生活质量。

按语

本医案患者因肺癌术后放疗后骨转移经靶向治疗后，出现严重皮疹。来诊时四肢散在红色丘疹、斑丘疹，色素沉着斑，伴瘙痒，口干，心悸心烦，身热面赤，腹胀便秘，均因患者脾虚不运，久而生痰，心火夹痰、夹风，耗伤津液，而出现皮疹、心悸心烦、身热面赤、腹胀便秘等症。

本案例患者年老素体体虚，经肺癌手术后放疗后骨转移经靶向治疗后，脾胃后天之本损伤，脾土不足，气机升降失司，湿邪侵袭，其性缠绵，夹风、夹热，邪之所到之处，为疹发之所，红斑、丘疹为风夹湿热，走窜不定，郁而不发之象；湿邪留恋日久，则耗气伤津，倦怠乏力为其病之本源；脾虚不运，久而生痰，心火夹痰，耗伤津液，临床出现心悸心烦、身热面赤、腹胀便秘等症。概括说来，本病病因不离风、湿、热三邪，相搏于皮肤而发病。《医宗金鉴·外科心法要诀》认为湿疹病机为"由湿热内搏，滞于肤腠，外为风乘，不得宣通"，具体说来，其根本病因病机为脾虚湿蕴，清代高秉钧《疡科心得集》言："湿毒疮……此因脾胃亏损，湿热下注，以致肌肉不仁而成；又或因暴风疾雨，寒湿暑热侵入肌肤所致。"

清代沈金鳌《杂病源流犀烛·湿病源流》曰:"湿之为病,内外因固俱有之。其由内因者,则脾土所化之湿,火盛化为湿热,水盛化为寒湿……其由外因者,则为天雨露、地泥水、人饮食与汗衣湿衫。"综内外之因,其病因病机不离一"湿"字,而导致湿邪为患的根本原因,当责之于中土不足,无以运化水湿。《素问·至真要大论》云"诸湿肿满,皆属于脾",正因中土先虚,无以运化,才导致湿邪内生,湿为阴邪,病性缠绵,蕴阻中焦,如油裹面,难以祛除。日久生热,湿热相搏,邪之所凑,其气必虚,外风侵袭,与湿热之邪相合,更致病情难以痊愈。

本案例以四君子汤合导赤散加减进行治疗,方中可分为益气、祛湿、清心火、通络四类,其中,健脾祛湿当为治疗大法,故予党参、黄芪、茯苓、白术补益中气祛湿,佐入黄连、赤芍、生地黄、淡竹叶、牡丹皮之清心火之品,拟在清心而健脾,使得心火得降,脾胃健运,而收心脾安和之功;因湿邪夹风热入及血络,致使皮肤瘙痒难愈,故以乌梢蛇、僵蚕等虫类药搜风通络;更加枳壳,《神农本草经》无枳实、枳壳之分,但其义异中存同,枳实"主治大风在皮肤中",《药性论》亦言其"治遍身风疹,肌中如麻豆恶痒",佐以枳壳除络闭之不通。古之医家,治湿之法,洋洋大观,从仲景治风湿的"但微微似欲出汗"到东垣之益气升阳除湿,从张景岳的温脾以治湿到叶天士治湿热的"分消上下之势",为后世开阔了治法思路。目前对于湿疹的治疗,多以疏风、清热、除湿、润燥为主,再根据不同临床症状,佐以相应的药物加减,然治病需求本,湿邪蕴阻,会影响脾的运化而加重湿邪阻滞,反之,脾虚运化水湿无力生湿,又导致湿邪的入侵,故只要抓住脾虚湿蕴的治疗核心,以健脾除湿为根本治法,便能够给湿疹的治疗带来更加系统的思路。土居中州,生万物而法天地,与其他脏腑联系紧密,湿疹的发生根本病机为脾虚生湿,然在其发生发展过程中,往往多夹风、热、燥、瘀等多种病理因素,《脾胃论》言,"若风寒暑湿燥一气偏盛,亦能损伤脾胃",故与其他脏腑协调,以达到多元化治疗的目的显得尤为重要。

清心补土法理论是基于《内经》、《难经》关于五行中土火关系的基础发展而来的。《素问·至真要大论》曰"诸痛痒疮,皆属于心",心属火,为阳中之太阳,又主营血,营行脉中,卫行脉外,营卫的谐和运行是机体不患"痒疮"的前提条件,心火亢盛,营卫受损则易致血瘀、血燥等证。脾虚不运,久而生痰,心火夹痰,耗伤津液,临床出现心悸心烦、身热面赤、腹胀便秘等症,故清心以补土亦为治疗湿疹之大法。《脾胃论·饮食劳倦所伤始为热中证》言:"既脾胃气衰,元气不足,而心火独盛,心火者,阴火也……火与元气不两立,一胜则一负。"阴火聚于皮肤导致局部皮肤病变。诸如浸淫遍体,滋水极多之"浸淫疮"。巢元方在《诸病源候论》中曰:"浸淫疮是心家有风热,发于肌肤,初生甚小,先痒后痛而成疮。汗出浸溃肌肉,浸淫渐阔,乃遍体。"李东垣认为"善治斯疾者,惟在调和脾胃",湿疹的治疗应始终不离顾护中土,张仲景在《伤寒论》中提到,"阳明居中主土也,万物所归,无所复传",土具坤静之德,当中土羸弱,湿、瘀、痰、浊、热等病理产物则相应而生，胶着缠绵于他脏之间，发于肌肤，形成湿疹，致使病情反复，预后不良。故以中土立论，中土如五脏之轴，轴运则他脏皆转。

本例病案肺癌术后复发靶向治疗出现严重湿疹，属靶向药物常见毒副作用。中医药可减轻吉非替尼靶向治疗的毒副作用以达改善生存质量，延长生存期的目的。

（何春霞　李柳宁）

六、案例6

张某，男，70岁。2018年8月21日来诊。

主诉 右肩痛半年，咳嗽1个月。

现病史 患者半年前无明显诱因下出现右肩部疼痛，自行在当地诊所行理疗，症状无缓解，逐渐加重，并出现右上肢抬举无力。1个月前出现咳嗽，无咳血痰，在当地医院查胸片提示左肺占位。进一步查胸部CT：①左肺下叶背段肿物，符合周围型肺癌，并双肺多发转移；②纵隔及左肺门多发淋巴结增大，转移瘤可能性大；③右肩胛骨骨质破坏，考虑转移。行左肺肿物穿刺活检，病理提示低分化鳞状细胞癌。基因检测：EGFR19外显子缺失突变。2018年8月15日开始予靶向药物马来酸阿法替尼40mg治疗，每日1次。为求联合中医药治疗住院，现症见：患者身材瘦弱，精神疲倦，右肩部疼痛，右上肢抬举无力，时有咳嗽，少痰，自汗多，无胸痛胸闷，无发热，纳、眠差，小便正常，大便溏。舌淡红苔白腻，脉弦细软。

辅助检查 2018年7月12日胸部CT提示：①左肺下叶背段肿物，符合周围型肺癌，并双肺多发转移；②纵隔及左肺门多发淋巴结增大，转移瘤可能性大；③右肩胛骨骨质破坏，考虑转移。2018年7月15日行左肺肿物穿刺活检，病理提示：低分化鳞状细胞癌。基因检测：EGFR19外显子缺失突变。

中医诊断 肺癌。

中医证型 脾肺气虚，痰瘀阻络。

西医诊断 肺鳞癌并肺门纵隔淋巴结转移，双肺、骨转移[cT2N2M1c Ⅳ期，EGFR19外显子缺失突变（+）]。

治法 培土生金，化痰祛瘀。

中药处方 仙鹤草30g，党参30g，生白术15g，山药30g，炒扁豆15g，生黄芪30g，防风10g，五味子10g，陈皮10g，鱼腥草30g，桔梗10g，生甘草10g，生谷芽15g，生麦芽15g，生山楂15g，神曲15g，大枣15g，生薏苡仁30g。

水煎服，日1剂，共7剂。

2018年8月28日二诊

症见 患者精神改善，咳嗽较前减轻，右肩部疼痛无明显改善，出汗较前减少，胃纳改善，大便次数减少，眠尚可。舌淡红，苔白腻，脉弦细。

中药处方 党参 30g，生白术 15g，山药 30g，炒扁豆 15g，生黄芪 30g，防风 10g，五味子 10g，陈皮 10g，鱼腥草 30g，生甘草 10g，生薏苡仁 30g，三七片 10g，桃仁 15g，续断 15g，补骨脂 20g。

水煎服，日 1 剂，共 28 剂。

2018 年 9 月 25 日三诊

症见 患者精神可，偶有咳嗽，少痰，体重增长 2.5kg，诉右肩部疼痛减轻，右上肢已可平举，头面部出现多发红色皮疹，部分有脓点，瘙痒，胃纳可，大便基本正常，眠尚可。舌淡红，苔白腻，脉弦细。复查胸部 CT：①左肺下叶背段肿物较前缩小，双肺多发转移较前缩小，部分消失；②纵隔及左肺门多发淋巴结增大，较前缩小；③右肩胛骨骨质破坏，考虑转移，大致同前。

中药处方 太子参 30g，生白术 15g，山药 30g，生黄芪 30g，陈皮 10g，鱼腥草 30g，甘草 10g，生薏苡仁 30g，三七片 10g，桃仁 15g，续断 15g，补骨脂 20g，赤芍 15g，生地黄 15g，地肤子 30g。

水煎服，日 1 剂，共 28 剂。

2018 年 10 月 23 日四诊

刻下症：患者精神良好，间中咳嗽，少痰，右肩部疼痛可控，右上肢可平举，头面部多发红色皮疹较前减轻，胃、纳可，大便基本正常，眠尚可。舌淡红，苔白腻，脉弦细。中药处方同前。

此后继续服用阿法替尼及坚持中药治疗。随访至今，病情稳定。

按语

肺癌是肺部最常见的原发恶性肿瘤。近年来我国肺癌死亡率和发病率上升趋势明显，肺癌已成为第一位的癌症死因。肺癌早期可无明显症状，大多数患者一经发现就属中晚期，高危人群定期体检为早期发现肺癌的有效方法。治疗上西医一般以早期手术和放、化疗为主，放、化疗虽能一定程度上控制病情，但对机体攻伐较甚，多有严重的毒副作用及不良反应，对患者后续的治疗及生存、生活质量的提高产生不良影响。中医药治疗是肺癌综合治疗的重要手段之一，在术后恢复、减轻放疗及化疗毒副作用、促进机体整体康复等方面有显著优势。中医文献无肺癌病名，但有不少类似肺癌记载，肺癌多散见于中医学"咳嗽"、"肺积"、"肺壅"、"息积"等范畴。其病因病机在中医典籍中早有论述，如《难经》中云"肺之积名曰息贲"。《素问·咳论》记载："肺咳之状，咳而喘，息有音，甚则唾血。"《内经》云："若劳伤肺气，腠理不密，外邪所搏而壅者，名曰气瘤，夫瘤者，留也，随气凝滞，皆因脏腑受伤，气血乖违。"肺癌多由于禀赋差异、外邪犯肺、饮食失调、劳倦过度、情志不畅等因素长期作用于机体，日久脏腑阴阳失调，正气虚损，气血津液运行失常，气滞、痰浊、瘀血、毒邪搏结于肺部，日久形成癥块。中医学认为，正虚与邪实是肺癌发病的主要因素，其中尤以正气亏虚为肺癌的主要病机，贯穿其始终。肺癌病位在肺，与肝、脾、肾三脏密切相关，其病理性质总属本虚标实，初起多实，久病多虚，虚实夹杂，其标不外乎气滞、瘀血、痰凝、毒聚，其本以气虚、气阴两虚、阴虚为主。

培土生金法是中医治法的重要内容，根据中医五行相生理论，脾胃属土，肺属金，脾为肺母，肺为脾之子，二者为母子相生关系，培土以健脾，增益后天之本，脾运强健，母子相生，肺脏气血得充，故培土生金法又称健脾益肺法；根据中医藏象理论，肺主一身之气，脾主运化，肺所主之气一部分来源于脾胃水谷精气。脾为后天之本，脾气虚衰，气血生化乏源，肺气亦虚，或肺气虚衰，脾运不健，运化失司，气血津液运行失常，酿生痰浊，随病情而加重，均可用培土生金法论治。肺癌临证应用培土生金法，在于扶助正气，使气血津液运行恢复正常，痰浊得化，扶正以祛邪，扶正祛邪兼顾。

本例患者为肺鳞癌晚期合并广泛转移，驱动基因 EGFR 突变的患者，治疗选择上给予分子靶向药物治疗，肺癌之肺脾气虚者，脾胃虚弱，健运失司，痰浊滋生，或肺气虚损，母病及子，脾气亦虚，症见咳而无力、胸闷气短、神疲乏力、自汗畏风、活动后加重、食少纳呆，舌质红、苔白、脉细或无力等。中药方用参苓白术散加减，以益气健脾和胃，药用生黄芪、党参、生白术、桔梗、陈皮、生薏苡仁、炒扁豆、山药、焦三仙、生甘草等。黄芪味甘微温，入肺、脾经，内升补脾气，外益肺固表，党参味甘平，健脾补气，苦温之生白术，甘淡之薏苡仁共奏健脾燥湿之功，炒扁豆味甘微温助术、苓健脾燥湿，兼养胃以扶正，甘温之山药补脾益肺，焦三仙健脾养胃，陈皮苦辛性平，理气和胃，使诸药补而不滞，桔梗甘而微苦，为诸药舟楫，生甘草调和诸药。后因骨转移疼痛，用三七片、桃仁化瘀止痛，续断、补骨脂益肾壮骨。

靶向药物阿法替尼比较常见的副作用是引起皮疹，加用赤芍、生地黄凉血活血，地肤子祛湿止痒。中药联合靶向药物治疗晚期驱动基因阳性肺癌患者，可增效减毒，使患者长期生存。

（陈志坚 李柳宁）

七、案例 7

卢某，女，62 岁，2017 年 9 月 18 日来诊。

主诉 反复咳嗽 1 个月余。

现病史 患者 2017 年 8 月出现咳嗽，查 PET/CT 提示肺癌伴右侧肺门、纵隔多发淋巴结转移，右侧胸膜多发转移。穿刺活检病理提示肺腺癌，EGFR L858R 突变，服用埃克替尼。近 1 个月体重下降 5kg。患者来诊，精神疲倦，少许咳嗽咳痰，活动后少许眩晕，胸部及腰背部疼痛，口干。舌暗红，苔薄白，脉细。

辅助检查 2017 年 8 月 PET/CT 提示肺癌伴右侧肺门、纵隔多发淋巴结转移，右侧胸膜多发转移。病理提示肺腺癌，EGFR L858R 突变。

中医诊断　肺癌。

中医证型　气阴两虚，痰瘀阻络。

西医诊断　肺腺癌并肺门纵隔多发淋巴结转移，右侧胸膜多发转移（cT1N2M1a IVA 期，EGFR L858R 突变）。

治法　益气养阴，化痰祛瘀散结。

中药处方　太子参 20g，麦冬 15g，五味子 10g，黄芪 15g，山药 15g，茯苓 20g，淫羊藿 10g，续断 15g，骨碎补 30g，砂仁 5g，陈皮 5g，香附 15g，浙贝母 15g，莪术 10g，延胡索 15g，全蝎 10g，蜈蚣 2g。

水煎服，日 1 剂，共 30 剂。

2017 年 10 月 11 日二诊

2017 年 9 月 26 日复查 CT 提示病情进展，于 2017 年 10 月 2 日开始服用吉非替尼。刻下症：精神较前好转，胸部较前减轻，少许咳嗽咳痰。舌暗红，苔薄白，脉细。中药守前方服用 2 个月余。

2018 年 12 月 12 日三诊

症见　精神明显好转，胸背部疼痛明显减轻，体重未见继续下降，双膝以下发冷，大便溏，无咳嗽咳痰，无口干。舌暗，苔薄白，脉细。

中药处方　前方去蜈蚣、全蝎、五味子、延胡索、香附、骨碎补，加干姜 5g、薏苡仁 15g、浮小麦 30g、半枝莲 15g、白花蛇舌草 15g、山慈菇 15g、猫爪草 15g。

水煎服，日 1 剂，共 30 剂。

2019 年 4 月 10 日四诊

2019 年 4 月 9 日复查 CT 提示病情稳定。症见：大便溏，每日次数较前减少。守前方续服 30 剂。

按语

患者因反复咳嗽咳痰于外院检查发现肺癌。就诊时以咳嗽咳痰，活动后眩晕，口干及疼痛症状为主，四诊合参，辨证为气阴两虚，痰瘀阻络，病位在肺，与五脏相关，其中与脾、肾关系密切，病性属本虚标实。

肺癌归于中医学"咳嗽"、"肺痿"、"肺积"及"息贲"等范畴。《济生方·积聚论治》云："息贲之状，在右胁下，覆大如杯，喘息奔溢，是为肺积，诊其脉浮而毛，其色白，其病气逆背痛，少气喜忘，目瞑肤寒，皮中时痛或如虱喙，或如针刺。"描述了"肺积"之状，患者年过四十，气阴自半，其"少气喜忘"为气虚而清阳难养清窍之象，而肺积阻滞经络气血，故多见疼痛之症，轻如"虱喙"，稍重则如"针刺"。该患者精神疲倦，活动后出现眩晕，为肺脾气虚，清阳不升所致，而眩晕又非气虚一方面所致，患者有口干、脉细等阴虚之象，故眩晕定有清窍失于濡养之因。故气阴两虚为患者本虚之证。肺癌之所以在中医学中有"肺积"之称，因肺中肿物为积聚、癥瘕，《血证论》言："癥者，常聚不散，血多气少，气不胜血故不散……须破血行气，以推除之，元恶大憝，即虚人久积，不便攻克者，亦宜攻补兼施,以求克敌。"此言表明如形成难以攻克的肿块,是因"血多气少",而血多为局部,气少则是波及全身,此为患者发病的自身原因,也就是发病的根本病机,故在治疗上,由于肺积已成,故必须以破血行气之品以攻克之,而攻散之势较猛恐伤正气,应同时顾护正气,故治则应为攻补兼施,在祛瘀散结的同时,宜补气以固本。

本案中药处以生脉散为汤底,主益气养阴。《医学启源》言其"补肺中元气不足",《医方考》中提到"肺主气,正气少故少言,邪气多故多喘,此小人道长,君子道消之象。人参补肺气,麦冬清肺气,五味子敛肺气,一补一清一敛,养气之道毕矣"。故该患者的中药处方以生脉散为主方,以太子参易人参增强滋阴之力,又不失补气之功,此主方集补元气、滋阴清肺及敛肺止咳于一方,使气阴稳固,肺气和降。然益气养阴不仅是补肺,亦是补脾,从药物性味归经来看,太子参健脾益气、生津润肺,麦冬滋养肺胃之阴,五味子收敛固涩,兼益气生津,补而不散;《神农本草经》言其"主益气,咳逆上气、劳伤羸瘦,补不足,强阴,益男子精"。故其对于虚劳日久、咳而气逆且属气阴两虚之证者尤宜。在此基础上加黄芪以健脾补气,山药气阴同补。患者胸腰背部及双膝疼痛,五行之中,母病及子,故肺病可累及肾,肾主骨,肾虚则可见骨病。故方中佐以补肾壮骨,如续断、淫羊藿、骨碎补之类,酌加行气活血止痛之品,以莪术、延胡索、香附行气止痛,砂仁、陈皮运脾理气,使补而不滞,令加全蝎、蜈蚣攻毒散结以抑制癌肿。故此方攻补兼施,肺、脾、肾同补,兼活血散结。

从该医案之中可以看出"补土"理论的运用。虽说李东垣为补土之鼻祖,但补土之思想、治法早就有所应用。《国语·郑语》言:"土与木火金水杂以成百物。"阐明了土生万物的思想。脾属五脏而居中央,既是气血生化之源,亦是气机升降之枢纽,一旦脾胃功能受损,气血生化不足,气机便会出现升降失常,波及全身五脏六腑,故"补土"在中医药治疗的过程中显得尤为重要。当然,"补土"的目的是使中焦脾胃的功能恢复正常,正如《脾胃论》中所说的:"滋以化源,补以甘温,泻以甘寒,以酸收之,以小苦通之,以微苦辛甘轻剂,同精导气,使复其本位。"用以治营卫之"五乱",同时也可使脾胃功能恢复正常,则是最精简的概括。所以补土的范围便不仅仅限于"补",同时也包括滋养胃阴、祛邪、运脾、调和阴阳等。对于本医案的患者而言,当以"益气养阴"为核心,气属阳,津液属阴,该治法实为调和阴阳的过程。张锡纯在《医学衷中参西录》中提到"津液虽生于肾,布于肺,而实赖胃中水谷以滋化其源"及"痰郁肺窍则作喘,肾虚不纳气亦作喘,是以论喘者恒责之于肺、肾二脏,未有责之于脾、胃者。不知胃气宜息息下行,有时不下行而转上逆,并破肺气亦上逆即可作喘"。强调了胃中水谷为滋化一身津液的源泉,胃气同肺气均以和降为顺,而肺胃阴虚可使肺胃功能失常,引起气机不循常道,上逆发为咳喘。故张锡纯善用山药滋养脾胃之阴,尤以生山药为佳。本案用麦冬、五味子、山药滋肺胃之阴,敛肺胃之气,太子参、黄芪之类补肺脾之气，共同使气机和降，亦使脾胃功能恢复。故服药一段时间后，患者咳嗽、口干明显减轻，精神状态明显好转，体重基本稳定。

中医讲究因人制宜，而对于肿瘤患者，需辨病与辨证结合。对于本案的患者，连续服用靶向药物后，出现腹泻不良反应，结合患者双膝关节发冷等表现，考虑靶向药物可能导致脾胃虚寒，故于前方的基础上，去寒凉之全蝎、蜈蚣，加干姜以温中焦，薏苡仁利小便以实大便，浮小麦健脾和胃。方可体现出中药在配合西药抗肿瘤治疗的过程中有减毒增效的作用。且许多肿瘤患者病程较长，中医证型也可能随时发生改变，症状多样，病情复杂，故中药方剂需在把握根本问题的基础上，灵活应变，充分发挥中药治疗方法的优势。患者从确诊肺癌晚期至今，肿瘤虽有进展，但势头减缓，目前患者的生存期达到了约 20 个月，生活质量明显改善，这正是中医药治病的宗旨。患者亦对中医药在治疗肿瘤领域所发挥的作用充满信心。

（邓雅沛　李柳宁）

八、案例 8

吴某，男，66 岁，2016 年 6 月 6 日来诊。

主诉　反复咳嗽咳痰 2 年，伴腹泻 2 个月余。

现病史　患者于 2014 年 7 月开始出现咳嗽，咳血痰，于当地医院查 CT 提示肺癌，2014 年 7 月 16 日行右上肺叶切除术并肺门淋巴结清扫术，术后病理：肺浸润性腺癌，以腺泡状生长为主型，癌组织累及胸膜；支气管旁淋巴结可见癌转移（3/6），纵隔淋巴结未见癌转移（具体分期不详）。术后行 4 个疗程 AP（培美曲塞+顺铂）方案化疗，末次化疗时间为 2014 年 10 月。2014 年 12 月外院复查胸部 CT 未见肺内肿瘤复发征象。2015 年 1 月开始患者出现胸背部疼痛，2015 年 2 月外院复查 CT 考虑 T_4 椎体转移癌，MRI 提示颅内、骨多发转移，予完善基因检测提示 EGFR21 外显子突变，于 2015 年 3 月 6 日开始局部 $T_4 \sim T_5$ 椎体放射治疗，剂量为 30Gy/10F。2015 年 3 月 19 日开始口服厄洛替尼靶向治疗。2015 年 4 月我院复查颅脑 MRI 未见颅内转移瘤。服用靶向药后患者逐渐出现腹泻，无明显腹胀腹痛等不适。现患者时有咳嗽，咳痰，头面、胸背部散在皮疹，腹泻，为行进一步治疗，拟"肺恶性肿瘤"收入我科。入院症见：患者神清，精神疲倦，偶有咳嗽咳痰，痰少色白质黏，无咯血，无恶寒发热，无头晕头痛，无明显胸闷胸痛，腹泻，大便日行 5～6 次，无腹胀腹痛，无皮疹，无口干口苦，纳、眠一般，小便调。舌稍淡，苔薄白，脉弦滑。

辅助检查　2014 年 7 月 16 日病理示肺浸润性腺癌，以腺泡状生长为主型，癌组织累及胸膜，支气管旁淋巴结可见癌转移（3/6），纵隔淋巴结未见癌转移。2015 年 2 月 20 日外院 CT 示 T_4 椎体转移癌，MRI 提示颅内、骨多发转移，予完善基因检测，提示 EGFR21 外显子突变。

中医诊断 肺癌。

中医证型 肺脾气虚，痰湿瘀阻。

西医诊断 肺腺癌术后伴颅内、骨多发转移（cTxNxM1 Ⅳ期）。

治法 益气化痰，升阳除湿。

中药处方 党参 30g，茯苓 20g，土白术 10g，薏苡仁 20g，白扁豆 15g，怀山药 15g，木香（后下）5g，砂仁（后下）10g，陈皮 10g，法半夏 15g，麦芽 20g，石榴皮 15g，乌梅 15g，防风 10g，葛根 10g，半枝莲 20g，白花蛇舌草 20g，全蝎 10g，蜈蚣 1 条，红豆杉 3g。

日 1 剂，水 800ml 煎至 200ml，再煎服用，共 14 剂。

2016 年 6 月 20 日二诊

症见 时有咳嗽，咳痰减少，腹泻缓解，大便日行 2～3 次，稍溏，纳、眠可，小便调。舌淡红，苔薄白，脉弦稍滑。

中药处方 前方去麦芽、乌梅，石榴皮减量至 10g，余药味不变。

日 1 剂，水 800ml 煎至 200ml，再煎服用，共 14 剂。

2016 年 7 月 4 日三诊

症见 偶有咳嗽，无明显咳痰，大便基本正常，纳、眠可，小便调。舌脉同前。守方续服。

按语

本医案患者为晚期肺癌多发转移患者，EGFR 基因突变阳性，服用靶向药治疗中，病灶控制良好，整体症状较轻，但存在靶向药副作用（腹泻）情况。在益气健脾之参苓白术散及抗肿瘤中药的基础上加用少量风药防风、葛根以疏达气机，起到不错的止泻作用，增强了肺癌靶向药的耐受性，进一步提高了肺癌患者的生存质量。

肺癌是目前发病率和死亡率最高的恶性肿瘤之一，其治疗模式和药物选择日趋多样化。相较于手术、放疗、化疗三大治疗手段，分子靶向治疗具有较好的分子选择性，能高效并选择性地杀伤肿瘤细胞，减少对正常组织的损伤，现已成为国内外肿瘤治疗领域的热点。但肺癌靶向治疗的不良反应与传统治疗的不良反应不同，目前相关治疗尚未达到满意效果。而 EGFR-TKI 药物不良反应最常见的为腹泻、皮疹，为剂量依赖性。厄洛替尼治疗过程中腹泻的发生率为 27%～55%，EGFR-TKI 药物用于治疗不适于化疗的晚期非小细胞肺癌患者，其中 3～4 度腹泻发生率约为 8%，且腹泻的发生率与皮疹的严重程度存在相关性。

泄泻是以排便次数增多，粪质稀溏或完谷不化，甚至泻出水样物为主症的病症。中医理论认为感受外邪、禀赋不足、饮食失节、情志失调、病后体虚等原因均可导致，其病机主要在于脾虚和湿盛，脾胃受损，湿困脾土，则肠道功能失司，发为泄泻。古代医家明确肯定脾虚湿盛是导致泄泻发生的关键因素。其认为泄泻的病变多在脾，病理因素主要是湿。泄泻关系脾、胃、大小肠，若脾、胃、大小肠功能障碍，其运化失常，则水谷不能腐熟、消化，清浊不分而发为泄泻。泄泻以脾胃病变为关键。长期饮食不节、饥饱失调，或劳倦内伤，或久病体虚，或素体脾胃虚弱，不能受纳水谷，运化精微，则水反为湿，谷反为滞，清浊相混，水走肠间而为泄泻。如《素问·脉要精微论》指出："胃脉虚则泄。"又如《素问·脏气法时论》曰："脾病者，虚则腹满肠鸣，飧泄，食不化。"与肝、肾等脏的病变相联系，肝气郁实，横逆于脾胃亦可导致泄泻。《素问·阴阳应象大论》曰："春伤于风，夏生飧泄。"春伤于风，则易肝气内郁，使脾胃受病而发飧泄。又《素问·宝命全形论》曰"土得木而达"，若肝气失和，郁结不疏，横逆克脾，或土虚木贼，气机失调，亦可发为泄泻。泄泻与肾亦有密切的关系。肾阳衰微，脾失温养，肾为胃之关，关门失守，可成泄泻。如《灵枢·邪气脏腑病形》说："肾脉小甚为洞泄。"气化影响到脏腑的功能，出现脏腑气机失调，导致各脏腑的功能失司，在五行相克下，脏腑互相克制，加重泄泻的发病。

　　脾胃居中州，斡旋饮食精微，化生气血，灌溉五脏六腑、四肢百骸，是气血精微及糟粕升降、转输、运化的枢纽，是人体气机升降运动的枢纽。《脾胃论》云："万物之中，人呼吸升降，效象天地，准绳阴阳。盖胃为水谷之海，饮食入胃，而精气先输脾归肺，上行春夏之令，以滋养周身，乃清气为天者也；升已而下输膀胱，行秋冬之令，为传化糟粕，转味而出，乃浊阴为地者也。"脾胃气虚，升降功能失常，则百病由生，此即"损伤脾胃，真气下溜，或下泄而久不能升，是有秋冬而无春夏，乃生长之用陷于殒杀之气，而百病皆起；或久升而不降，亦病焉"之意。

　　以往诸医多遵"久泄多虚"之说而恒用补法，或着眼"湿邪滞肠"而妄用渗利，殊不知此病根本病机为脾虚夹湿，脾虚和湿盛贯穿整个过程，正虚邪盛常常互为因果，难以猝然分开，以致机体气机逆乱，清浊相干；湿邪稽留日久，又常化为湿毒，内藏于里，成为"伏邪"，滥用滋补，必生湿化热，使邪毒更甚。此种"伏邪"，根深蒂固，苦燥难除，淡渗清利无效，唯以风药"疏、发、宣、透"，方可达出奇之效。"风药"一词最早由李东垣提出，开"升阳除湿"之先河。李东垣《内外伤辨惑论》认为："凡治风之药，皆辛温，上通天气。"又说："味之薄者，诸风药是也，此助春夏之升浮者也。"因此，其在治疗内科病时，常常配伍风药，借其辛散升浮之性达到某种治疗目的。这里所指的风药，是在李东垣学术思想和用药理论指导下，使用的一类具有升发、疏散特性的药物，如紫苏叶、柴胡、羌活、防风、藁本、葛根、川芎、独活、薄荷、荆芥等。这类药物大多性温或平，味辛、苦或甘，而发挥祛风、升散、止痛等外疏通而内畅遂的功效。久泻之病机，当责之肝、脾、肾，乃肝郁乘脾，肾失温化，致中土不运，则水反为湿，谷反为滞，精华之气，不能输化，乃致合污下降而泄利作矣。盖久泻之形成，虽有肝邪乘侮、肾阳不振等因素，然泄泻无不与脾有关，脾虚湿盛乃基本病理变化。风药有升散发越之性，对中焦湿浊，脾阳不升，肝脾不和，郁火内生等证候都有独特的作用，其扶脾阳而不化热，散湿邪而不伤阴，除郁火而不伤阳，故为历代医家所重视。久泻还往往使脾胃气机阻滞，升降失调，在治疗中配用祛风药，既以之升提中气，又取"风能胜湿"之意，以升阳除湿，正如《医宗必读》所述："鼓舞胃气上腾，则注下自止。"《素问·风论》就此形象地概括曰"久风入中则为肠风飧泄"。飧泄即风泄，常伴肠鸣。中医学认为是风行地中之象。欲治此类风证，除用健脾、疏肝、温肾法外，更重要的是条达脏腑气机，使逆乱之气机归于升降有序。李东垣《医学发明》曰："和脏腑，通经络，便是治风。"久泻之气机逆乱多为全身性，遍及三焦。因此，法宗《素问·至真要大论》"谨守病机，各司其属……疏其血气，令其调达，而致和平"原则，确立从透达表里气机着手，以达条畅气血而止久泻的目的。

本例患者以咳嗽、咳痰、腹泻为主症，以参苓白术散为底，党参、白术、怀山药补益脾气，培土生金，兼顾肺气，土克水即脾气旺水湿得以运化，薏苡仁、白扁豆利湿、化湿，木香、砂仁、麦芽醒脾健脾，陈皮、法半夏理气化痰，急则治其标，石榴皮、乌梅酸涩收引，可医腹泻之标，使腹泻症状快速缓解，白花蛇舌草、半枝莲、全蝎、蜈蚣、红豆杉抗瘤抑瘤，最为精妙之处为运用小量防风、葛根之风药，达表里气机，调和升降，有四两拨千斤之妙。

靶向药的出现使恶性肿瘤患者的生活质量、生存时间得到了极大的提高和延长，但其毒副作用又不可忽视，中医药的介入极大地减轻了这些毒副作用，在补土理论的指导下，肺癌靶向药的腹泻副作用得到了有效的缓解。

（田万朋　李柳宁）

九、案例9

陈某，女，79岁，2019年1月23日来诊。

主诉　发现肺癌1年余。

现病史　患者2018年1月26日于外院查胸部CT示右下肺多发不规则结节，考虑恶性，右肺中叶支气管管壁增厚、管腔狭窄，右侧肺门及纵隔多发淋巴结肿大，考虑转移。支气管镜活检病理：腺癌。基因检测：EGFR（+）。遂于2018年3月8日开始口服吉非替尼片行靶向治疗。2018年4月复查胸部CT示病灶较前缩小，双肺结节较前缩小减少。后复查胸部CT及肿瘤标志物均未见，大致同前。2018年12月19日复查胸部CT示：①右肺中叶支气管管壁增厚，管腔狭窄，并周围结节较前增大；右侧肺门、纵隔小淋巴结大致同前；②原右上肺后段小结节消失，余双肺多发微结节，较前增大。既往有慢性阻塞性肺疾病病史。患者来诊时见神清，精神疲倦，咳嗽咳痰，痰黄质黏量多，活动后气促，口干口苦，全身起红色丘疹伴瘙痒，无咯血，无胸闷痛，纳、眠可，夜尿每晚3次，大便硬。舌质红，苔薄黄，脉细数。

中医诊断 肺癌。

中医证型 阴虚痰热壅肺。

西医诊断 肺腺癌并肺门及纵隔多发淋巴结转移和双肺转移（cT4N2M1c ⅣB 期）。

治法 养阴清热化痰止咳。

中药处方 法半夏15g，陈皮5g，瓜蒌皮15g，浙贝母15g，防风15g，连翘15g，北沙参30g，麦冬15g，薏苡仁15g，土茯苓30g，半枝莲15g，白花蛇舌草15g，三七片10g，红豆杉3g，莪术15g，白鲜皮30g。

水煎服至200ml，日1剂，共14剂。

2019年2月27日二诊

症见 神清，精神疲倦好转，咳嗽咳痰，痰黄质黏量少，活动后气促减轻，口干口苦，全身起红色丘疹伴瘙痒减轻，无咯血，无胸闷痛，纳、眠可，夜尿每晚3次，大便硬。舌质红，苔薄黄，脉细数。

辅助检查 2019年2月22日复查胸部CT：①右肺中叶支气管管壁增厚，管腔狭窄，并周围结节较前缩小；右侧肺门、纵隔小淋巴结较前稍缩小；②双下肺轻度肺气肿，大致同前；③双肺多发小结节，大致同前。

中药处方 法半夏15g，陈皮5g，瓜蒌皮15g，浙贝母15g，连翘15g，北沙参30g，桔梗15g，麦冬15g，薏苡仁15g，土茯苓30g，半枝莲15g，白花蛇舌草15g，三七片10g，红豆杉3g，莪术15g。

水煎服至200ml，日1剂，共14剂。

2019年4月3日三诊

症见 神清，精神一般，咳嗽少痰可咯出，痰白质黏，活动后少许气促，口干口苦，全身红色丘疹伴瘙痒减轻，无咯血，无胸闷痛，纳、眠可，小便调，大便无力，质硬。舌质红，苔薄白，脉细。

中药处方 法半夏15g，陈皮5g，瓜蒌皮15g，浙贝母15g，北沙参30g，麦冬15g，五指毛桃20g，麦芽30g，薏苡仁15g，土茯苓30g，半枝莲15g，白花蛇舌草15g，三七片10g，红豆杉3g，莪术15g，牡丹皮10g，赤芍10g。

水煎服至200ml，日1剂，共14剂。

按语

此案患者为老年女性，既往慢性阻塞性肺疾病病史多年，诊断为肺癌时已为中晚期，丧失手术机会，后行基因检测提示EGFR有突变，维持靶向治疗。患者年近八旬，既往患慢性阻塞性肺疾病多年，肺、脾、肾三脏俱虚，先后天元气虚衰，推动乏力，故精神疲倦、活动后气促；肺、脾、肾虚，气血运行失常，津液水道失畅，痰凝毒聚，故生癌瘤；痰阻气道，故见咳嗽，痰郁化火，凝炼津液，故见痰黄质黏、口干口苦、大便硬；火热生风，风热郁于肌表，则见皮肤起红色丘疹伴瘙痒。舌质红，苔薄黄，脉细数，均为痰热壅肺之象。其病性为本虚标实，病位在肺，累及脾、肾。以急则治其标为原则，治以清热化痰止咳为主。故方用温胆汤加减为主，法半夏、陈皮、薏苡仁健脾祛湿化痰，瓜蒌皮、浙贝母、土茯苓清热祛湿化痰，连翘、半枝莲、白花蛇舌草清热解毒散结，白鲜皮、防风祛风止痒，三七片、红豆杉、莪术活血通络，北沙参、麦冬清肺润肺、滋胃阴，以防燥伤肺胃。二诊时，患者痰热之象已有减轻，复查胸部 CT 显示疾病暂时稳定，可延续前方，加用桔梗以增强祛痰止咳之功，风热郁表之象已减退，去白鲜皮及防风，全方功专清热化痰除湿。三诊时，患者痰热进一步减轻，以余热为主，虚象渐显，故去连翘、桔梗，予五指毛桃补益肺脾，牡丹皮、赤芍活血凉血，兼清余热。

肺为气之主，脾为后天之本，气血生化之源，肾为气之根。脾气虚弱，母病及子，可致肺气虚，肺的宣发肃降、通调水道功能减退，就可发生水液停聚而生痰，痰凝日久而成积块。肾气虚，肾中精气的蒸腾气化失常，则体内水液停留，或聚而成湿，或凝而成痰，与邪毒搏结于肺而成肿瘤。目前认为肺癌的主要病理因素有痰、热、瘀、虚等，治疗也不离化痰散结、清热解毒、活血化瘀、扶正补虚等，但具体治法如何运用则当细审。

《慎斋遗书》言："五脏分属阴阳，阴阳全赖生克。……然扶脾即所以保肺，土能生金也。"脾胃健运，能腐熟水谷，滋生胃气、肺气、肾气等一身之气，中州得健自能灌达四旁，又能"四季脾旺不受邪"，脾与胃互为表里，可分而不可离，所以健脾益胃又为扶正补虚之本。临床上可用六君子汤以养脾胃之气，益胃汤以和肺胃之阴，视证候不同或分别用之，或同时用之。对肺脾气虚者，穷必及肾，常肺、脾、肾三脏同治，如黄芪、人参或党参、白术、茯苓、怀山药、薏苡仁、半夏、陈皮、八月札、山楂、焦神曲等补肺健脾药，与一些温肾类药物同用，如淫羊藿、补骨脂、肉苁蓉、菟丝子等，可温煦脾阳，以加强健脾化痰之功。肺气阴两虚日久，阴伤化热，伤及津液，津亏血少，脉道失充，血行郁滞而致血瘀；阴伤化热，亦炼津为痰，痰阻气滞，气滞血瘀，日久成积。痰阻血瘀，郁而化热，更伤阴液，互为因果，恶性循环。所以对肺虚内热证而宜用养阴清肺法者，药用太子参、党参、北沙参、麦冬、石斛、天花粉等生津之品，以调护肺胃。但如胡慎柔言："虚损六脉俱数，服滋阴降火之剂，不及四五十剂者，犹可治之。如服至百剂，真元消耗，脉洪数而无神，虽用补剂，而洪数变为细数，必渐瘘困不起而毙矣。"滋阴降火剂亦要适可而止，否则必伤及脾胃阳气。

对于痰湿这一实邪，"除痰"而消癥，邪去则正自安，效在祛邪。沈金鳌所著《杂病源流犀烛·肺病源流》："息贲肺积病也……皆由肺气虚，痰热壅结……当以降气清热，开痰散结为主。"痰湿瘀结，郁而化火亦常见，用药苦寒直折可也，中病即止，虽然药理研究证明清热解毒化痰药有较强的抑癌作用，但毕竟多系苦辛寒之品，伐伤脾胃，不可长期应用，如黄芩、黄连、山栀子、淡竹叶、石膏、半枝莲、白花蛇舌草等药。

在肺癌靶向治疗的领域，EGFR抑制药的临床应用相对广泛，包括吉非替尼、厄洛替尼、阿法替尼、奥希替尼等，其副作用之一就是出现皮肤炎症反应，如红色丘疹，伴瘙痒、疼痛，搔抓后易糜烂、渗液，感染后可出现高热、烦渴、头痛等，给患者带来一定的困扰。中医学认为，本病属于"药毒"、"药毒疹"等范畴，患者禀赋不耐，食入刚剂热药，内可攻脏腑，外可淫肌肤，蕴热中毒，伏于血分，血热妄行，溢于肌表则见红斑显现，疹色鲜红；脾虚不运，蕴湿化热感毒，湿热毒邪发于肌肤则糜烂，渗出；热入营血，气血两燔则见高热不退、身热夜甚，局部肿胀，烦渴，头痛，甚则神志不清；病久反复发作，热伤营阴，气阴两伤则见低热，口干咽燥，倦怠少气。总之，辨证属风热、湿热、血热、火毒及气阴两伤，临证以湿热郁表证居多，在治疗上清解利湿为本病的基本治疗方法，处方常用金银花、连翘、当归、蝉蜕、地肤子、白鲜皮、防风、荆芥、白芍、生地黄、赤芍、生薏苡仁、茯苓、甘草等。

总而言之，在肺癌临证之际，需谨守病机，注意药性之偏颇，权衡利弊而用药，始终以顾护胃气为原则，投药避免过于滋腻、苦寒；严格控制清热解毒药物的药味及剂量，以免苦寒败胃及损伤阳气。肿瘤患者，邪毒内蕴，病程日久，或兼手术伤正，或兼放化疗伤正，脾胃功能常受到不同程度的损伤，切不可以心急而施以滋腻峻补，应补益不忘醒脾开胃，使补而不腻滋而不滞。

（徐婉琳　李柳宁）

十、案例 10

朱某，男，64岁，2019年3月6日来诊。

主诉　发现肺癌6年，乙状结肠癌半年余。

现病史　患者2013年4月24日于某大学肿瘤医院行右下肺肿物切除术，术后病理：大细胞神经内分泌癌，pT2N1M0 ⅡB期。术后行4个疗程培美曲塞+顺铂方案化疗。术后复查胸部CT提示右下肺肿物切除术，双肺多发结节，考虑增殖性病变可能。后至2018年7月复查肿瘤标志物未见明显异常，复查胸部CT未见明显复发及转移征象。2018年8月因"脓血便半月余"至我院肛肠科就诊，后住院完善相关检查，于2018年9月12日行乙状结肠根治术，术后病理：（乙状结肠）中分化腺癌，pT3N0M0 ⅡA期。2018年11月开始口服卡培他滨行靶向治疗。患者来诊，神清，精神疲倦，乏力，口干口苦，偶有腹胀，无腹痛，纳可，眠差，夜尿每晚6次，大便调。舌暗红，苔黄，脉细。

中医诊断　①肺癌；②肠癌。

中医证型　气虚毒热。

西医诊断　①肺大细胞神经内分泌癌术后化疗后（pT2N1M0 ⅡB期）；②乙状结肠腺癌术后（pT3N0M0 ⅡA期）。

治法 益气健脾，补益肺肾，解毒散结。

中药处方 茯苓 15g，薏苡仁 15g，黄芪 15g，麦芽 30g，山药 15g，太子参 20g，浙贝母 15g，猫爪草 20g，半枝莲 15g，白花蛇舌草 20g，山慈菇 20g，石见穿 20g，莪术 15g，全蝎 5g，蜈蚣 1g，补骨脂 15g。

水煎服至 200ml，日 1 剂，共 14 剂。

2019 年 4 月 3 日二诊

症见 神清，疲倦乏力好转，口干口苦，偶有腹胀，无腹痛，纳、眠可，夜尿每晚 3 次，大便调。舌暗红，苔黄，脉细。

中药处方 茯苓 15g，薏苡仁 15g，麦芽 30g，太子参 20g，北沙参 30g，浙贝母 15g，猫爪草 20g，半枝莲 15g，白花蛇舌草 20g，山慈菇 20g，石见穿 20g，莪术 15g，全蝎 5g，蜈蚣 1g，补骨脂 15g。

水煎服至 200ml，日 1 剂，共 14 剂。

按语

患者年过六旬，既往吸烟多年，患双肿瘤，后多次行手术治疗，曾行化疗，耗伤元气，肺、脾、肾虚，故见精神疲倦，乏力，眠差，夜尿频；气虚则津液运行不畅，易成痰凝，加之烟毒外袭，痰瘀毒聚，故而成癌瘤；痰气瘀结，日久蕴热，耗伤津液则见口干口苦。舌暗红，苔黄，脉细均为气虚毒热的表现。此病病位在肺、大肠，涉及脾、肾，病性为本虚标实。治以标本兼治，茯苓、薏苡仁、黄芪、麦芽、山药、太子参健脾补肺，益气化痰；浙贝母、猫爪草、半枝莲、白花蛇舌草、山慈菇、石见穿清热解毒，化痰散结；莪术、全蝎、蜈蚣祛瘀通络；补骨脂补肾助阳；全方既益气健脾，补益肺肾，又功擅解毒散结。二诊时患者虚象较前缓解，效不更方，但虚热之象仍明显，去黄芪、山药之温热，予北沙参以滋阴清热。

目前肺癌发病率越来越高，主要与外邪侵犯、饮食内伤、烟毒熏蒸、情志内伤、劳逸失度及禀赋不耐有关。第一是外邪侵犯，《灵枢·邪气脏腑病形》中记载"形寒饮冷则伤肺"。目前人工制冷设备广泛使用，比如空调、冰箱，使得风寒犯表，进而损伤肺之阳气，则肺脏无法输布津液，体内则易生痰湿。随着工业化、城市化进程的推进，工业废气、汽车尾气等，已作为新的"外邪"内容。机体虚弱，外邪峻猛，"肺为娇脏"，"肺为华盖"，必先受之，毒邪客于肺脏，致使肺络受损，宣发肃降失司，使气血津液失调，瘀滞化生痰湿，日久而生瘤病。第二是饮食内伤，现代人爱食生冷之品，容易损伤脾阳，则导致脾运化失职，湿聚成痰，阻滞血行，瘀血易生。寒、痰、湿、瘀等阴邪相互搏结，日久遂成肺中积块。第三是烟毒熏蒸，烟毒辛燥可直损肺络耗气伤阴；烟毒入络，则可导致络脉瘀阻。第四是情志内伤，正如《素问·阴阳应象大论》曰"忧伤肺"，以及《灵枢·百病始生》曰："卒然外中于寒，若内伤于忧怒，则气上逆，气上逆则六输不通，温气不行，凝血蕴里而不散，津液涩渗，著而不去，而积皆成矣。"现代研究表明，恶性肿瘤本身是一种身心疾病，精神、心理、社会因素在其发生发展及病愈过程中均扮演着重要角色。第五是劳逸失度及禀赋不耐，过劳耗伤肺气，使邪气得以侵犯，正如《证治准绳》曰："若劳伤肺气，腠理不密，外邪所搏而壅肿者……名曰气瘤。"

"肺与大肠相表里"，同时发生肺癌与结肠癌的患者也时有遇见。结肠癌是当今最常见的好发于结肠部位的消化道肿瘤，伴随着人们现代化快节奏生活方式的改变、饮食结构的调整及自然环境的恶化，我国结肠癌的发病率与死亡率逐年上升而且越来越年轻化。结肠癌是西医学的病名，在中医学中属于"肠风"、"脏毒"、"肠覃"、"肠积"、"积聚"等病的范畴。肺癌与结肠癌发生的病因有相似之处。结肠癌的发生与外邪侵犯、饮食不当、劳逸失常关系密切。外邪主要为寒邪，可兼夹湿邪，如《灵素节注类编》所言："肠覃者，寒气客于肠外，与卫气相搏，气不得营……癖而内着，恶气乃起，息肉乃生。"在饮食方面，《古今医鉴·肠风脏毒》指出："夫肠者……皆由饱食炙爆生冷酒色，并伤坐卧当风，荣卫气虚，风斜冷气进袭脏腑，因热乘之。"嗜食肥腻，醇酒厚味，不洁之品，火毒瘀滞，损伤脾胃，运化失司，宿食停滞，郁久化热，热毒留于肠道而发病。劳逸失常，损伤脾肾，正气亏虚，加快疾病进展。

论治肺癌与大肠癌双肿瘤患者，除了要规避相同的发病因素，如外邪侵袭、饮食失节、情志所伤、劳逸失节等，也需重视从脾胃论治，所谓"得脾胃者得中央，得中央者得天下"。脾胃为人体后天之本，元气是生命的动力和源泉，决定元气盛衰的重要因素则是脾胃功能的强弱。从经络联系上看，《灵枢·经脉》言："肺手太阴之脉，起于中焦，下络大肠，还循胃口，上膈属肺，从肺系横出腋下……"《灵枢·经脉》曰："大肠手阳明之脉，起于大指次指之端……其支者，从缺盆上颈，贯颊，入下齿中，还出挟口环唇。"肺与大肠为表里，脾与胃为表里，手阳明大肠经与足阳明胃经均行于口齿，故肺、脾两脏经络相连。从中可以看出在组织结构上肺、大肠与脾胃通过经络相沟通联系，在生理病理上有着不可分割的联系。在五行学说中，肺、大肠属金，脾胃属土，土能生金，故有"脾有生肺之能，土旺而金生"之说。当土病不能生金，或肺病而脾虚无以资肺时，可用补益脾土的药物调补中州，充实后天，益其生化之源，使中气足，气血旺，从而使肺、大肠受益。

总而言之，在五行生化中，土又为金之母，两者之间通过经脉相连，因此脾肺二脏、胃肠二腑无论在生理还是病理上均相互联系、相互影响。"脾为生痰之源，肺为贮痰之器"，痰是形成各种肿瘤中的重要病理因素。脾胃为后天之本，气血生化之源，居于中焦，是五脏之气出入升降的枢纽，《石室秘录》云："治肺之法，正治甚难，当转以治脾，脾气有养，则土自生金。"因此，治疗肺与大肠双肿瘤患者，在灵活辨证的同时不可忽视对脾胃功能的恢复与调治。

（徐婉琳 李柳宁）

第10节 治疗肺癌晚期案例

一、案例1

邱某，男，59岁，2015年2月16日来诊。

主诉 咳嗽4年余。

现病史 2010年10月患者因咳嗽至广东某医院检查，CT提示左下肺癌，行手术活检后明确为肺腺癌（具体分期不详），EGFR基因检测为阴性。至某大学肿瘤医院行6个疗程化疗（方案不详，末次化疗时间为2011年3月）。化疗后，患者自2011年4月开始口服厄洛替尼治疗至今；2012年2月复查CT左下肺叶空洞型病变（51mm×42mm）及边缘结节，较前未见明显变化，评价病情稳定（SD）。此后至2014年9月，患者定期复查CT均提示病灶稳定，头颅MRI未见转移瘤。患者来诊，精神可，咳嗽少痰，色黄，头痛，口干，左胸隐痛，皮肤干燥瘙痒，可见散在皮肤色素沉着，纳、眠可，小便调，大便稀。舌暗红，有瘀斑，苔少，脉弦细。

个人史 吸烟20余年，最多每日20支。

辅助检查 2010年10月10日胸部CT示左下肺癌；2012年2月15日胸部CT示左下肺叶空洞型病变（51mm×42mm）及边缘结节，较前未见明显变化。2014年9月8日颅脑MRI未见转移瘤。

中医诊断 肺癌。

中医证型 气阴两虚，湿瘀互结。

西医诊断 肺腺癌术后化疗后局部复发（cT3NxM0 ⅡB期）。

治法 益气养阴、补土伏火。

中药处方 太子参15g，麦冬15g，五味子10g，桃仁20g，女贞子20g，桑椹子20g，炙甘草15g，砂仁（后下）10g，淫羊藿20g，酸枣仁20g，钩藤20g，红景天（每包6g）2包，黄芪20g，苦杏仁15g，枇杷叶20g，鱼腥草20g，炒麦芽30g，丹参20g，茯苓20g，全蝎10g，蜈蚣2条。

水煎服，日1剂，共30剂。

2015年3月25日二诊

症见 患者精神可，咳嗽咳痰缓解，左胸隐痛好转，口干改善，少许头痛，皮肤干燥瘙痒，可见散在皮肤色素沉着，纳、眠可，二便调。舌暗红，有瘀斑，苔少，脉弦细。

中药处方 太子参15g，三七片（打碎）10g，麦冬15g，五味子10g，桃仁20g，女贞子20g，桑椹子20g，炙甘草15g，砂仁（后下）10g，淫羊藿20g，酸枣仁 20g，钩藤 20g，红景天 2 包，黄芪 20g，苦杏仁 15g，枇杷叶 20g，鱼腥草 20g，炒麦芽 10g，丹参 20g，茯苓 20g，全蝎 10g，蜈蚣 2 条。

水煎服，日 1 剂，共 35 剂。

患者服药后各项症状逐步好转，中药在上方的基础上辨证加减。患者一直在门诊治疗，至今一般情况良好。

按语

原发性支气管肺癌（简称肺癌）是指发生于各级支气管上皮细胞及细支气管肺泡上皮细胞的恶性肿瘤。临床以咳嗽、咳血痰或咯血、胸痛、发热等为主要表现。随病情的进展还会有淋巴结和脏器转移等，并产生相应的临床表现。不完全性统计的资料表明，近年来我国肺癌发病率和死亡率均居肿瘤方面的首位。

肺癌治疗策略依据病理类型、临床 TNM 分期及患者功能状态来确定。Ⅰ、Ⅱ、ⅢA 期患者进行以手术为主的多学科综合治疗，ⅢB 期及Ⅳ期患者功能状态较好，考虑以放化疗及免疫治疗为主的综合治疗。ⅢB、Ⅳ期患者若体力功能状态差，则以中医药治疗为主结合生物治疗。由于肺癌的生物学行为复杂，使得临床上 70%～80% 的肺癌患者就诊时失去了手术机会，并有易转移、易复发、预后差等特点。中医药在肺癌治疗中的作用主要体现在围手术期调理，为手术创造条件，预防和治疗术后并发症，对放化疗、免疫治疗具有减毒增效作用。中西医综合治疗方案对肺癌的近期疗效、远期疗效、生活质量等均优于单纯西医方法治疗。

肺癌发病病因从中医整体理论而言，为由外因（六淫）或内因（情志所伤、饮食劳倦等）致正气虚损，脏腑功能失调。其中六淫之邪、不时之气、烟毒秽气及外来毒热之邪等，侵袭肺脏，稽留不去，均可损伤肺络，致气滞瘀血，瘀血阻络而成积块；再者，烟毒、秽气及毒热侵袭人体，均可灼伤津液，致肺阴亏虚，或肾阴亏损，肾水无以滋润肺阴，子病及母，导致"肺热叶焦"，阴伤气耗，络脉失养，毒热之邪内侵，稽留肺络，瘀毒热聚而成积；脾主运化水湿，升清降浊，饮食劳倦致脾气虚弱，健运失司，则水湿内阻，蕴湿成痰，正所谓"脾为生痰之源，肺为贮痰之器"，痰阻肺络而成积块。在发病病因中正虚起到根本性的作用，正如明代李中梓《医宗必读》认为："积之成也，正气不足，而后邪气踞之。"结合古代及现代医家理论，其发病多与肺、脾、肾三脏密切相关，治疗当以补法为基本准则。

本病案中患者既往常年吸食烟毒秽气，其侵袭肺脏，稽留不去，损伤肺络，致气滞瘀血，瘀血阻络而成积块，后期确诊后接受手术及术后辅助化疗，至此患者总体气血津液耗伤明显，加之既往烟毒熏肺所致阴亏，其呈现出气阴两虚之象；加之服用靶向药物后药毒蒸腾，故在脾胃内伤虚损基础上，产生一种"阴火"之火热邪气。《脾胃论·饮食劳倦所伤始为热中论》中曰："若饮食失节，寒温不适，则脾胃乃伤。喜、怒、忧、恐损耗元气。既脾胃气衰，元气不足，而心火独盛。"此处心火非独指心火，泛指有"虚火"、"浮越之火"等阴火的总称。

治疗上当以温中为主，佐以清凉，俾土浓则火敛，金旺则水生。如清代名医郑钦安，其著作《医理真传·五行说》中云，"五行之要在中土，火无土不潜藏"、"脾土太弱，不能伏火，火不潜藏，真阳之气外越"、"其元阳外越，而土薄不能伏之，即大补其土以伏火"。方药中黄芪、太子参、砂仁、女贞子、桑椹子温补脾肾为主，大补其土。补益脾阳外，胃阴亏虚亦不能忽视，脾之与胃，两者在生理上密切相关，病理状态下互为影响，是不可分割的整体。"脾喜刚燥，胃喜柔润"；患者烟毒熏肺日久，素体阴虚，加之手术损伤化疗劫耗胃阴，故见咳嗽、口干，舌红，苔少之象；治疗上当予甘润之药，正如方中太子参、茯苓、麦冬之品。脾胃亏虚所致阴火上炎，配合癌肿复发后在肺内成形，与痰、瘀、毒、热等病理产物相关，其留滞于肺，成火热蒸腾之象。治疗上，肺脏之阴阳气血津液皆赖脾胃滋养，名医叶天士就曾"养胃阴以供肺"以麦门冬汤治疗阴虚咳嗽，脾胃虚则肺易受邪，临床常见脾胃气上冲喉咽、胸膈者，亦以补土伏上逆火气疢疾，而临床肺火、肺阴虚等证，均可以补土伏火法论治。故除大补其土的黄芪、太子参等药物外，可加用较多清热解毒、祛瘀散结之品，如鱼腥草、枇杷叶、半枝莲、白花蛇舌草、全蝎、蜈蚣，可起到更好的伏火及抗瘤之效。

（刘　柏　李柳宁）

二、案例 2

吴某，男，73 岁，2011 年 5 月 27 日来诊。

主诉　咳嗽咳血痰 1 个月余。

现病史　患者于 2011 年 4 月开始出现咳嗽咳血痰，2011 年 5 月 19 日至广东某医院行全身 PET/CT 检查：右肺上叶结节（2.5cm×2.7cm），腹膜后多发淋巴结肿大及右侧髂骨和 L4 椎体代谢增高，考虑为右上肺癌并腹膜后淋巴结及骨转移，右侧蝶骨脑膜瘤；建议患者行穿刺活检及相关治疗，患者因个人原因拒绝行穿刺活检及放化疗，要求中医药治疗。患者来诊症见：神清，少许疲倦，偶有咳嗽，时有咳少量血痰，纳、眠尚可，小便调，大便干。舌质暗红，舌苔微黄，脉弦。

辅助检查　2011 年 5 月 19 日至广东省某医院行全身 PET/CT 检查示右肺上叶结节（2.5cm×2.7cm），腹膜后多发淋巴结肿大及右侧髂骨和 L4 椎体代谢增高，考虑为右上肺癌并腹膜后淋巴结及骨转移，右侧蝶骨脑膜瘤。

中医诊断　肺癌。

中医证型　阴虚毒热。

西医诊断　①肺癌并腹膜后淋巴结：骨转移（cT1cN3M1c ⅣB 期）；②脑膜瘤。

治法　益气养阴清热。

中药处方　北沙参 20g，麦冬 20g，五味子 5g，苇茎 20g，桃仁 10g，薏苡仁 20g，冬瓜子 20g，鱼腥草 20g，黄芩 15g，全蝎 10g，蜈蚣 2 条，半枝莲 20g，白花蛇舌草 20g，女贞子 20g，甘草 5g。

水煎 2 次服，日 1 剂，共 21 剂。

2011 年 7 月 1 日二诊

症见 咳嗽好转，咳痰，暂无血痰，纳、眠可，容易汗出，头晕，手足脚无力，二便尚调。舌质暗红，舌苔微黄，脉弦。

中药处方 前方基础上去北沙参、冬瓜仁、黄芩，加用党参 30g、肉苁蓉 20g、法半夏 10g、猫爪草 10g。

水煎 2 次服，日 1 剂，共 18 剂。

2011 年 9 月 9 日三诊

症见 患者神疲乏力，心烦眠差，咳嗽咳痰较前好转，偶有胸闷不适感，动则气促，目前手足较冷。舌质淡，苔薄白，脉滑。

中药处方 党参 15g，麦冬 20g，五味子 5g，桃仁 10g，薏苡仁 20g，黄芪 20g，全蝎 10g，半枝莲 20g，白花蛇舌草 20g，女贞子 20g，甘草 5g，猫爪草 10g，淫羊藿 15g，酸枣仁 20g，延胡索 20g，熟附子 10g，浮小麦 15g。

水煎 2 次服，日 1 剂，共 14 剂。

2012 年 5 月 11 日四诊

症见 患者神疲乏力，少许咳嗽咳痰，痰白，心烦眠差，偶有胸闷不适感，动则气促，双下肢无水肿，二便一般。舌质淡，苔薄白，右脉滑，左脉细。

辅助检查 2012 年 5 月 9 日我院复查 CT 示右上肺前段结节（2.3cm×2.6cm），符合肺癌，诊断为右上肺周围型肺癌。CA125、CA199、NSE、SCC 均正常，CEA 为 27.59μg/ml。

中药处方 桃仁 10g，薏苡仁 20g，黄芪 20g，全蝎 10g，半枝莲 15g，白花蛇舌草 15g，女贞子 20g，甘草 5g，猫爪草 10g，淫羊藿 15g，红景天（每包 6g）2 包，砂仁（后下）10g，白术 15g，党参 15g，五味子 5g，藿香 15g，防风 15g。

水煎 2 次服，日 1 剂，共 14 剂。

2012 年 7 月 15 日五诊

症见 患者神疲乏力，咳嗽，咳痰，痰中血丝时多时少，稍心烦，偶有胸闷不适感，动则气促，双下肢稍水肿，腰酸痛无力，纳一般，眠可，大便稀烂，每日 3～4 次，量少，小便调。舌质暗红，舌苔薄白，脉弦。

中药处方 补骨脂 15g，甘草 10g，仙鹤草 15g，石榴皮 20g，淫羊藿 10g，党参 20g，麦冬 15g，五味子 5g，红景天 2 包，女贞子 20g，续断 15g，茯苓 15g，砂仁（后下）10g，三七片 15g，紫珠草 15g，黄芪 20g，全蝎 20g，法半夏 20g，猫爪草 20g，诃子 20g。

水煎 2 次服，日 1 剂，共 21 剂。

此后患者各项症状相对稳定，中药在上方的基础上辨证加减。随访至 2017 年底，患者因肿瘤晚期过世，此前近 6 年时间患者一直在门诊治疗，一般情况尚可。

按语

肺癌发病多因肺脾气虚，毒、热外邪侵袭，或痰瘀内生而致。《内经》有云"正气存内，邪不可干"、"邪之所凑，其气必虚"，患者发病初始已为晚期肺癌，以咳嗽咳血痰为主诉来诊，其应有正气虚弱这一基础，或偏于阴虚，或偏于阳虚，或偏于气虚，或偏于血虚。正如《素问》曰"五气所病……肺为咳"、"五脏六腑皆令人咳，非独肺也"，故治疗上应当辨别气血阴阳、表里寒热。本病案病患疲倦、咳嗽，少量血痰，大便干，舌暗红，考虑肺胃阴虚为主，导致火热上炎，熏蒸肺叶，导致咯血。

久病者，素体虚弱，在治疗上，当以补虚为主，而对于中焦脾胃之补法，自《内经》以来，就重视脾胃系统的作用，将其视为后天之本和气血生化之源。随着《脾胃论》的盛行，中医脾胃学说多以"脾胃法东垣"的临床习惯，治法也以益气、升阳、散火之法视为治疗脾胃病的常法。但脾胃互为表里，有阴土、阳土之分，二者生理、病理均有差别。多缺乏对胃土润降的重视，重脾阳而略胃阴。至清代叶天士，在《脾胃论》的基础上，创立胃阴学说，补之不足。叶氏认为"脾宜升则健，胃宜降则和，盖太阴阴土，得阳始运，阳明胃土，得阴始安，以脾喜刚燥，胃喜柔润，仲景急下存阴，治在胃也；东垣大升阳气，治在脾也"。

本病案以肺胃阴虚为主，方药中从中焦为切入点，养胃阴以益肺阴。正如《素问·经脉别论》云"饮入于胃，游溢精气，上输于脾。脾气散精，上归于肺"。肺为水之上源，全赖脾胃之输布，肺方得津液之养，若胃阴亏虚则中焦无津可布，故肺胃阴亏，此正是土不生金之写照。叶氏云"法当补养胃阴，虚则补母之治也"。用药以麦冬、白扁豆、沙参等药以益胃阴，甘润滋养肺胃以防呆补滞腻。本案以沙参麦冬汤为底方，合用苇茎汤加减，以制火热之上炎；后加党参等以补气之不足。疾病发展后期，患者出现水肿，大便稀烂，舌苔转薄白，呈现脾肾阳虚之象。此为肺癌晚期疾病进展，瘤体逐步耗伤人体气血阴阳，阳气阴津俱损所致。"益火补土"为治疗脾肾阳虚的重要方法。

益火补土法是根据五行生克关系所确立的一种治疗法则，属"间接补法"之一。益火补土理论的形成，除遵循五行规律外，与古人取象比类的思维方式亦相关。肾为先天之本，脾为后天之本，脾阳虚弱，不能运化水谷精微，肾脏不得滋养；而肾阳虚衰，命门火衰，不能温化脾阳，亦导致脾不运化；故见气促、腰酸痛、大便稀烂，小便少等症。正如清代汪绂《医林纂要》中"命门元火，夹而中处，如灶恒燃，如薪传炷……是故饮食减少，脾不运化，实当责之命火衰微之故"的论述。提示脾肾生理、病理关系。用药方面，金匮肾气丸为益火生土的代表方，如《济生方·补真丸》载补真丸"壮肾气，上蒸脾土"，使"脾土温和，中焦自治，膈开能食矣"。《济阴纲目》曰"命门之气藏于肾，为生土之母"；而《景岳全书·论治脾胃》亦云："今饮食进少，且难消化，属脾胃虚寒。盖脾胃属土，乃命门火虚不能生土而然。不宜直补脾胃，当服八味丸补火以生土也。"

本案在治疗中期，患者身体逐步亏虚，用药方面兼顾祛邪及扶正，加用了健脾补肾的药物，如党参、白术、女贞子、黄芪、淫羊藿等。治疗后期患者肺、脾、肾俱虚，以扶正为主。处方以四君子汤、生脉散为底方配合女贞子、淫羊藿、补骨脂、续断等补肾的药物，以期达到益火补土、扶正抑瘤的目的。故中医药为主的综合治疗，可有效地控制病情发展，改善患者生活质量，延长生存期。

（刘 柏 李柳宁）

三、案例 3

阮某，男，2014 年 1 月 17 日来诊。

主诉 反复咳嗽，伴胸闷痛 2 个月余。

现病史 患者于 2013 年 11 月开始出现咳嗽、胸闷痛，进食后加重，2014 年 1 月 7 日查胸部 CT 提示右肺中央型肺癌。纤维支气管镜病理提示考虑为肺小细胞癌。近 3 个月明显消瘦。为寻求中西医结合治疗就诊。症见：患者神清，精神一般，无恶寒发热，干咳，无咯血，胸闷痛，进食后加重，气促，右侧肢体乏力，无腹胀腹痛，双下肢无水肿，纳差眠差，小便调，大便难。舌淡暗，苔白腻，脉弦细。

辅助检查 2014 年 1 月 7 日查胸部 CT 示右肺中央型肺癌。2014 年 1 月 10 日纤维支气管镜病理示肺小细胞癌。

中医诊断 肺癌。

中医证型 气虚痰瘀阻络。

西医诊断 小细胞肺癌局部晚期（cT4N1M0 ⅢA 期）。

治法 健脾益气，化痰散结。

考虑患者高龄，基础疾病较多，全身状态较差，不宜行小细胞肺癌标准放化疗，与患者及其家属详细沟通病情及预后，制定中医药治疗配合减量口服化疗药物联合治疗的方案，口服化疗：依托泊苷胶囊 50mg，口服，每日 1 次，第 1～10 天，每 4 周 1 次，4 个疗程。

中药处方 党参 30g，茯苓 15g，白术 15g，炙甘草 10g，橘红 10g，法半夏 15g，浙贝母 20g，白花蛇舌草 15g，鱼腥草 30g，三七片 10g，桔梗 15g，瓜蒌子 15g，桃仁 15g，苦杏仁 15g，延胡索 15g，黄芪 30g，冬瓜子 30g，肉苁蓉 15g。

水煎服，日 1 剂，共 14 剂。

2014 年 2 月 2 日二诊

症见 患者精神可，胸闷痛、气促等症状减轻，无恶寒发热，干咳，无咯血，右侧肢体乏力减轻，无腹胀腹痛，胃纳改善，睡眠一般，二便调，体重增加 2kg。舌淡暗，苔白腻，脉弦细。

中药处方 党参 30g，茯苓 15g，白术 15g，炙甘草 10g，橘红 10g，法半夏 15g，浙贝母 20g，白花蛇舌草 15g，鱼腥草 30g，三七片 10g，桔梗 15g，瓜蒌子 15g，桃仁 15g，黄芪 30g，冬瓜子 30g，大黄 10g，蜈蚣 2 条，僵蚕 10g。

水煎服，日1剂，共14剂。

2014年5月停服依托泊苷胶囊，继续坚持门诊中药治疗，2014年6月16日复查CT提示病灶较前明显缩小。后继续中药治疗，至2015年1月因合并肺部感染、急性左心衰竭死亡。

按语

小细胞肺癌是肺癌中恶性程度最高的一种类型，约占肺癌发病率总数的10%~25%，发展快，易通过淋巴与血行转移，预后差。小细胞肺癌对放化疗较敏感，与非小细胞肺癌相比，在病理学、恶性行为、治疗缓解率等方面迥异。本患者确诊肺癌时属于晚期，且自身基础疾病较多，拒绝使用放化疗治疗，以减量口服化疗药物及配合中医治疗，中药以四君子汤加减，配以橘红、法半夏、浙贝母、冬瓜子、瓜蒌子等化痰药物，及白花蛇舌草、鱼腥草等散结抑瘤药物，配合少量化疗药物口服，肿瘤获得部分缓解，症状得以改善，疗效显著。肿瘤晚期，治疗原则以提高生活质量，延长生存期为主要目的。此期治疗的重点应该放在如何调动患者本身的积极因素、抑制肿瘤的发展、减轻患者的痛苦、提高患者的生活质量上，因此，医家常用"带瘤生存"作为晚期肿瘤的治疗思路。中医学认为，肿瘤是"正邪相争"的过程，治疗上强调以扶正为主，辅以祛邪，在不伤正气的条件下达到祛邪的目的，即"扶正以祛邪"。

晚期肺癌多脾气亏虚，脾气虚则运化无能，清气不升，浊气不降，饮邪聚积而为痰湿，出现咳嗽痰多、腹胀便溏、纳呆乏力、舌胖边生齿痕、苔白腻、脉濡缓或滑等症状。治以"培土生金"之法。"培土生金法"是根据五行相生规律确立的治则，通过补益脾气以益肺气，即"虚则补其母"。《灵枢·经脉》曰"肺手太阴之脉，起于中焦，下络大肠，还循胃口，上膈属肺"，肺经起源于中焦，肺经与脾、胃经关系密切。《素问·经脉别论》曰："饮入于胃，游溢精气，上输于脾。脾气散精，上归于肺，通调水道，下输膀胱"、"食气入胃，浊气归心，淫精于脉。脉气流经，经气归于肺，肺朝百脉，输精于皮毛"。脾气健运，精气上承于肺脏，以助其宣发肃降之功；若湿阻脾胃，运化无力，则气血津液生化乏源，母病及子，肺宣发肃降无能，进而出现一系列肺、脾俱虚的病证。李东垣亦曰："脾胃一虚，肺气先绝。"脾胃健旺是肺气充足的重要保证。故扶正首当调理脾胃，通过调理脾胃以扶助正气，增强患者的免疫力，调整与维持内环境稳态，提高机体自身的抗癌能力，使病灶稳定，即达到了治疗的目的。祛邪亦是扶正，实现带瘤生存，可适当兼顾祛邪。常见的祛邪之法有理气解郁、化痰散结、活血化瘀。补虚扶正为祛邪的根本。带瘤生存即通过调节机体，达到正邪平衡的状态，维持病灶稳定，抑制肿瘤的生长与复发，提高生存质量、延长生存期，反映了中医治疗的特色与优势，是中医肿瘤理论不可或缺的主要组成部分。

（陈志坚 李柳宁）

四、案例 4

姚某，女，89 岁，2017 年 5 月 5 日来诊。

主诉 咳嗽咳血痰 2 个月余。

现病史 患者 2 个月余前开始咳嗽咳痰，痰中带血，无恶寒发热，无明显胸闷胸痛，无气促。2017 年 2 月 10 日查胸片示右肺占位性病变，考虑肿瘤性病变。2017 年 5 月 2 日查胸部 CT 示右肺中叶外侧段肿块，考虑肿瘤性病变。患者拒绝行病理活检、手术、放化疗等，为求中医药治疗来诊。现患者神志清楚，疲倦乏力，无恶寒发热，时有咳嗽，痰中带血，偶有胸闷，无明显气促胸痛，腰背酸痛，无头晕头痛，无呕吐腹泻，纳差，眠尚可，大便稍烂，小便调。舌淡，苔白微腻，脉弱。

辅助检查 2017 年 2 月 10 日胸片提示：①右肺占位性病变，考虑为肿瘤性病变，建议进一步检查；②右肺多发小钙化灶；③双下肺支气管炎。2017 年 5 月 2 日胸部 CT 示右肺中叶外侧段肿块，考虑肿瘤性病变，较前稍增大，脾内多发低密度影，建议复查。

中医诊断 肺癌。

中医证型 肺脾气虚。

西医诊断 肺占位性病变（恶性肿瘤可能性大）。

治法 补肺健脾，益气抑瘤。

中药处方 党参 30g，黄芪 30g，白术 15g，茯苓 20g，木香（后下）5g，砂仁（后下）10g，麦芽 20g，法半夏 15g，陈皮 10g，紫菀 15g，仙鹤草 20g，藕节 10g，补骨脂 15g，淫羊藿 15g，半枝莲 20g，白花蛇舌草 20g，红豆杉 6g。

水 800ml 煎至 200ml，再煎服用，日 1 剂，共 20 剂。

2017 年 5 月 26 日二诊

症见 疲倦乏力减轻，偶有咳嗽，咳痰减少，痰中夹血丝，腰背酸痛改善，纳可，眠一般，二便调。舌淡，有齿印，苔薄白，脉稍沉。

中药处方 前方去藕节，余味同前。

水 800ml 煎至 200ml，再煎服用，日 1 剂，共 30 剂。

2017 年 7 月 3 日三诊

症见 无明显疲倦乏力，少许咳嗽咳痰，痰中夹血丝较前减少，纳、眠可，二便调。

中药处方 守方续服。

按语

本医案患者为老年肺占位患者，因年事已高，拒绝病理活检、放化疗等西医诊疗措施，寻求中医药治疗，以延长生存期、提高生活质量为主要目的。患者以咳嗽、痰中带血为主要表现，结合纳差、舌脉等，证候以虚证为主，当以补益为要。血证以热证、虚证常见，热证以清热为主，虚证以补虚为要。脾为后天之本，水谷生化之源，主统血，治病必求于本，故以补脾为第一要务。当各种原因导致脉络损伤或血液妄行时，就会引起血液溢出脉外而形成血证。正如《三因极一病证方论·失血叙论》说："夫血犹水也，水由地中行，百川皆理，则无壅决之虞。血之周流于人身荣、经、府、俞，外不为四气所伤，内不为七情所郁，自然顺适。万一微爽节宣，必致壅闭，故血不得循经流注，荣养百脉，或泣或散，或下而亡反，或逆而上溢，乃有吐、衄、便、利、汗、痰诸证生焉。"

肺癌为起源于支气管黏膜或腺体的恶性肿瘤，其中咯血是肺癌常见的并发症，临床常见血丝痰、咯少量鲜血，甚见大咯血，常反复出现，甚至贯穿整个病程。咯血不仅加重了患者及其家属对疾病的恐惧，更可诱发肺部感染、引发窒息等，从而加重病情。据统计，肺癌咯血相关病死率可以达 25% 以上。目前西医主要以止血药物对症治疗为主，必要时采取外科手术及介入治疗，多可获得短期疗效，但毒副作用及易复发性增加了其局限性，因而整体效果并不十分理想。祖国医学对本病认识深刻，疗效满意且副作用少，显示出明显优势。肺癌属于中医学中"肺积"、"息贲"、"咯血"等范畴。如《难经·五十六难》言："肺之积名曰息贲，在右胁下，覆大如杯。久不愈，令人洒淅寒热，喘咳，发肺壅。"《内经》则有"肺咳之状，咳而喘息有音，甚则唾血"的记载，其所论述症状类似肺癌咯血的临床表现。后世《杂病源流犀烛》论之"邪积胸中，阻塞气道，气不宣通，为痰，为食，为血……"。

正虚邪实是肺癌发病的基础，痰瘀蕴肺是肺癌的病理本质。而当人体处在正气虚弱的状态时，脏腑功能失调、气化不利、水液代谢障碍，致水液停聚终成痰；痰湿贮积肺脏日久则可变生癌肿；并阻碍肺气正常宣发、肃降，气既不顺，血必不能正常循环周始，离经叛道以致咯血。因此肺癌咯血不可忽视"痰"这一重要因素的存在。中医学对肺癌咯血的认识可谓百家争鸣，认识各有偏重，但无外乎正虚、标实两个方面。肺癌咯血可虚可实，实者以肝火犯肺为多，虚者以肺脾气虚为主。《内经》提出脾虚可致出血。《内经》中虽未见对"脾主统血"的阐述，但已经认识到血溢脉外而致的出血性疾病与脾虚有关。"于此有人，四肢解堕，喘咳血泄……是脾气之外绝，去胃外归阳明也……脾气不守，胃气不清，经气不使，真脏坏决，经脉傍绝，五脏漏泄，不衄则呕"（《素问·示从容论》）。认为引起"血泄"的病因与"脾气之外绝"有关，"脾气不守"可出现咯血、衄血、呕血等出血之证。《难经》中有"脾裹血"的记载："脾重二斤三两，扁广三寸，长五寸，有散膏半斤，主裹血，温五脏，主藏意"。《金匮要略》中治疗便血用黄土汤："下血，先便后血，此远血也，黄土汤主之"（《金匮要略·惊悸吐血下血胸满瘀血病脉证治》）。黄土汤治疗血证主要应用温阳止血之法，其组成中有甘草、干地黄、白术、炮附子、阿胶、黄芩、灶中黄土 7 味，其中不但用温阳的方药来治疗血证，并且在方中加入了健脾的药物（白术），说明张仲景当时已经认识到补脾之药对血证的作用。《三因极一病证方论》以理中汤治疗血证，"理中汤，属性：能止伤胃吐血者，以其功最理中脘，分利阴阳，安定血脉，方证广如《局方》，但不出吐血证，学人当自知之。人参、白术、甘草（炙）、白姜（炮，各等分）上为锉散。每服四钱，水一盏，煎七分，去滓，不以时服；或只煮干姜甘草汤饮之亦妙"（《三因极一病证方论·伤胃吐血证治》）。用理中汤来补中焦，能使血脉安定，吐血自止。陈言将张仲景的理中汤用来治疗吐血之证，老方新用，虽未明言，但其用法正是取"脾主统血"之意。

东垣的学说被称作"补土派"，他是"脾胃学说"的创始人，他认为："人身中阳气升浮，谷气上行，则阳生阴长，春夏是也。既崩则周身气血皆不生长，谷气不升，前虽属热，下焦久脱，已化为寒，久沉久降，寒湿大胜，当急救之。泻寒以热，降湿以燥，大升大举，以助生长，补养气血，不致偏枯。"李杲在治疗疾病的时候重视顾护脾胃，在治疗出血性疾病时更是重视补脾胃，遣方用药多用参芪。"人参饮子，治脾胃虚弱气促、气弱，精神短少，衄血吐血。麦门冬（二分）、人参（去芦）、当归身（各三分）、黄芪、白芍药、甘草（各一钱）、五味子（五个）"（《兰室秘藏·衄血吐血门》）。"救脉汤（一名人参救肺散），治吐血，甘草、苏木、陈皮（各五分）、升麻、柴胡、苍术（各一钱）、当归梢、熟地黄、白芍药、黄芪、人参（各二钱）。上为粗末都作一服水二大盏煎至一盏去渣稍温食前服"（《兰室秘藏·衄血吐血门》）。在治疗吐血的方药中均有补气之人参、黄芪，补脾胃之气以固摄血脉，其理论基础正是"脾主统血"。薛立斋《女科撮要·经漏不止》云："脾统血，肝藏血。其为患因脾胃虚损，不能摄血归源……此证候，无不由脾胃先损而患。"指出了"脾统血"即为脾对血液的统摄作用，脾虚则失其统摄而引起血溢脉外之病证。脾统血，脾胃强则血归经，可用健脾之法治疗出血性疾病。唐宗海的《血证论》解释了"脾统血"的含义，纠正了"脾统血即指脾为贮血之器"的错误认识，提出"脾统血"的基础是脾气的上下贯通，运行不息。《血证论·唾血》云："世医不识统血之义，几指脾为贮血之器，岂不愚哉？脾能统血，则血自循经，而不妄动。"《血证论·脏腑病机论》云："经云：脾统血。血之营运上下，全赖乎脾，脾阳虚则不能统血，脾阴虚又不能滋生血脉。"并且认为不仅"脾阳"统血，"脾阴"对统血也有作用，而且还创制了养真汤、甲己化土汤等治疗脾阴虚的方剂。

本案例以香砂六君子汤为主进行治疗，香砂六君子汤可溯源至仲景《伤寒论》之理中汤，"治伤寒太阴病，自利不渴，寒多而呕，腹痛粪溏，脉沉无力"，至宋《太平惠民和剂局方》演绎为四君子汤，"荣卫气虚，脏腑怯弱。心腹胀满，全不思食，肠鸣泄泻，呕哕吐逆，大宜服之"，后世以四君子汤加减为异功散、六君子汤、香砂六君子汤等。香砂六君子汤具备补益脾气、理气化痰之功，中土脾气充足，水湿得运，痰浊得化，母气旺则子气足，故肺气得以充盛，咳嗽咳痰得减；脾气充足，血液得以统摄，复行于脉中，故而咯血缓解。补骨脂、淫羊藿温肾阳，暖脾土，生金气，所谓"见肝之病，知肝传脾"，故见肺脾之虚，思固肾之本。同时标本兼治,加仙鹤草、藕节之品治出血之标;病证兼顾,白花蛇舌草、半枝莲、红豆杉抑瘤。综合治理,患者症状得以缓解,达到生活质量提高、生存期延长的目的。

(田万朋 李柳宁)

五、案例5

陈某,女,53岁,2019年1月16日来诊。

主诉 肺癌综合治疗2年余,疲倦乏力2个月。

现病史 患者2016年11月开始出现腰痛,2017年1月腰痛加重,伴左侧肢体麻木不适,遂至当地医院就诊,查胸腹部CT示右肺下叶基底段肺癌,并双侧锁骨上淋巴结及纵隔多发淋巴结转移,肝内及T_4、T_6、T_{10}多发转移。2017年1月23日行气管镜病理活检诊断为肺腺癌,cT4N3M1c ⅣB期。后自行口服厄洛替尼靶向治疗,病情无明显缓解。2017年2月再次行右侧锁骨上淋巴结活检:转移性腺癌,肺来源。基因检测:EGFR、ALK、PI3K、KRAS、ROS1、RET、MET阴性,PDL1阴性。后于2017年2月16日、3月14日行2周期PCB方案化疗(多西他赛270mg+卡铂600mg+贝伐珠单抗390mg),化疗后出现Ⅲ度骨髓抑制。2017年4月10日复查CT评价疗效有效(PR)。2017年4月17日至2017年8月12日继续行5个疗程PCB方案化疗,2017年8月复查CT提示肿瘤稳定(SD)。遂于2017年9月至2018年2月行6个疗程培美曲塞+贝伐珠单抗维持治疗,其中2017年11月复查CT提示肝内病灶稍增大。2018年1月10日曾行腰椎转移灶姑息性放射治疗,总剂量为30Gy/10F。2018年4月复查CT示肝内病灶明显增多增大,评价为进展(PD),2018年4月4日至2018年7月5日行TP+贝伐珠单抗化疗共4个疗程。2018年8月患者出现上腹疼痛,查肿瘤标志物升高,考虑肿瘤进展,2018年8月10日改行吉西他滨+贝伐珠单抗化疗。2018年9月20日复查CT评价为PD。外院基因检测示ERBB2阳性,EGFR、ALK、ROS1阴性。2018年9月19日开始口服阿法替尼。2018年12月5日开始上腹胀痛、头痛、右上肢乏力,当地医院考虑病情进展,遂停用阿法替尼,2018年12月10日复查胸腹CT+颅脑MRI提示肺、肝、脑肿瘤病灶增大,评价为PD,2018年12月12日起口服安罗替尼靶向治疗。现患者疲倦明显,咳嗽无力,间中咳痰,腹痛、时有头晕,为求进一步诊疗,拟"肺恶性肿瘤"收入我科。入院症见:神清,疲倦乏力明显,头晕无天旋地转感,偶有头痛,无恶寒发热,咳嗽无力,偶有咳痰,痰色白量少质稀,无咯血,胸闷气促,活动后加重,无明显胸痛,腹胀时有腹痛,无腹泻,腰背酸痛,口苦无口干,纳、眠差,二便尚调。舌暗淡,苔白微腻,脉滑细。

辅助检查 2017年1月20日胸腹部CT示右肺下叶基底段肺癌,并双侧锁骨上淋巴结及纵隔多发淋巴结转移,肝内及T_4、T_6、T_{10}多发转移。2017年1月23

日气管镜病理活检诊断为肺腺癌。2017 年 2 月 15 日右侧锁骨上淋巴结活检病理示转移性腺癌，肺来源。基因检测：EGFR、ALK、PI3K、KRAS、ROS1、RET、MET 阴性，PDL1 阴性。2018 年 9 月 20 日基因检测示：ERBB2 突变阳性，EGFR、ALK、ROS1 突变阴性。2018 年 12 月 10 日胸腹 CT+颅脑 MRI 示肺、肝、脑肿瘤病灶较前增大。

中医诊断　肺癌。

中医证型　气虚痰瘀阻络。

西医诊断　肺腺癌伴肝、脑、骨多发转移（cT4N3M1c ⅣB 期）。

治法　补中益气，化痰祛瘀。

中药处方　人参 20g，黄芪 30g，白术 15g，当归 10g，炒麦芽 20g，炒谷芽 20g，茯苓 20g，木香（后下）10g，砂仁（后下）10g，柴胡 10g，三七 10g，补骨脂 15g，淫羊藿 15g，续断 15g。

水 800ml 煎至 200ml，再煎服用，日 1 剂，共 7 剂。

2019 年 1 月 23 日二诊

症见　疲倦减轻，无明显头晕头痛，无恶寒发热，咳嗽咳痰减少，胸闷无气促，腹胀减轻，腰背发酸，无口干口苦，纳、眠稍差，二便尚调。舌淡，苔白微腻，脉滑细。

中药处方　前方加全蝎 10g，莪术 10g，山楂 20g，余药味不变。

水 800ml 煎至 200ml，再煎服用，日 1 剂，共 7 剂。

2019 年 1 月 30 日三诊

症见　稍有疲倦，偶有咳嗽咳痰，胸闷腹胀减轻，纳、眠改善，二便调。舌淡苔白，脉稍弱。

中药处方　守方续服。

按语

本医案晚期肺癌多发转移患者，既往已行多程化疗、靶向治疗，肿瘤持续进展，控制不佳，病情逐渐恶化，即将发展至终末期，此时治疗的目标以提高生存质量、延长生存期为主。该患者以疲倦、咳嗽咳痰、腹胀、腰背酸痛、纳眠较差为主症，结合舌脉，一派虚象尽显，治疗当以补益为主。"脾胃为气血生化之源"，"有胃气则生，无胃气则死"，"内伤脾胃，百病丛生"，凡此种种，均强调了顾护脾胃的重要性。对于肿瘤晚期患者尤其如此，如果一味地强调攻邪、克伐，而罔顾脾胃已衰的根本，与"但管人直，不管人死"何异！

本案患者以脏腑功能衰退，气血阴阳亏损，日久不复为主要病机，以五脏虚证为主，属"虚劳"范畴。"虚劳"最早见于《金匮要略·血痹虚劳病脉证并治》，其中"酸削不能行"、"病脉大者，痹侠背行，若肠鸣，马刀侠瘿者，皆为劳得之"、"虚劳里急，悸、衄、腹中痛……四肢酸痛"、"虚劳里急，诸不足"、"虚劳虚烦不得眠"、"五劳虚极羸瘦，腹满不能饮食"等都与癌因性疲乏相类似。《诸病源候论·虚劳病诸候》认为"五劳六极七伤"皆可致虚劳;《景岳全书·杂证谟·虚损》中指出"凡劳伤虚损,五脏各有所主,而惟心脏最多";《医宗必读·虚劳》曰"夫人之虚,不属于气,即属于血,五脏六腑,莫能外焉。而独举脾肾者,水为万物之元,土为万物之母,二脏安和,一身皆治,百疾不生";而《理虚元鉴·虚症有六因》中的"病后之因""境遇之因""医药之因"等更是契合目前关于癌因性疲乏发病的主流观点,其"治虚有三本,肺、脾、肾是也。肺为五脏之天,脾为百骸之母,肾为性命之根,治肺、治肾、治脾,治虚之道毕矣",更是虚劳证治的不二法则。

国医大师何任先生谈肿瘤治法则言"不断扶正,适时祛邪,随症治之",肿瘤病机多为本虚标实,虚实夹杂,因此顾护正气应贯穿疾病治疗的始终,根据病情变化辨证施治,适时祛邪。李东垣先生曾言"脾胃一虚,肺气先绝",肺脾相关,土旺则金健。当代药理研究表明,健脾益气的药物可在一定程度上抑制癌细胞增殖生长,诱导癌细胞凋亡,保护肝脏,提高免疫力,对化疗具有减毒增效的作用。虚劳以虚为主,《内经》提出虚劳的治疗原则,如"虚则补之,实则泻之"、"劳则温之"、"损者益之"、"阴阳形气不足,勿取以针,而调以甘药"、"形不足者温之以气,精不足者补之以味"、"肝虚、肾虚、脾虚皆令人体重烦冤"等,强调从肝、脾、肾三脏论治,主用甘温补脾胃之品,为后世打下治疗基础。李东垣从脾胃论治为主,理宗《内经》,喜用甘温之剂,认为"内伤脾胃,百病由生",《脾胃论》曰:"劳者温之,损者温之。盖甘温能除大热,大忌苦寒之剂泻胃土尔。"论治虚劳以补益后天脾胃为主。而同时代的朱丹溪力主滋阴,倡"阳有余阴不足"论,擅用滋阴降火及泻火保阴之法,《丹溪心法·火》曰:"阴虚火动难治,火郁当发,看在何经,轻者当降,重者则从其性而升之,实火可泻……虚火可补,有补阴,火即自降,以黄柏、生地黄之类;阴虚证本难治,用四物汤加黄柏降火补阴,乃阴中之至阴也。"

脾胃为五脏之本,中央土气旺则其他四脏得以濡养。心属火,主血脉,藏神;脾属土,主运化,藏志。心与脾的关系主要体现在血液的生成及运行方面。气血充足,血脉通利,方可内濡脏腑,外充肌腠,发挥濡养滋润的作用。要使心的此功能正常发挥,必须有充足的气血作为物质基础。脾为气血化生之源,兼可统血,脾气健旺,化源充足,统摄血液行于脉中;若脾气虚弱,不能统血,血溢脉外,心血不足,则出现"心脾两虚"之证。脾主运化,司统血;肝主疏泄,可条达全身之气机,司藏血,肝属木,木克土,木气和,则脾胃之气和;脾主升清,胃主降浊,脾胃升降和顺,调畅一身之气,亦调畅肝气,正如《素问·宝命全形论》所云:"土得木而达。"再者,肝脏体阴而用阳,疏泄与藏血的功能均以脾胃化生的气血为基础,脾胃健运,则肝血充足,疏泄正常,气机调畅,血藏充足,则目得之濡能视,爪得之养能握,正如《素问·经脉别论》:"食气入胃,散精于肝,淫气于筋。"脾属土,肺属金,两者为母子关系。肺主气司呼吸,肺主之气为宗气,由自然界之清气及脾胃化生的水谷之气合成,再由肺朝百脉之功转输至全身以濡养脏腑组织、四肢百骸，宗气赖于脾气的运化功能将水谷输送。其运化水液亦是如此，若是脾气虚弱，水谷精气化源不足，宗气不足则肺气虚；若脾气虚损，宣降失常，水湿内停，形成痰饮，可见"脾为生痰之源，肺为贮痰之器"。治之可选用"培土生金"法。脾为先天之本，肾为后天之本，二者在生理上的关系主要表现为后天资先天，先天促后天。脾气健运，精微化生，有赖于肾阳的温煦，因此有"脾阳根于肾阳"之说；而肾中藏先天之精，全赖脾胃化生的后天水谷的不断滋养充盈，水谷精微充足，则肾中精气充足，人体的生长、发育和生殖等功能正常。

本案中患者起病即为肺癌晚期，既往接受化疗、放疗等以攻邪为主的打击，脾胃受损，随着病情发展，已至疲倦乏力，咳嗽咳痰无力，胸闷腹胀，腰背酸痛，纳、眠俱差等正虚邪实阶段，以正虚为甚，不耐攻伐，故亟须扶正，而后考虑祛邪。拟方以补中益气汤为底，加开胃醒脾之麦芽、谷芽、木香、砂仁，补肾固本之补骨脂、淫羊藿、续断等。补中益气汤中人参、黄芪大补元气，任力专大，急以扶正固脱，麦谷芽、香砂开胃醒脾，激发胃气，得胃气则生，脾胃功能恢复，气血乃有生化之源，而后以当归补血活血，补骨脂、淫羊藿、续断等温补肾阳，生精填髓，麦芽、谷芽、山楂等健脾消食、活血化瘀，三七活血而不动血，柴胡疏发肝气，调理气机。总览全方，顾护胃气为第一要务，补虚为主，补而不滞，又契合了脾胃为人体中轴、斡旋一身气机的作用。待正气得势，则酌加攻邪抑瘤之全蝎，从而兼顾祛邪之功。

本案例提示我们在晚期肺癌的治疗中要以顾护胃气、扶正为主，使正气渐渐恢复到能承受攻伐时再攻其邪，切不可一味祛邪、正气亡而人无存。

（田万朋　李柳宁）

六、案例6

丘某，男，73岁，2019年2月20日来诊。

主诉　发现肺癌3个月余。

现病史　患者2018年12月底因"咳嗽咳痰2周"于广州某大学附属医院住院期间行穿刺活检术后诊断为右上肺鳞癌并纵隔淋巴结转移（cT2bN2M0 ⅢA期），患者因肺功能差，无法行手术治疗，行1个疗程紫杉醇+卡铂方案化疗后，自觉无法耐受后终止化疗。后于我院持续行针灸治疗。既往支气管扩张、肺气肿、腔隙性脑梗死、高血压病史多年。患者来诊，神清，精神疲倦，恶寒，咳嗽咳痰，痰少色透明质黏，活动后气促，休息后可缓解，无胸闷痛，无恶心呕吐，双下肢中度凹陷性水肿，纳、眠差，二便调。舌暗红，苔白腻，脉滑。

中医诊断　肺癌（脾虚湿瘀证）。

西医诊断　肺鳞癌并纵隔淋巴结转移（cT2bN2M0 ⅢA期）。

治法　健脾益气，活血利水。

中药处方　党参 20g，黄芪 30g，白术 15g，茯苓 20g，猪苓 20g，陈皮 5g，法半夏 15g，砂仁（后下）10g，麦芽 20g，薏苡仁 15g，莪术 10g，全蝎 5g，蜈蚣 1g，半枝莲 15g，白花蛇舌草 15g，补骨脂 15g，淫羊藿 10g。

水煎服至 200ml，日 1 剂，共 14 剂。

2019 年 3 月 6 日二诊

症见　神清，精神稍倦，恶寒减轻，咳嗽咳痰好转，痰少色透明质黏，活动后少许气促，无胸闷痛，无恶心呕吐，双下肢轻度凹陷性水肿，纳可，眠差，小便调，大便烂。舌暗红，苔白腻，脉滑。

中药处方　党参 20g，黄芪 30g，白术 15g，茯苓 20g，猪苓 20g，陈皮 5g，法半夏 15g，砂仁（后下）10g，麦芽 20g，薏苡仁 15g，干姜 5g，山药 20g，莪术 10g，全蝎 5g，蜈蚣 1g，半枝莲 15g，白花蛇舌草 15g，补骨脂 15g，淫羊藿 10g。

加水煎服至 200ml，日 1 剂，共 7 剂。

2019 年 3 月 13 日三诊

症见　神清，精神可，少许恶寒，少许咳嗽咳痰，痰少色透明质黏，活动后少许气促，无胸闷痛，无恶心呕吐，双下肢轻度凹陷性水肿，纳、眠可，二便调。舌暗红，苔白微腻，脉滑。

中药处方　人参 15g，黄芪 30g，白术 15g，茯苓 20g，陈皮 5g，法半夏 15g，砂仁（后下）10g，麦芽 20g，薏苡仁 15g，莪术 10g，全蝎 5g，蜈蚣 1g，白花蛇舌草 15g，补骨脂 15g，淫羊藿 10g，女贞子 15g。

加水煎服至 200ml，日 1 剂，共 7 剂。

按语

患者年过七旬，既往基础疾病多，整体情况差，虽为ⅢA 期肺癌，但因难以耐受手术及化疗，目前仅维持中药及针灸治疗。患者年老久病肺气虚弱，肺失宣肃，气机郁逆则见咳嗽、活动后气促；中虚失运，升降失常，精微不化，则出现脾胃运纳失常之象，见痰多、纳差、神疲；肺脾既虚，卫外无力则见恶寒，水道失调则见水湿凝聚下焦，致双下肢水肿，痰凝毒聚则见肺部肿物形成；气为血之帅，气虚推动乏力，则血瘀脉内，气虚血瘀水停，亦可致双下肢水肿。舌暗红，苔白腻，脉滑均为脾虚湿瘀证表现。治以健脾益气、活血利水为法，佐以解毒散结，补肾固本。方以六君子汤加减为主，其中党参、黄芪、白术、茯苓、猪苓、陈皮、法半夏、砂仁、麦芽、薏苡仁共奏健脾益气、培土生金、化湿利水之功；补骨脂、淫羊藿补肾固本，资先天以强后天；莪术、全蝎、蜈蚣则活血通经，散瘀通络；再加半枝莲、白花蛇舌草两味药攻毒散结。全方攻补兼施，既不过度温燥，又防攻伐太过，考虑较为周全。二诊时，患者症状较前好转，效不更方，但患者出现大便烂一症，综合患者整体来看，与肺脾气虚夹湿有关，予加用干姜温化寒湿，予山药加强健脾益肺之力。至三诊时，患者湿象已大大减轻，故去猪苓之渗利，去山药及干姜，改党参为人参，并减去半枝莲以防寒凉伤胃。

　　传统医学文献中无"肺癌"这一疾病名称，但根据类似的症状、体征等文献描述，属于祖国医学"肺积"、"息贲"、"肺疽"、"肺痈"、"肺痿"、"肺花疮"等病证的范畴。所有恶性肿瘤都是全身性疾病，某个脏腑发生恶性肿瘤既是该脏腑组织结构和功能异常所致，也是全身脏腑功能异常所致，只是该脏腑是正邪冲突的爆发点，除了该脏腑是病位，其与发病密切相关的脏腑也是发病部位，只是它们更多地表现为异常功能相关性，而不是直接的解剖部位所在处。中医学认为肺癌的发病，主要是正气先虚，邪毒乘虚而入，肺气郁闭，宣降失司，气机不畅，气滞血瘀，脉络阻塞，津液输布不利，凝聚为痰，痰湿与瘀毒交阻，日久形成肺积。所以，肺癌的病位在肺，其标在肺，而其本在脾、肾，是一种因虚致病、因虚致实、虚实夹杂的疾病，且多为本虚标实。

　　对于从脾肾论治肺病，李东垣在《脾胃论·脾胃虚实传变论》中指出"元气充足，脾胃之气无所伤，而后能滋养元气，若胃气本弱，饮食自倍，则脾胃之气既伤，而元气亦未能充，而诸病之由生也"，提出"养生当实元气，余实元气当调脾胃"的著名论点。赵献可则主张"补脾不如补肾"。李中梓对补脾保肺补肾的关系阐述甚明，其在《医宗必读》曰："如补脾保肺，法当兼行，须知脾喜温燥，肺喜清润，保肺则伤脾，保脾则伤肺，须知燥热而甚，能食不泻者，润肺当急而补脾亦不可缺也。若虚羸而甚，食少肠滑，虽多喘嗽，但当补脾而清润宜戒矣。脾有生肺之能，肺无扶脾之力，故补脾尤要于保肺也。……又如补肾扶脾，法当兼行，然甘寒补肾又恐不利于脾，辛温快脾又恐愈伤其水。两者并衡，较重脾土，以土能生金，金为水母故也。若肾大虚，又不可拘，但补肾之中不脱扶脾，壮脾之中不忘养肾可耳。……前哲有言：土旺而金生，勿拘拘于保肺；水壮而火熄，勿汲汲于清心。"综上，可以清代医家汪绮石提出的"治虚三本"来总结，即"治虚有三本，肺脾肾是也，肺为五脏之天，脾为百骸之母，肾为性命之根，治肺治脾治肾，治虚之道毕矣"。

　　从整体来看，中医药治疗肺癌不外乎扶正培本和祛邪抗癌两大类，扶正重在补益肺、脾、肾，调整气血阴阳平衡，祛邪重在化痰散结祛瘀，其中辨证论治是中医药治疗肺癌的理论核心，带瘤生存是中医药治疗肺癌的特色。老年肺癌患者五脏皆虚，主张扶正培本、抗癌祛邪并重的基本治则，治疗多以清肺化痰、固本散结、健脾益气等方法，灵活辨证。化痰散结类、健脾补益类中药常用的有浙贝母、猫爪草、桔梗、炙黄芪、党参、白术、薏苡仁、女贞子、山茱萸、补骨脂等。治疗肺脾肾虚、湿瘀互结型肺癌常用的中药有：黄芪，味甘性温，大补肺脾之气，兼能固表止汗；党参，味甘性平，有健脾益肺，补血生津之功，二者相须为用，大补脾肺之气，脾为气血化生之源，土旺则能健运，运化水谷精微，脾气健运，湿浊自消，肺主一身之气，肺气足则气旺表实，外邪亦难内侵；白术、薏苡仁，健脾利湿、利尿消肿，土旺则能胜湿，杜绝生痰之源；补骨脂，味苦辛性温燥，善壮肾阳、暖脾阳，为壮火补土之要药；女贞子能滋肝肾之阴，为平补肝肾精血之品，二者相须为用，正如王冰所言"善补阳者，必于阴中求阳，则阳得阴助而生化无穷，善补阴者，必于阳中求阴，阴得阳升而泉源不竭"；莪术、全蝎、蜈蚣，味苦泄，辛散温通，入气行血，为活血散瘀之要药，有活血破瘀，消癥化积，行气止痛之功；清热解毒、抗癌祛邪多用药性平和之草药，使之祛邪而不伤正，常用的中药有红豆杉、重楼、白花蛇舌草、金荞麦等。

（徐婉琳　李柳宁）

七、案例 7

邓某，男，64 岁，2018 年 5 月 13 日来诊。

主诉 发现肺癌 2 年，腹胀伴乏力 1 个月。

现病史 患者 2016 年 3 月体检胸片发现右上肺占位，考虑周围型肺癌可能。当时患者无咳嗽咳痰、气促等不适，行肺穿刺活检示鳞癌，患者拒绝进一步检查及治疗。2018 年 4 月腹胀伴乏力，于 2018 年 5 月 13 日至门诊就诊，查 CT 提示右肺周围型肺癌，肺内多发转移，肝多发转移，少量腹水。患者来诊，神清，精神乏力，善叹息，稍咳嗽，腹胀，纳呆，夜眠差，大小便尚调。舌质淡胖，苔白腻，脉弦。

辅助检查 2016 年 3 月行肺穿刺活检病理示（右）肺低分化鳞状细胞癌。免疫组化结果：癌细胞 CK（+），P63（+），CK5/6（+），P40（部分+），CD56 灶性（+），CK7（-），TTF（-），M-CEA（-），Napsin-A（-），Syndrome（-），Ki67（80%+）。基因分型：EGFR 18、19、20、21 外显子阴性。ALK 基因融合和 ROS1 基因融合结果为阴性。2018 年 5 月 CT 提示右肺周围型肺癌，肺内多发转移；肝多发转移，少量腹水。

中医诊断 肺癌。

中医证型 肝郁脾虚。

西医诊断 肺鳞癌并肝、肺转移（cT2N1M1c ⅣB 期）。

治法 补土荣木。

中药处方 党参 20g，炒白术 15g，茯苓 20g，木香（后下）10g，砂仁（后下）10g，陈皮 10g，山药 15g，焦三仙各 15g，炙甘草 10g，当归 10g，白芍 20g，香附 10g，郁金 15g，柴胡 15g。

水煎 2 次服，日 1 剂，共 14 剂。

2018 年 5 月 28 日二诊

症见 乏力较前明显改善，腹胀、食欲较前好转。舌质淡胖，苔白腻，脉弦。

中药处方 党参 20g，炒白术 15g，茯苓 20g，木香（后下）10g，砂仁（后下）10g，陈皮 10g，山药 15g，焦三仙 15g，炙甘草 10g，当归 10g，白芍 20g，香附 10g，郁金 15g，柴胡 15g，泽兰 20g。

水煎 2 次服，日 1 剂，共 14 剂。

中药处方加泽兰 20g，余药物维持同前，嘱上方继续服用 14 剂，患者各症状减轻，纳、眠可，二便调。每 2 周复诊一次，中药在上方的基础上辨证加减。患者在门诊中医药治疗至今，一般情况良好，生活自理，获得较好的生活质量。

按语

本医案患者肺鳞癌未行积极的放化疗、靶向治疗等西医治疗，现合并多发肝、肺转移，属晚期肺癌。来诊时精神乏力，善叹息，稍咳嗽，腹胀，纳呆，夜眠差，均因患者肝郁脾虚，而出现上述症状。

本案例患者肺癌确诊后 2 年未行积极治疗，现合并多发肝、肺转移，属晚期肺癌。晚期肺癌患者多肺脾气亏虚，脾气虚则运化无能，中焦失运，痰湿内生，土壅木郁，肝气不畅，气血失和，病久邪势未衰，正气已伤，瘀毒内盛，积而生变，发为肺癌及至肝。在整个过程中，脾虚作为病理基础之一始终存在，脾虚肝郁为其关键病机。脾气亏虚日重，运化失职，水湿内停，上犯于肺，致肺气不宣，水道不通，会进一步加剧水湿内停，水为阴邪，日久必伤及肾阳，阳虚水湿不化，水湿停聚腹内肠间，成为痰饮，则可见腹部日隆，而成腹胀。综上所述，此患者出现精神乏力，善叹息，稍咳嗽，腹胀，纳呆，舌质淡胖，苔白腻，脉弦等症状。

本案例以香砂六君子汤为主加减进行治疗。香砂六君子汤出自《古今名医方论》，治疗脾虚肿满，痰饮结聚，脾胃不和，变生诸证者。党参、炒白术、茯苓、山药、陈皮、砂仁、木香健脾益气，培土治本。"六腑以通为用"，故用焦三仙消食和胃；"肝体阴而用阳"，肝气得肝血之滋柔，则升疏不刚，肝血得肝气之疏泄，则润养不滞，故方用当归和其血，使瘀者去而新者得有所归，白芍通补奇经，护营敛液，柔养肝体，有安脾御木之能；香附、郁金疏肝解郁，行气止痛。诸药合用，共奏健脾养胃、柔肝疏肝、调畅气血、消食化积之功。

《华氏中藏经·积聚癥瘕杂虫论》曰："积聚、癥瘕、杂虫者，皆五脏六腑真气失，而邪气并遂乃生焉，久之不除也。……盖因内外相感，真邪相犯，气血熏抟，交合而成也。"《诸病源候论》云："积聚者，由阴阳不和，脏腑虚弱，受于风邪，搏于脏腑之气所为也。"《圣济总录》谓："积气在腹中，久不瘥，牢固推之不移者，癥也，饮食不节，致脏腑气虚弱，饮食不消，按之其状如杯盘牢结，久不已，令人身瘦而腹大，至死不消。"《医门法律》曰："凡有癥瘕积块痞块，即是胀病之根。日积月累，腹大如箕瓮，是名单腹胀。"以上论述指出，癥瘕积聚是由脏腑虚弱、邪气内侵、气滞血瘀、交合搏结而成，强调正气不足、脏腑虚弱是其根本，为中医扶正固本治疗恶性肿瘤的学术思想提供了理论依据。中医学认为，肝属木、脾属土，肝主疏泄，脾主运化。健脾养胃则气血生化有源，肝体得以濡养，肝气得以疏泄，正所谓以土培木，即为"补土荣木"之法。《素问·经脉别论》云："食气入胃，散精于肝，淫气于筋。"著名医家张景岳在《类经》中解释道："精，食气之精华也。肝主筋，故胃散谷气于肝，则浸淫滋养于筋也。"脾胃"散精于肝"即脾主运化，为气血生化之源，脾胃健运，饮食水谷所化之精微才能输送到肝脏以滋养之，所谓土可以荣木。《金匮要略·脏腑经络先后病脉证》曰："见肝之病，知肝传脾，当先实脾。""脾实，则肝自愈"。这些论述，充分体现了仲景对肝脾同治理论的重视，并指出"夫肝之病，补用酸，助用焦苦，益用甘味之药调之。酸入肝，焦苦入心，甘入脾……故实脾则肝自愈。此治肝补脾之要妙也"。进一步强调治疗肝病当需肝脾同调、补土荣木。

本例病案为晚期肺癌合并肝、肺多发转移，单纯中医药治疗以达改善生存质量，延长生存期的目的。

（何春霞　李柳宁）

参 考 文 献

白建英，张秀芬，杨贵真，等，2018. 李东垣《脾胃论》"阴火"理论探讨[J]. 中华中医药杂志，33（10）：4586-4588.

北京中医学院，1974. 中医学基础理论[M]. 上海：上海人民出版社：32.

陈芳，范晓良，李靓，2015. 国医大师何任扶正祛邪法治疗肿瘤学术思想探讨[J]. 中华中医药杂志，30（8）：2756-2758.

陈俊良，赵云燕，2018. 金元四大家论治痞满特点浅析[J]. 河北中医，40（5）：778-781.

陈奕祺，李柳宁，2017. 刘伟胜中医辨证论治脑瘤经验浅谈[J]. 江苏中医药，49（6）：17-19，22.

陈震萍，沈丹，牟重临，2016. 论李东垣脾胃学说的核心思想[J]. 浙江中医药大学学报，40（12）：910.

代永佳，王恒和，2017. 从《脾胃论》探析李东垣治疗内伤头痛经验[J]. 国医论坛，32（6）：33-35.

董广通，张解玉，侯炜，2019. 中医药治疗放射性肺纤维化临床研究进展[J]. 中国中医药信息杂志，26（4）：141-144.

丰哲，程琦，韦坚，2014. 韦贵康从脾肾论治肺癌骨转移[J]. 中华中医药杂志，29（3）：757-759.

冯梅，钟志兵，周欣欣，2016. "一气周流"与"阴火论"探析[J]. 亚太传统医药，12（17）：70-71.

高思华，王键，2012. 中医基础理论[M]. 北京：人民卫生出版社：46-96.

顾芮博，崔俊波，2017. 对于阴火的新认识[J]. 光明中医，32（8）：1090-1092.

洪声，周阿高，2011. 补土伏火法在口腔病中的应用体会[J]. 中国中医药信息杂志，18（10）：82-83.

黄晓华，汪震，敖丽英，等，2011.《金匮要略》中"病痰饮者，当以温药和之"原意浅析[J]. 中国中医基础医学杂志，17（4）：374，378.

贾云芳，侯仙明，张选平，等，2016. 东垣针灸法补遗及临床应用举隅[J]. 中国针灸，36（2）：212-216.

姜德友，杨帆，2014. 湿疹病名、证治源流考[J]. 山东中医药大学学报，38（5）：436-439.

李斌，张怡，潘怡，等，2008. 基于"年长则求之于府"理论阐释老年性痴呆的防治思路[J]. 辽宁中医杂志，45（11）：2303-2305.

李丛煌，花宝金，2008. 肺积（肺癌）古代医论[J]. 四川中医，26（4）：40-41.

李佳，王祥麒，2018. 王祥麒培土生金法之甘平、甘凉、甘温治疗肺癌经验[J]. 中国中医药现代远程教育，16（8）：73-75.

李经纬，余瀛鳌，蔡景峰，等，1995. 中医大辞典[M]. 北京：人民卫生出版社：1522.

李克绍，2006. 李克绍医学文集[M]. 济南：山东科学技术出版社：22.

李柳宁，陈海，等，2015. 刘伟胜从医50年临证集萃[M]. 北京：人民卫生出版社：37-39.

李秋萍，刘奇，龙顺钦，2017. 中医补土理论内涵浅议[J]. 新中医，49（4）：157-158.

李亚倜，展照双，2018. 肺系疾病从脾论治的探讨[J]. 世界最新医学信息文摘，18（92）：258-259.

李志庸，1999. 张景岳医学全书[M]. 北京：中国中医药出版社：1850.

梁慧，王云启，章慧，等，2012. 中药联合多西他赛二线治疗晚期非小细胞肺癌36例临床观察[J]. 新中医，44（6）：111-114.

梁润英，姚振发，2019. 张仲景与薛生白对湿邪为病认识异同的探讨[J]. 中国中医药现代远程教育，17（2）：39-41.

梁玉文，陈婕，2018. 浅析李东垣对风药的妙用[J]. 内蒙古中医药，37（12）：31-33.

林基伟，邹川，刘旭生，2015. 基于数据挖掘方法总结黄春林名老中医治疗慢性肾炎的用药经验[J]. 世界科学技术-中医药现代化，17（2）：382-388.

林殷，鲁兆麟，2003. "补火生土"考辨[J]. 北京中医药大学学报，26（3）：11-13.

凌一揆，罗光宇，李玉纯，1987. 制川乌与法半夏的初步实验[J]. 成都中医学院学报，10（2）：32-36.

刘登湘，郭军，王娜，等，2012. 中医药改善晚期非小细胞肺癌患者生存质量及近期疗效的临床研究[J]. 中国中医基础医学杂志，18（11）：1239-1241.

刘桂卿，龙兴霞，陈俊杰，2009. 中药湿敷治疗慢性湿疹30例[J]. 中医外治杂志，18（1）：34.

刘奇，陈延，李秋萍，等，2015. 补土派学术传承发展刍议[J]. 时珍国医国药，26（4）：953-955.

刘卫红，周学明，李思耐，等，2017. 脑心同治理论对临床的指导意义[J]. 世界中医药，12（2）：241-242，246.

鲁瑛，常雪健，肖红霞，2008. 中医四部经典[M]. 太原：山西科学技术出版社：42.

陆矾, 1997. 李东垣针灸学术思想浅探[J]. 针灸临床杂志, (6): 7-8.

骆学新, 洪国标, 祝一琳, 2010. 培土生金法配合化疗治疗晚期非小细胞肺癌 38 例疗效观察[J]. 新中医, 42 (11): 71-73.

吕萍. 鲍建敏, 牟重临, 2018. 从脏腑的形成论脾胃学说在中医学的核心作用[J]. 中国中西医结合消化杂志, 26 (8): 710-713.

沈金鳌, 2006. 杂病源流犀烛[M]. 北京: 人民卫生出版社: 13.

沈少华, 宋平, 2014. 宋平教授应用补土伏火降浊法治疗顽固性口腔溃疡经验[J]. 中国中医急症, 23 (11): 2036-2037.

孙广仁, 2002. 中医基础理论[M]. 北京: 中国中医药出版社: 58.

孙广仁, 2007. 中医基础理论[M]. 北京: 中国中医药出版社: 57.

孙广仁, 高博, 2009. 《内经》的河图五行模式及几个相关问题的解析[J]. 中华中医药学刊, 27 (11): 2259-2261.

谭蔡麟, 杨永宏, 王先兵, 等, 2017. 叶天士"胃阴学说"的临证价值[J]. 上海中医药杂志, 51 (8): 37-39.

谭洁, 敖琼媛, 周军杯, 2017. 东垣风药升阳特性在脾胃病治疗中的运用[J]. 吉林中医药, 37 (9): 962-965.

唐艳云, 吕冠华, 2019. 风药治疗泄泻机理研究[J]. 中医药临床杂志, 31 (9): 1612-1615.

唐昭荣, 2012. 李东垣风药妙用浅析[J]. 中医药通报, 11 (6): 35-37.

陶志广, 2007. 论培土生金法在肺癌治疗中的地位和作用[J]. 中医药导报, 13 (9): 7-9.

王丹, 张杰, 2011. 脾胃虚弱是痹证的病因之本[J]. 辽宁中医药大学学报, 13 (2): 98-99.

王留晏, 陈露, 张克克, 2019. 肺癌从脾肾论治体悟[J]. 陕西中医药大学学报, 42 (1): 40-43.

王鑫, 张庆祥, 2014. 李东垣"阴火"探析[J]. 中医学报, 29 (6): 751-752.

王英, 张伟, 2017. "培土生金法"对肺癌中晚期化疗减毒增效作用探讨[J]. 湖北中医药大学学报, 19 (1): 54-57.

吴万垠, 刘伟胜, 2013. 肿瘤科专病中医临床诊治[M]. 北京: 人民卫生出版社: 503-531.

吴禹池, 邹川, 刘旭生, 等, 2018. 黄春林教授运用东垣补土思想治疗肾病的临床经验[J]. 中国中西医结合肾病杂志, 19 (10): 847-849.

吴振华, 姚鹏宇, 梁佳, 等, 2018. 益火补土理论探析[J]. 安徽中医药大学学报, 37 (3): 1-3.

伍小红, 张国伦, 2008. 评郑寿全论封髓丹之非——兼论补土伏火法[J]. 四川中医, 26 (3): 48.

武彩霞, 李增战, 杨晨光, 等, 2012. 《脾胃论》在皮肤病中的临床应用[J]. 陕西中医, 33 (2): 194-197.

武三麟, 梁新生, 袁红霞, 2010. 枳实消痞丸临证验案二则[J]. 山东中医杂志, 29 (5): 347-348.

徐国品, 2018. 夏黎明运用"培土生金法"治疗晚期肺癌临床经验[J]. 江西中医药大学学报, 30 (6): 25-27.

杨成虎, 郭翠华, 2002. 试从肿瘤治疗中祛邪与扶正的关系[J]. 陕西中医, 23 (2): 143-145.

杨斯洋, 刘春英, 2019. 培土生金法治疗肺癌的理论探讨[J]. 名医, (1): 124.

杨亚琴, 刘永军, 2014. 温阳散寒在癌痛治疗中的应用[J]. 中国中医药现代远程教育, 12 (7): 123.

姚春, 2014. 中药治疗湿疹临床观察[J]. 中医学报, 29 (11): 1681-1682.

姚鹏宇, 孟庆松, 程广清, 2018. "补土伏火"学说探析[J]. 中医药导报, 24 (22): 15-16, 24.

谢宇锋, 邵瑛, 冯军, 2008. 从脾胃立论对关节劳损病机的探析[J]. 时珍国医国药, 18 (5): 1227-1228.

姚鹏宇, 郑诗雨, 卢岩, 2016. "脾体阴而用阳"探究[J]. 长春中医药大学学报, 32 (6): 1171-1173.

尹晓琳, 魏凤琴, 2018. 齐鲁补土流派重视脾胃气机升降学术思想研究[J]. 时珍国医国药, 29 (10): 2461-2462.

张程程, 季青, 王中奇, 2017. 肺癌骨转移的综合治疗研究进展[J]. 数理医药学杂志, 30 (10): 1518-1521.

张大宁, 2004. 古今肾病医案精华[M]. 北京: 中医古籍出版社: 81.

张芳, 孟宪明, 2014. 培土生金法对气虚痰湿型肺癌化疗减毒增效的临床研究[J]. 西部中医药, 27 (10): 94-95.

张景岳, 1957. 类经[M]. 北京: 人民卫生出版社: 61.

张元, 2014. 从相火升降失常角度看东垣之阴火病机[J]. 新中医, 46 (7): 234-235.

赵梦云, 张鑫, 刘波, 2018. 从脾胃论治骨骼关节疾病的病理基础探讨[J]. 四川中医, 36 (7): 45-47.

周春华, 冯敏, 2018. 肺癌咯血的中医诊治经验[J]. 临床医药文献电子杂志, 5 (95): 57.

周仲瑛, 2007. 中医内科学[M]. 北京: 中国中医药出版社: 447-448.

朱洁, 许骏尧, 吴颢昕, 2016. 益气升提法的理论源流及临床应用探讨[J]. 中华中医药杂志, 31 (11): 4439-4441.

朱静, 尚广彬, 孙慧娟, 等, 2018. 结肠癌的中医病机分析及复方治疗探索[J]. 江西中医药, 12 (12): 75-78.

庄爱文, 李荣群, 庄家骊, 2015. 李东垣《脾胃论》甘温除热五方剖析[J]. 新中医, 47 (12): 1-2.